在宅死の時代

近代日本のターミナルケア

■■■

新村　拓

法政大学出版局

目次

第一部　看取りの文化

第一部　看取りの文化

第一章　遠ざかる死

感染症が猛威をふるっていた戦前や戦後の混乱期とちがって、今日では不慮の事故を除けば、おおかたの者が年をとってから死ねるよき時代を迎えた。年間の死亡者に占める六五歳以上の割合も、一九三五（昭和一〇）年には二三パーセントであったものが、六五年には五八パーセント、九七年には七七パーセントとなっている[1]。高齢者の死は若者のそれとはちがって穏やかである。周囲の者も「いいお年でしたから」とか、「ボケがひどくなる前に亡くなられて幸せでした」といった会話となって、死を悼《いた》む気持ちは薄い。

死に対する意識が薄らいでいることの理由のひとつは、平均寿命の著しい伸びである。今日では時代劇のセリフとなってしまった「人生五〇年」という言葉も、それが平均寿命のうえで現実のものとなったのが戦後の一九四七年である[2]。わずか五〇年の間に寿命は三〇年も伸び、平均的な死亡年齢も

平均寿命の推移（歳）

年次	男	女
1891 - 1898	42.80	44.30
1909 - 1913	44.25	44.73
1926 - 1930	44.82	46.54
1935 - 1936	46.92	49.63
1947	50.06	53.96
1950 - 1952	59.57	62.97
1960	65.32	70.19
1970	69.31	74.66
1980	73.35	78.76
1990	75.92	81.90
1998	77.16	84.01

二十数年伸びている。かつては隠居後、まもなく「お迎え」のあった状況が、今では定年退職後に二〇年間の執行猶予がついている。[3]「間延び」した死への歩みが死の意識を希薄なものにさせている。

ふたつには、身近な生活の場から死が遠ざけられていることである。若者の死が減って、死者の高齢化と社会の高齢化が同時に進んでいるが、その死者の数は現在、二〇年前の三割増、年間九八・二万人（一九九九年）に達している。[4]しかし、数値は増え続けているものの、死を身近に見ることはほとんどないのである。それは死の八割が病院・施設で迎えられており、葬儀（告別式）も五割が自宅以外の所で行なわれているからである。[5]結婚式とちがって自宅で営まれることの多かった葬儀であるが、狭い居住空間のアパート・団地・マンションに住む人が増えるにつれて、葬儀社のホールや公営の斎場、あるいはホテルといった所の利用が多くなっている。葬儀の準備や騒音に気を使わなくてもすむ便利さがうけているためである。また死の看取りや死後の処置、葬儀の準備などに身内がかかわることも、ここ二〇年の間に激減している。今では地縁からも血縁からも見放され、看取りは病院や訪問看護ステーションといった組織縁に、葬儀は会社縁・趣味サークル縁に頼らざるをえなくなっている。人生の最後を飾る葬儀は介助役の手慣れた葬儀社や互助会の社員の手で短時間のうちに終了し、遺体は近親・近隣の者がかかわった土葬にかわって火葬場の職員に委ねられ、見ている間もなく清潔な骨にされている。死者が肉体をもって生者の世界におれる時間はわずかである。

三つには、死が無機質化しているためである。「死は無になること」と捉える人が増えるにしたがって、死に対する不安や恐れは死後の世界に対してではなく、死に至る過程での苦痛に向けられるようになっている。[6]それゆえ、最後まで医療によって管理されることを望み、結果として家族が遠ざけられた所で医療者のみが死を見守る事態となっている。「死は無になること」、死によってすべてが消滅すると考えるならば、死の確認以後のことは遺体も含めて無意味なものとなる。やがてそれは死の看取りや葬儀にも反映され、形骸化が進行することになる。

四つには、死よりも老後の不安のほうが優っているためである。その不安のひとつに寝たきりがあるが、高齢者全体に占める要介護者の割合をみると、八五歳以上でおよそ二〇パーセント、八〇歳代前半で一〇パーセント、七〇歳代後半で五・五パーセントと推計されている。また死亡の三カ月前に寝たきりとなった人の割合は三八パーセント、六カ月前で二六パーセント、一年前で一七パーセントとなっている（厚生省「人口動態社会経済面調査」「国民生活基礎調査」一九九五年）。いずれも確率としては低いものの、不安のほうはそれに反して高く（総理府「高齢者介護に関する世論調査」一九九五年）、特に家族の迷惑になることを心配している。(7) 末梢《まっしょう》静脈に注入する点滴にかわって高濃度ブドウ糖を主なエネルギー源とするＩＶＨ（中心静脈高カロリー輸液法）が一九七四年に導入されて以来、看取りの期間は長くなっている。それに合わせて介護費用や終末期の医療費もかさんでおり、それらが死ぬこと以上の恐れともなっている。葬儀にお金をかける余裕もない。

五つには、日本人の死生観をかたち作り死者儀礼と深く結びついている伝統的な宗教の地位が低下したためである。一九六〇年代の終わりごろから、若者たちの間には西洋科学では捉えきれない神秘現象（オカルト）やマインド・コントロールといったことへの関心から、いわゆる新新宗教へのめり込む信者が増えているが、一般には仏教や神道、あるいはキリスト教などに関心を示す若者は少なく、祖霊を祭祀する儀礼や民俗信仰も希薄なものになっている。また高度経済成長期に建設された公団住宅に床の間や神棚はなく、それらが「封建的なもの」として忌避されて以来、[8]仏壇・神棚を持たない家も多い。死を教えることによって生きる意味や生き方を、また苦が生起する理由とそこから抜け出す道を、あるいは絶対的な存在を介して人と人とが社会的に連帯する道を教えてきた伝統的な宗教も力を失い、今では高齢者からも見捨てられようとしている。最近のアンケート調査によれば、死後に「別の世界へ行く」「生まれ変わる」と考えている高齢者は一〇パーセントにも満たない。[9]かつては寺の縁日で見ることができた地獄極楽図も姿を消して、死後の世界をイメージすることもできない人が増えている。死後の世界がなくなれば、天国や極楽へ行くための儀礼や作法も意味を失い、葬儀に宗教者を呼ぶ必要もなくなる。

六つには、浄穢《じょうえ》（清浄と汚穢）の意識が希薄化しているためである。人にとって最も不安定な生死の境は病穢・死穢の集中する場と捉えられ、かつてはそれにかかわった人に三〇日間の忌《い》みをはじめとするなんらかの生活規制が課せられていた。それは死者との関係を再確認し、再認識する期間ともなっていた。しかし、明治の急速な近代化と工業化は忌みにともなう休業を短

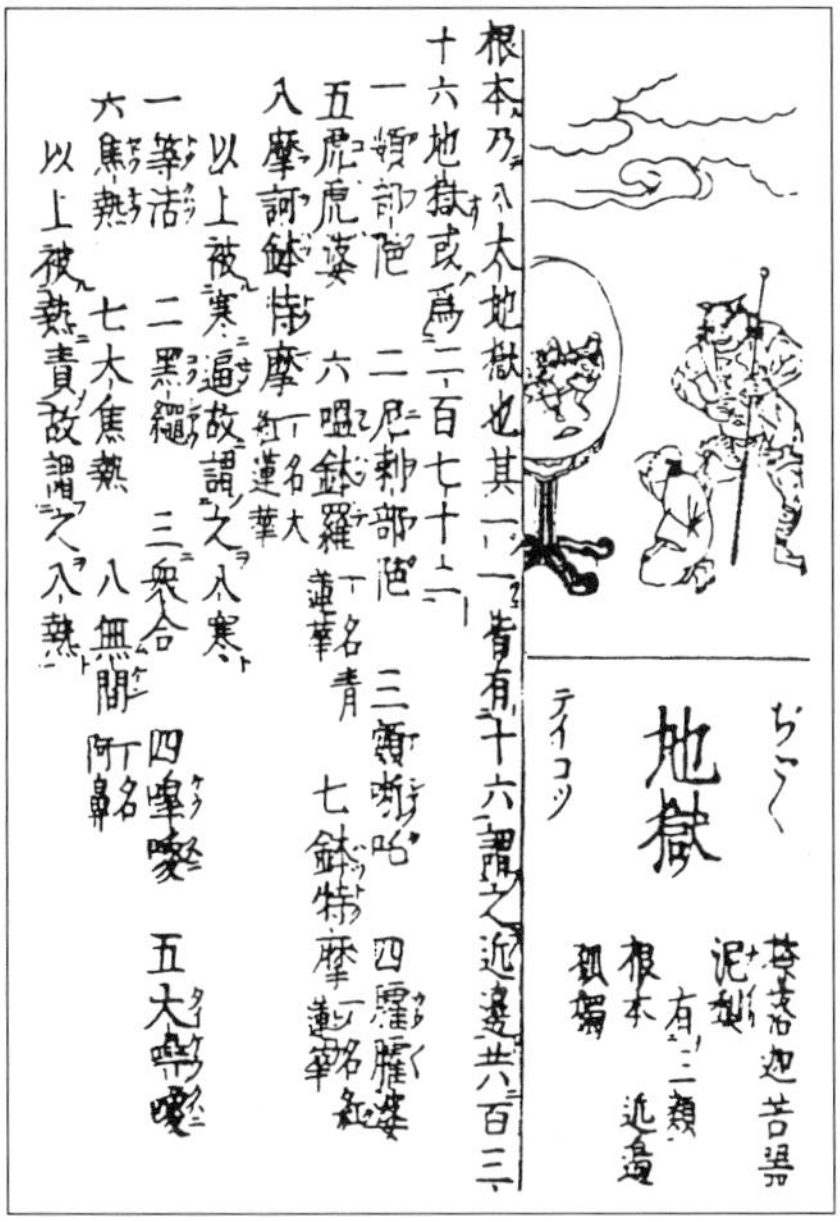

地獄（『和漢三才図会』）

縮化させるとともに、政府は太政官布告を発して穢《けが》れを否定し、(10)違《い》式《しき》詿《かい》違《い》条例（一八七二―七六年）によって旧習の一掃をはかり、人びとの間に死を早く忘れ去らせる意識を生み出した。加えて、明治中期から大正期には肉体の腐敗をイメージさせる土葬および墓地を都市部から追い出し、穢れも同時に消去させるような火葬と公営・公園墓地が普及し(11)、葬祭業者が身内・近隣の者にかわって死者との接触を引き受けるようになる。その結果、家族らは半ば聖別された死者とただ向き合うだけのものとなり、今日では服喪といっても短期の忌引休暇と年賀状を止める程度のこととなっている。穢れにと

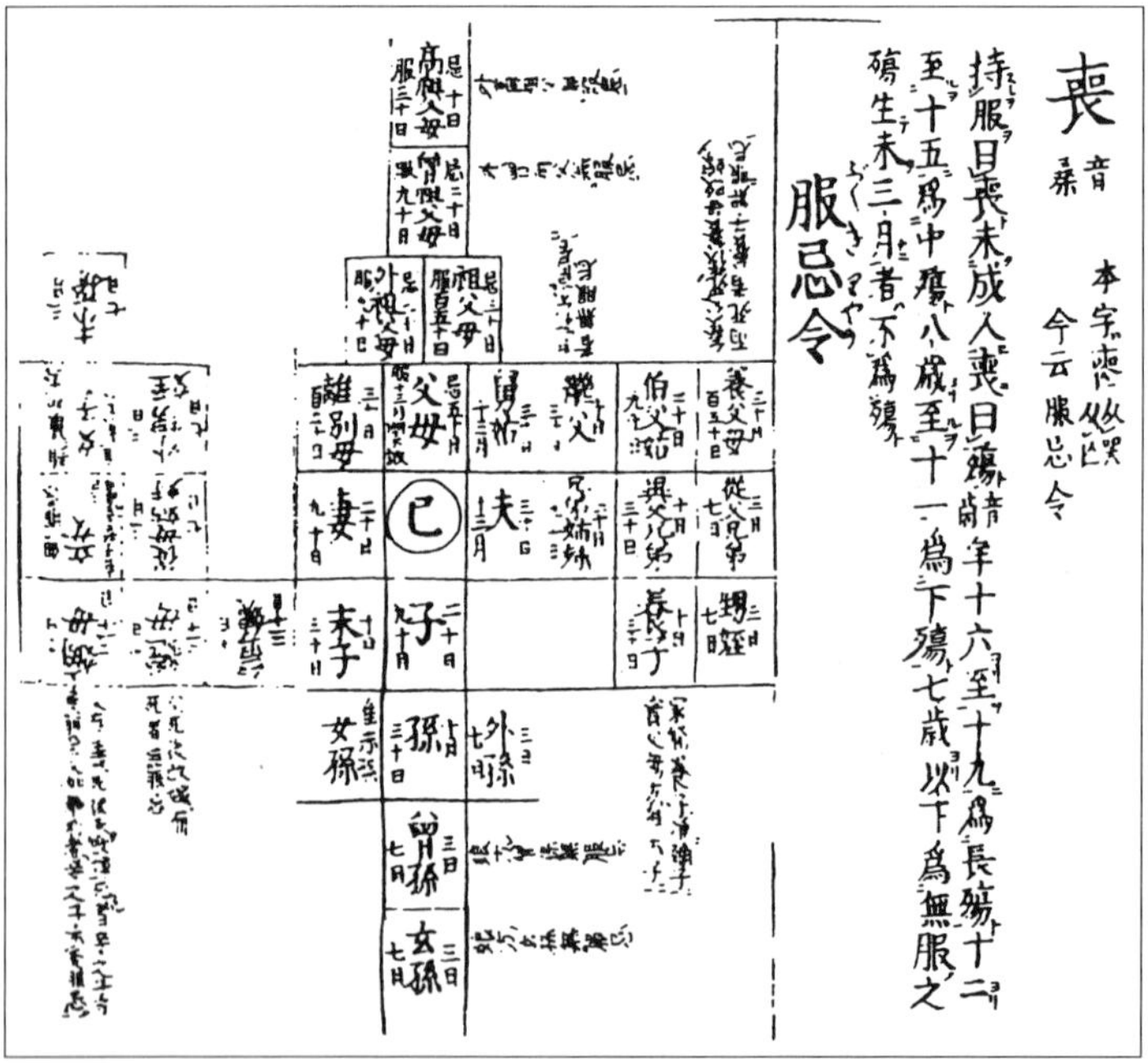

服忌令（『和漢三才図会』）

もなう規制も浄《きよ》めの塩を振りかけておしまいである。

七つには、核家族化と転勤の多い社会を迎えて、先祖や親の祥月命日《しょうつき》（死亡した当月当日）に行なわれていた追善法要が早目に切り上げられていることである。かつては年忌・年回には親戚・知人が集まって法要の後に会食などをしていたが、それも七回忌とか一三回忌ぐらいまでのことで、三三回忌・五〇回忌の「弔《とむら》い上《あ》げ」（死者の個性が失われて祖霊となる）まで行なう例はほとんどみられない。それは親が長寿を保つようになったせいでもあるが、現実の忙しさが死者の記憶を遠ざけてしまった結果である。

八つには、遺灰を海や山などにまく散骨（自然葬）の動きにみられるように、墓標に示される象徴としての死を拒否する意識がめばえていることである。散骨の背景には霊園の開発にともなう環境破壊に対する抵抗、核家族化と人口の流動化にともなう墓の継承者や管理者の不足、喪主となるべき人をもたない孤老の増加、婚家先の家墓に入りたくないとする意識、自然への回帰願望といったものが表立っているが[12]、死んだらそれでおしまいにしようとする意思がその底流にあると思われる。

九つには、自然とのふれ合いが少なくなって、人間以外の生物の死から学ぶ機会、喪失体験が持てなくなっていることである。今日では都会でも地方でも、子どもは学校から帰れば塾へ行くか、コンピューター・ゲームの仮想現実にひたっている。

死の希薄化がもたらすものは生の貧しさである。吉田兼好も『徒然草』第九三段にて「人、死を憎まば、生を愛すべし……人皆生を楽しまざるは、死を恐れざる故なり。死を恐れざるにはあらず、死の近き事を忘るるなり」と述べているように、人が生を楽しまないのは死の近いことを忘れているるからである。生に限りのあることを教えてくれる死は、生をいとおしむ心を育み、生を豊かにさせるものである。死を考えることによって生は凝縮される。その意味において死の復権ということが必要である。

現在、厚生行政では国民医療費の抑制という課題を抱えて、従来の病院中心の医療から在宅医療への転換をはかっているが、その政策がたんに医療費の削減というレベルにとどまることなく、医療をしっかりと保健や福祉に結びつけるものとなるならば、ノーマライゼーション（共生）を促すだけでなく生活の場に死を取り戻すことにもなるであろう。戦後の医療政策については後章に譲るが、長い間、右肩上がりで増え続けていた病院・病床数も一九九〇年代初めにはピークを迎え、最近では急速にその数を減らしている。病院・病床数の減少は病院死を減らし、自宅や福祉施設での死を増やすことにつながると思われるが、現状においては病院死はいっこうに減っていない。

それはどこに原因があるのかといえば、ひとつには病院信仰と呼ばれるような病院医療に対する高い依存心である。病院で死ぬことが世間体にも良い、とする戦後に生まれた心性もそれに拍車をかけている。二つには在宅死を支えるシステムに不備があること。三つには死を看取ることに家族や福祉施設の職員が不安を抱いていることである。そのため最期まで家あるいは福祉施設で看取ろうとする決心がなかなかつかないのである。

少し歴史を振り返ってみればわかるように、数十年前までは家で最期を迎える人は多く、家族は親

場所別にみた死亡割合（%）

年次	施設内	施設外
1951	11.6	88.4
1955	15.4	84.6
1960	21.9	78.1
1965	28.6	71.4
1970	37.5	62.5
1975	46.7	53.3
1977	50.6	49.4
1980	57.0	43.0
1985	67.3	32.7
1990	75.1	24.9
1995	78.8	21.2
1997	81.1	18.9

施設内には病院・診療所・老人保健施設・助産所・老人ホームが含まれる

族や地域の人たちの協力を得ながら死を看取っていた。それが表にみるように、一九七七年を分岐点として病院死が在宅死を圧倒するに至り、今では老人保健施設・福祉施設での死も増えている[13]。病院や施設での死が増えるにしたがい、当然のことながら看取るための知識や技術が家や地域から失われてゆくことになる。いわゆる看取りの文化の消失である。そうした状況が広がるなかで、再び家で看取るように指示されても家族はとまどってしまう。死が近づいて病人のあえぐような息づかいを耳にするようになると、家族の不安は高まってくる。

　川端康成は自伝小説『葬式の名人』（一九二三年）の中で、「祖父は息を引き取る前に痰が気管につまつて胸を掻《か》きむしるやうにして苦しんだ。仏様のやうな方だのに往生際《おうじょうぎわ》にどうしてかうお苦しみになるのかと、枕辺にいた一人の老婆が言つた。その苦しみを正視していられないので私は一時間足らず別室に逃げていた。」と書き記しているが[14]、死が自然なものとして受け止められ在宅死の多かった明治・大正の時代においてさえも、死に際を正視することに不安と恐れがあった。死をじかに見ることがなくなった今日、家族だけで死を見守ることはできないであろう。死が近づけば、家にいたいという病人の意思に反して救急車を呼んでしまい、病院へ送り込むのが一般的である。これが病院死の減らない大きな理由となっている。

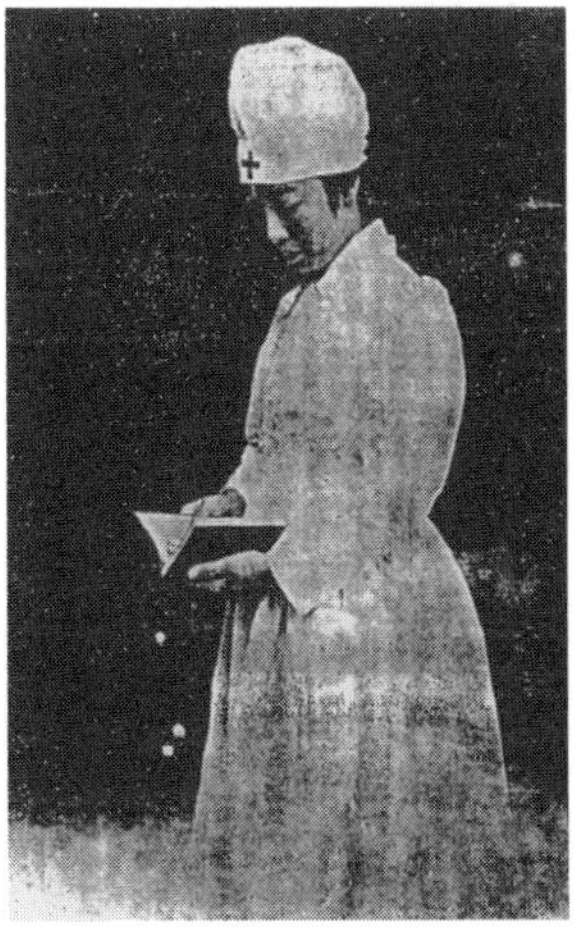

明治後期の看護婦
(『日本画報』1905年2月11日,
早稲田大学図書館西垣文庫蔵)

今後、在宅医療・在宅死を推し進めようとするならば、たとえば戦前の高等女学校の家政学において教えられていたような、看取りの知識や技術といったものを広く提供していくことが必要である。[15]長く病床にあった正岡子規も『病牀《びょうしょう》六尺』（一九〇二年）において、「家族の女共が看護が下手であるといふと、病人は腹立てたり、癇癪《かんしゃく》を起したり、大声で怒鳴《どな》りつけたりせねばならぬやうになるので、看護婦の修業とまでは言わないものの、高等女学校ぐらいの程度の教育を施し、「病人が出来た様な場合に、其病人をどう介抱するかといふ事に就て何等《なんら》の知識も無い様では甚だ困る。」と述べ、看護に必要な常識を女子に持たせなければならないと主張している。[16]高齢化が進んでいる現代では、女子に限らず特にそのことが必要になってくるであろう。

さらに付け加えるならば、死とはどういうものであり、死へのプロセスにおいてどのような身体的精神的な変化が現われ、そのときにどんなケアをすればよいのか。また死を確認するための方法や死後処置の方法、葬儀や埋火葬の手続きに関する知識といったものについても、たとえば現在、公民館や福祉センターなどで行なわれている介護実習の場で、あるいは患者のいる病院に家族が教育入院するといった方法で学べるようにしたらよいと思う。

かつて貝原益軒は『家道訓』巻二、六において、六〇歳以上になれば「わが死後の事をいとなみはかる」べきで、「死後の事を早くいとなまざれば、死にのぞんでくやしけれどかひなし」とし、「老人は早く棺をこしらへ、葬具をそなへ置くべし」と述べ、人生の締めくくりとして死の準備をしておくことの必要性を説いていたが、[17]死の準備というものは看取りや葬儀にかかわってくれる人が確保できてはじめて可能になるものである。戦後になってそれを担ってくれる人が少なくなり、また最近では家族構成も変化し高齢者のみの世帯も激増している。現在、推し進められている在宅医療、そして在宅死を考えるとき看取りを含めた家族機能の社会化は不可欠である。看取りの文化を地域医療や福祉を担う人びとの協力を得ながら再構築してゆくことは、看取る人の不安をやわらげるだけでなく、看取りにかかわる人への死の準備教育ともなり、その人たちの生に厚みをもたらすことにもなる。さらには人と人とのつながりの輪が作られ、安心して暮らせる町づくりを通して地域も活性化されることになる。

近代社会における生と死を支えていた看取りの文化とはどのようなものであり、それをだれがどのようなかたちで伝えていたのか。また近代医療の普及が看取りにどのような影響を及ぼすことになったのか。本書は明治・大正期の地主や医師の日記を通して戦前における看取りの文化をさぐるとともに、それが戦後の社会にどう引き継がれ消失することになったのかを追うものである。それは同時に、現代の病院を中心とする医療文化を相対化させる試みでもある。

（1）厚生省大臣官房統計情報部編『人口動態統計』上巻、一八六頁、財団法人厚生統計協会、一九九九年。
（2）厚生省児童家庭母子衛生課監修『母子衛生の主なる統計』一〇八頁、母子保健事業団、一九九二年、「平成一〇年簡易生命表」より作成。
（3）拙著『老いと看取りの社会史』一一―一三頁、法政大学出版局、一九九一年。拙著『医療化社会の文化誌』五―七頁、法政大学出版局、一九九八年。
（4）注3『医療化社会の文化誌』二六六―二六八頁。
（5）広瀬卓爾「現代人の葬祭に対する態度」、伊藤唯真・藤井正雄編『葬祭仏教』所収、ノンブル社、一九九九七年。
(6) 井上勝也・木村周編『新版老年心理学』一九六―一九九頁、朝倉書店、一九九三年。拙論「医療史のなかの安楽死・尊厳死」、宮田登・新谷尚紀編『往生考――日本人の生・老・死』所収、小学館、二〇〇〇年。
(7) 経済企画庁編『平成一〇年国民生活白書』六四―六五、九二―九九頁、一九九八年。
(8) 間宏編『高度経済成長下の生活世界』七三頁、文真堂、一九九四年。
(9) 田中愛子ほか「看取りや看取られることに関する調査報告」『高齢者のターミナルケアをめぐる学際的研究報告』(代表新村拓)所収、京都府立医科大学、一九九九年。
(10) 太政官布告五六、六一、一七七号、『法令全書・明治五年』六四、一一三頁、『法令全書・明治六年』四九頁、長尾景弼発行、一八八九年。
(11) 村上興匡「大正期東京における葬送儀礼の変化と近代化」『宗教研究』六四―一、一九九〇年。森謙二『墓と葬送の社会史』三四―四二頁、講談社、一九九三年。
(12) 厚生科学特別研究事業「墓地に関する意識調査」報告書(代表森謙二)、一九九八年。注11『墓と葬送の社会史』二四三―二四七頁。
(13) 総務庁統計局監修『日本長期統計総覧』第五巻、一三三頁、日本統計協会、一九八八年より作成。広井良典『ケアを問いなおす』九六―九七頁、筑摩書房、一九九七年。
(14) 『近代日本文学大系』第四二巻「川端康成集」四六頁、角川書店、一九七二年。
(15) 注3『老いと看取りの社会史』一七〇―一七七頁。
(16) 『現代日本文学大系』第一〇巻「正岡子規・伊藤左千夫・長塚節集」一三六頁、筑摩書房、一九七一年。
(17) 注3『老いと看取りの社会史』一六二―一六四頁。

第二章　地主の日記にみる死の看取り

神奈川県の北部に位置する橋本村（現在の相模原市橋本）に生まれ、終生その地を離れることなく一九六二（昭和三七）年四月に九六歳をもってこの世を去った相沢菊太郎は、一九歳から死の直前までの七八年間を綴ったぼう大な日記を残している。(1)

近代の神奈川県高座郡橋本村は絹の集散地として知られた八王子に近い畑作地帯（麦・豆・芋・栗）の中にあり、一八七二（明治五）年における総戸数は一五五戸（六四九人）、そのほとんどが単婚小家族で、所持高一石以下の零細農家が七割を占めるところであった。(2) 一八八九年四月施行の市制・町村制のもとで、橋本村は相原・小山・清兵衛新田と合併して総戸数五四七戸（三八〇〇人）の相原村（戸長役場は橋本）となるが、村のおよそ五割は小作農、三・五割が自作兼小作農という構成になっていた。(3)

菊太郎の父は橋本村名主で高七一石八斗の相沢安次郎（一八二九—七九）。母は上椚田《かみくぬぎた》浅川（現在の東京都八王子市、明治二五年までは神奈川県南多摩郡浅川村）の医師鈴木竜渓の娘里う（一八三五—一九二〇）。その次男として彼は一八六六（慶応二）年四月に生まれているが、一八八三年絶家の相沢定右衛門を再興して戸主となっている。この分家にあたって兄（本家）の安右衛門（一八六二―一九三七）より畑・山林・宅地合わせて一一町三反あまり（時価一五七二円八〇銭）の財産分与があり、菊太郎は小作料収入などを含めて実質一四町歩ほどを有することになった。一九〇一（明治三四）年六月二八日の日記に記載

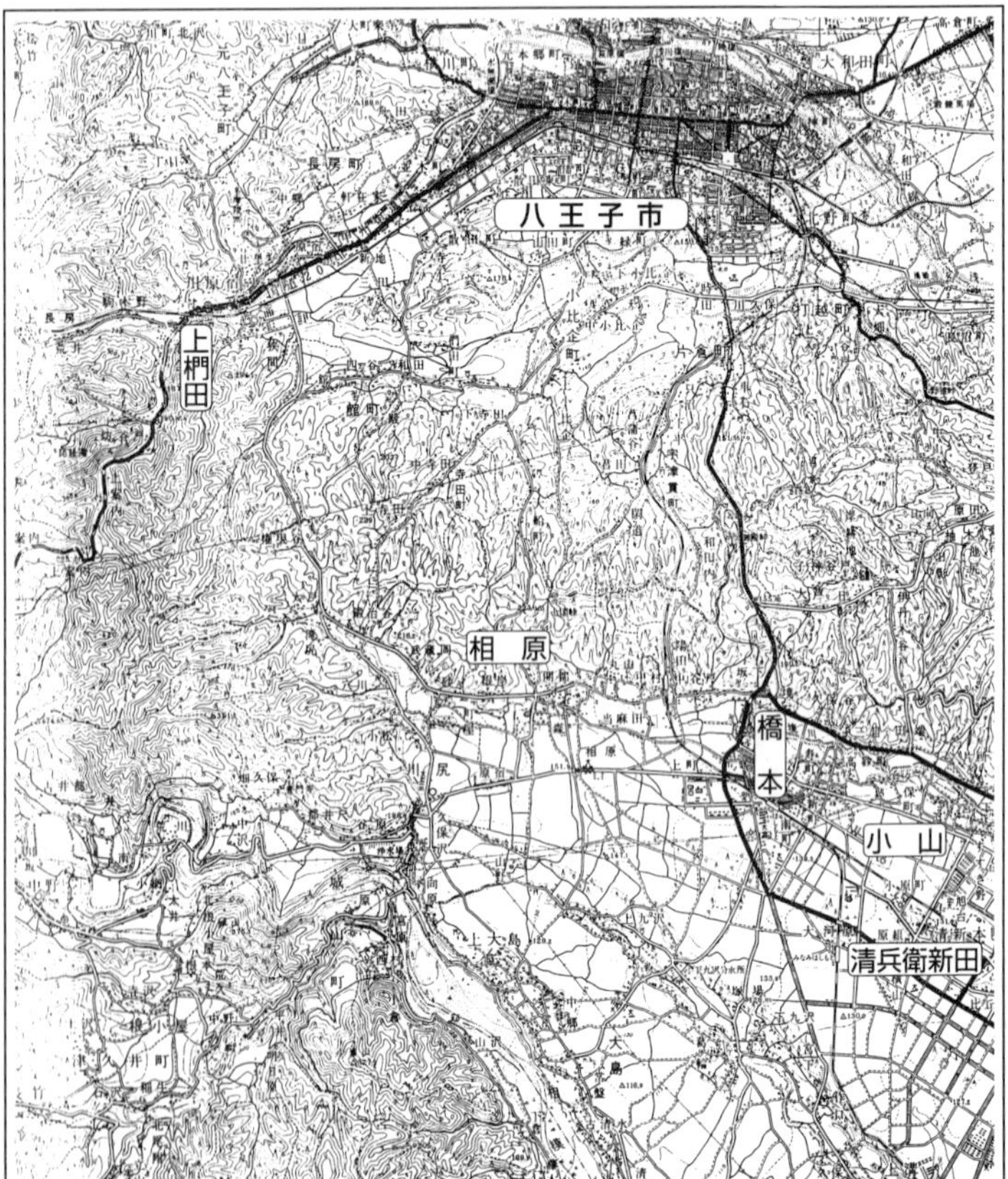

南多摩の地図（1962年，国土地理院）

されている横浜税務管理局長宛の所得申告書によれば、金一七〇円九九銭、相原村橋本畑小作所得、反別、一一町八畝《せ》二九歩、地価一〇〇五円八四銭とある。第一次山県有朋内閣のもとで一八九〇年七月に実施された第一回衆議院議員選挙（有権者は直接税の納入が一五円以上で二五歳以上の男子）では選挙権を持たなかったものの、同村の有権者四人のうちの一人であった兄とともに自由党を支持し、民権家として活動している(4)。

青年期には英語・洋学を学んだり、淘宮《とうきゅう》術社中に参加して精神修養を行なったり、報徳思想を奉じて勤倹に励んでいるが、その一方で積極的に新しい品種の導入や農業技術の改良に努め、それを農会や発達共話会を通して普及させるなど(5)、農業のリーダー・篤農家として過ごしている。地主としての経済力と人望によって、彼は一八九七年に相原村助役となり、一九〇八年には同村長となっている。市制・町村制は市町村をはじめて自治体と位置づけるものであったが、そこでは財力と人望を合わせもった地域の名望家を村長・助役にあて、無給の名誉職としている(6)。その後、

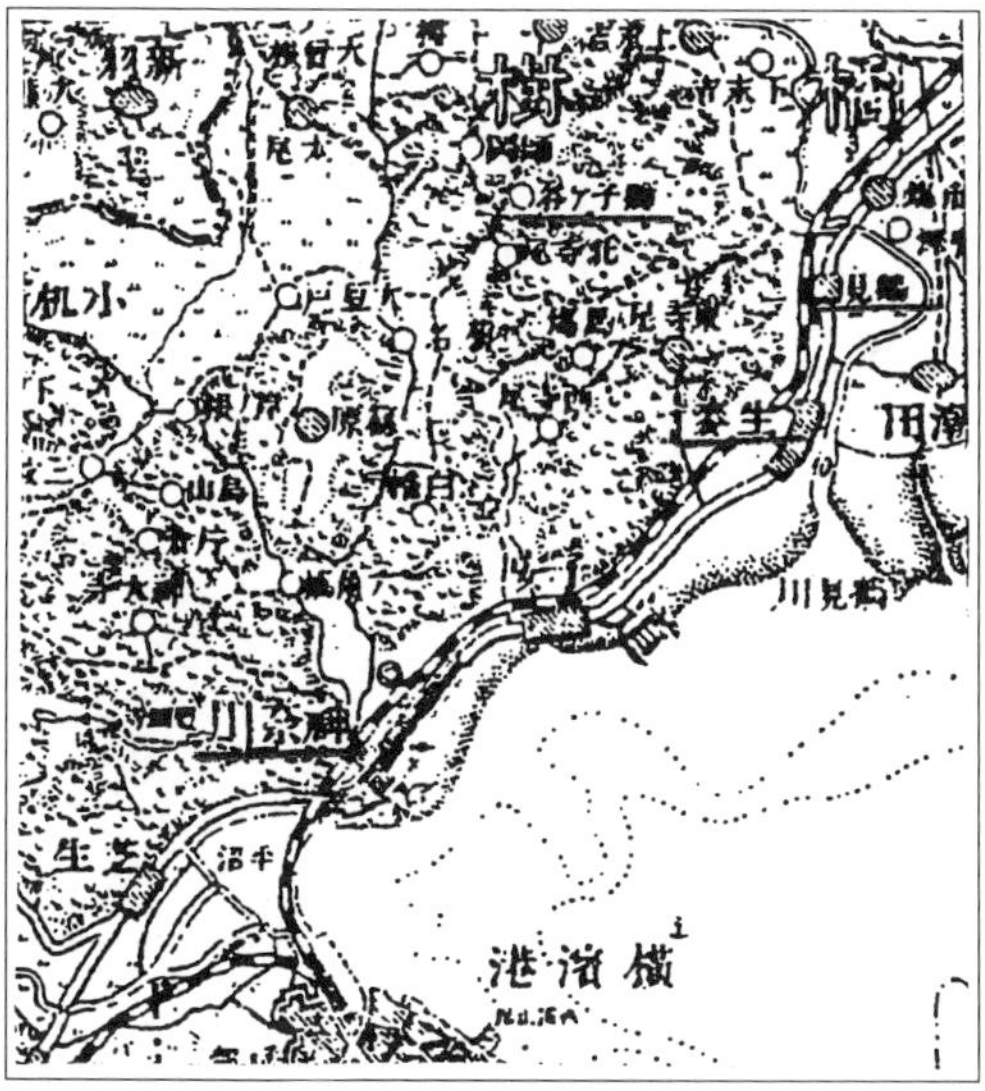

橘樹郡の地図（1888年，参謀本部陸地測量部）

有給化の道をたどる町村もあったが、一九〇八年四月七日の日記によれば、相原村は「先日決定シタル予算、村長報酬百四十円実費六十五円」とある。一九〇〇年三月二七日には、村長報酬が村会にて一〇〇円から一一五円に、助役のそれが五〇円から六〇円に、収入役のそれが六円から六円五〇銭にそれぞれ改正されているから、わずかの間に報酬（年額）が大幅に引き上げられたことになる。当時、養蚕のために雇用された者の月給は、男で一〇円以上、女で八、九円が相場となっている（一九〇〇年五月一七日）。のちにふれる橘樹郡生麦村（のち生見尾村と改める。現在の神奈川県横浜市鶴見区生麦）の地主関口昭房・昭知が記した『関口日記』をみると、一八八九年一一月五日の村会で「村長報酬六十円、助役四十円、同実費二十円、助役十五円ニ決」したとある。(7)

菊太郎は助役に就くころから、自家畑のほうは下男や雇用の人夫に任せるようになり、また家事手伝いのために下女や子守も一、二名雇っている。村長に就任の年、東神奈川と八王子の間を結ぶ横浜鉄道株式会社線（現在の横浜線）が開通したが、これは地元に大きな変化をもたらしている。同線と新宿・八王子間を結ぶ甲武鉄道株式会社線（現在の中央線、一八八九年開通）を連絡させれば、東京へ出るのが容易になったからである。それまでは人力車と馬車に頼って八王子に出るか、あるいは相模川を船で下って相模湾沿いの平塚に出て、そこから東海道線（一八八九年に新橋・神戸間の全線が開通）

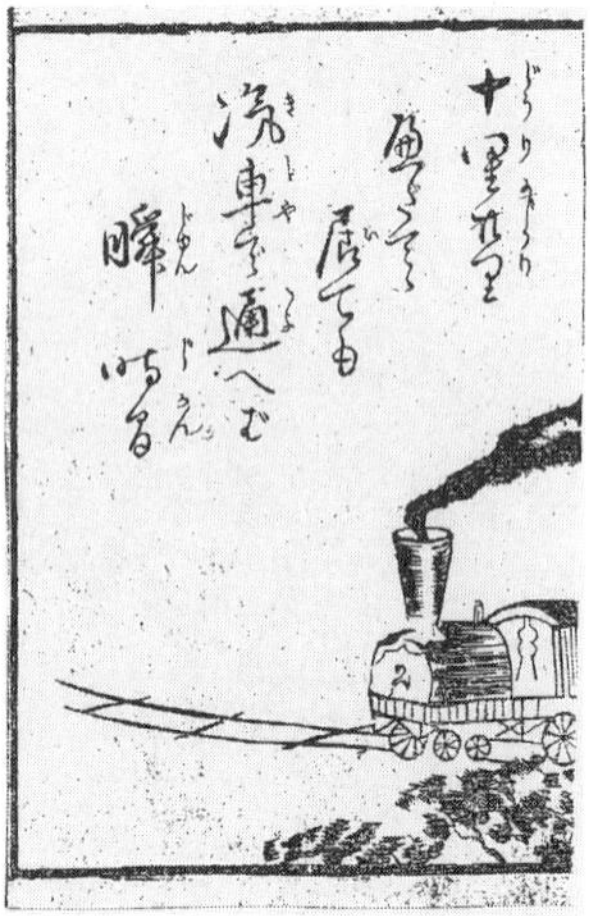
汽車
（『当世都々一』明治10年代，早稲田大学図書館蔵）

を利用する以外に手はなかった。鉄道の開通は蚕糸・絹織物を横浜へ出荷するだけでなく、生活物資や軍事輸送の面でも大きな力を発揮した。そのため物流の基地となる駅を誘致することが町の発展に欠かせないものとなり、菊太郎は横浜鉄道の橋本駅の誘致と、さらに同駅への相模鉄道株式会社線（現在の相模線）の乗り入れといった町の基盤整備に尽力し、村長を一九二〇（大正九）年に退いている。その後は農会長として県立農蚕学校（現在の県立相原高校、一九二三年開校）の誘致運動にあたったり、瀬谷銀行（現在の横浜銀行に併合）橋本支店長として地元産業の振興に努めている。彼は一九三五（昭和一〇）年に銀行を退職しているが、それまでの日記は、激動の時代における東京近郊の社会相と個人の生活史を生々しく描写した貴重な記録である。

ここでは明治・大正期の『相沢日記』の中から菊太郎がかかわった臨終の場面のいくつかを拾い出し、看取りが実際にどのようなかたちで行なわれていたのかをみることにしよう。

まずは日清戦争の前年にあたる一八九三（明治二六）年六月三〇日に出産届を出し、七月三日に七《しち》夜《や》の祝い（出生後七日目の祝いで忌みが晴れる日でもある）を済ませたばかりの次男清からみることにする。彼の異変を記す八月一四日の日記をみると、「清は風邪の様にて朝より色艶青黄なりしが、夕方は呼吸苦し気に、鼻つまり、乳を吸うに困ずる有様」であったが、「一同大患とは思はず臥したるに、十二時過頃より苦声聞ゆる」ようになったため、急いで妻の実家である隠居の父母に連絡をとり、ついで在村の回春堂青木医師に往診を乞うている。医師は書生をともなって来診し、「少量の水薬を与へたるも功見えず、追々呼吸薄弱となり、眠る如く絶命す。病名テタヌス（破傷風）なり」という。時に一五日の午前二時半。夜明けとともに本家・親族に対して連絡をとる。同日、菩提《ぼだい》寺の臨済宗香福寺へ埋葬届を出し、本家の墓地に埋葬。夕方、読経の僧が来家。一六日には近隣の人たちによる墓参があり、妻さとは清の着物二枚と回向《えこう》料三〇銭を寺に納めている。初七日《しょなぬか》にあたる二一日は「大神宮祭典の目出度き祝日」のため、法事をその前日に繰り上げる措置をとったとあるが、こうした例はその後の日記にもたびたびみられる。生後二カ月に満たないはかない生命であった次男に対する哀傷の記述はなく、かかりつけの往診医による死亡宣告からおよそ一二時間後の埋葬であった。通夜も略式となっている。

一般に子どもの葬儀は近世以来、簡略なものであったが、一八九四年六月二六日に生まれて、翌年の八月三一日一〇時に「急性脳充血」のため死去した新宅の女児タカの場合には、同日通夜、九月一日午後二時出棺といった大人と同じような段取りで進められている。『相沢日記』をはじめとして同時代の日記には乳幼児や少年を葬う記事がしばしばみられ、また日清戦争から第一次大戦にかけての時期には青年の戦死報告とその村葬にかかわる記事もみられる。現代とちがって死はあらゆる年齢層に広がっており、年寄

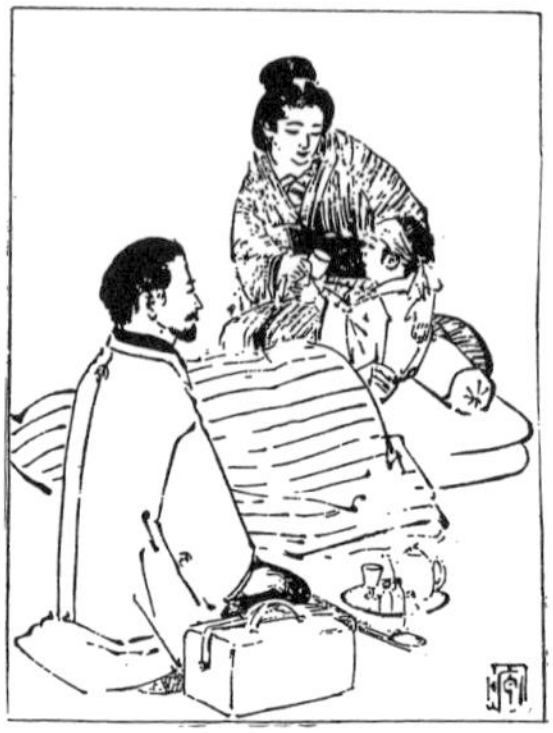

往診風景（末松謙澄『修身入門』精華舎刊，1892年より）

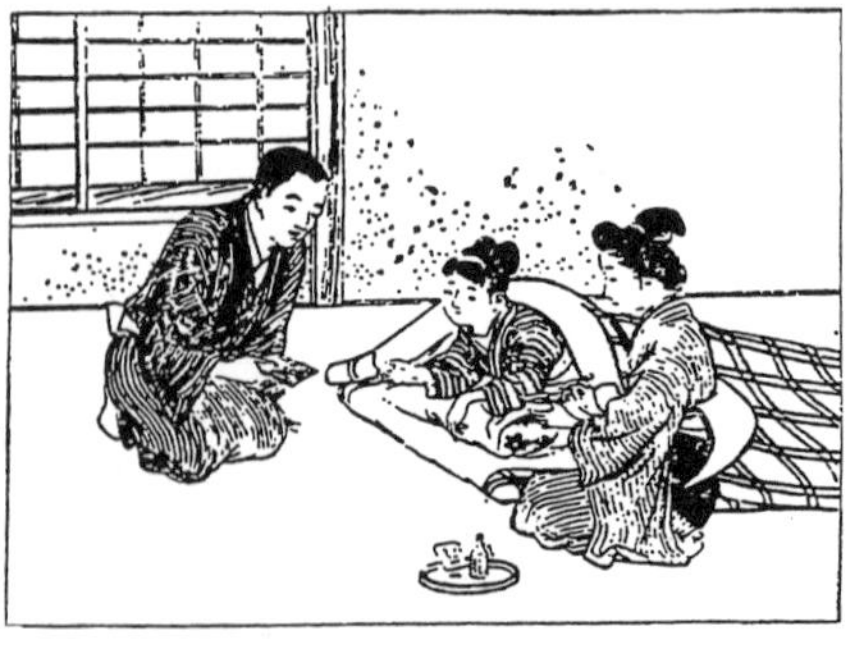

看病する親（『尋常小学修身書』巻1，文部省刊，1910年より）

りだけのものではなかった。人びとは数多くの葬儀を営むなかで死を身近なものとして受けとめている。

次は、清の危篤時に駆けつけてくれた妻の実家である相原村牛久保の父（隠居）の場合をみることにしよう。

まもなく日露戦争の火蓋《ひぶた》が切られようとしている一九〇四（明治三七）年一月一三日、菊太郎の妻さとは四男栄久を出産している。そのとき、牛久保の母は一六日まで家事などの世話をしてくれたが、三月に入ると牛久保の父の健康がすぐれず、菊太郎は看護に出向いている。同月八日、妻の弟の政次（当時、東京帝国大学医科大学眼科教室介補の職にあり、のち三多摩の壮士であった林副重の養子となる）、長一（歯科医）、妹のウタが見舞いに訪れている。翌日から一四日まで菊太郎は看護に出かけ、留守宅には菊太郎の実家の母が泊まりがけで家事にあたっている。一五日はウタとともに埼玉県北足立郡鴻巣《こうのす》に出かけ、その日はウタの嫁《とつ》ぎ先である河野柳三郎（医師）宅に泊まり、翌日から再び看護の毎日が続く。一八日河野夫妻が来て、妻さとは牛久保に泊まる。一九日、菊太郎は朝から牛久保へ出かけ、

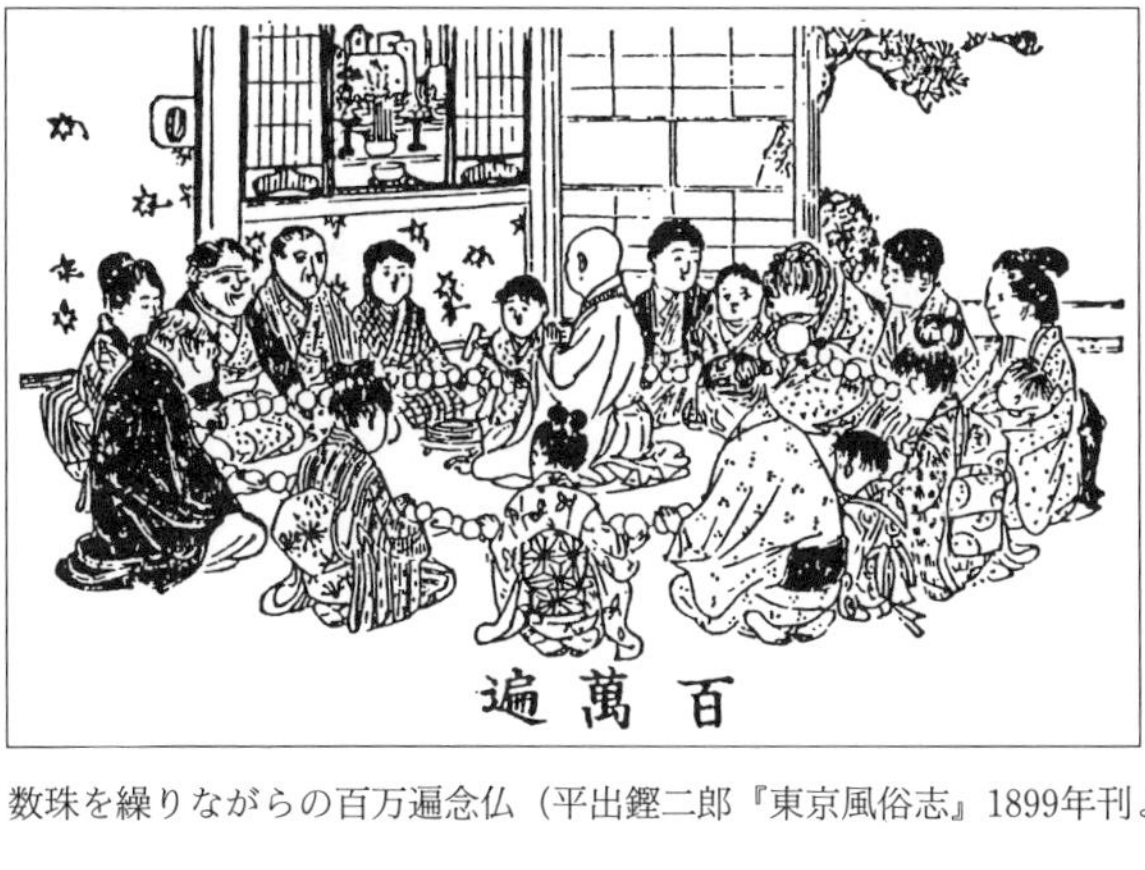

数珠を繰りながらの百万遍念仏（平出鏗二郎『東京風俗志』1899年刊より）

その日は泊まる。二〇日も一日中看護。妻さとは昨夜未明より牛久保に居続ける。二一日午前〇時四〇分死去。「親類打寄りて葬儀其他の打合を為」し、菊太郎は雑用に従事。二三日朝より菊太郎は牛久保に行って雑用にあたる。その日は通夜となる。葬儀は二六日、午後二時に出棺し埋葬を済ませている。四月三日には鎮魂慰霊のための念仏供養が行なわれている。

義父に対する菊太郎の献身的な看護がめだっているが、これは妻さとの産後の肥立《ひだ》ちが思わしくなかったことにもよろう。看取りには妻の兄弟姉妹を中心とする親族があたり、死去から埋葬までに六日間をかけている。

もう一例は戦後恐慌の始まった一九二〇（大正九）年の一〇月三日に死去した本家の母（菊太郎の母里う）の臨終である。病気もなく過ごしていた老母は、同日の夕刻、入浴中に脳卒中（血栓）を起こしている。本家の兄（安右衛門）が耳元で呼びかけても、「時々眼を開きて語音を盛んに発すれども、舌の工合にて言語不明」の状態。ただちに在村の医師回春堂青木と金子が呼ばれ、両医師による合議のうえでの療法が行なわれたが、午後一〇時四〇分に八六歳をもって永眠。当夜は村芝居があり、加えて寺では説教もあったが、一〇時ごろには来訪する者も多く、また八王子に住む伯母ハルは「汽車なき時刻となりて人力車」にて駆けつけてくれたが、「遂に間に合はず残念なりき」とある。今後のことについては親族内で相談し、菊太郎は三日間、本家において葬式の諸準備にあたっている。五日の午後には八王子の金物店に出かけて真鍮《しんちゅう》製の造花を買い、盛台には定紋と戒名と贈主の名を付刻させ、大型の一対に五一円五〇銭、小型の一対に二一円二〇銭を支払っている。七日の葬式は多人数のため、皆に膳部（精進料理）を出すことができず、受付で香料を受けた時に野菓子（蒸菓子）の角切の折詰を一個と黒飯一折を出し、後日、物品を調えて配送（送り膳）している。参列者は「講中と子分及親類の外、店子、借家人等」と、警察署長・巡査・助役・赤十字社高座郡委員長らである。僧らによる読経、つづいて死者の魂と肉体を分離し成仏させるための引導がなされ、その後は父が眠る墓石の前に頭を東にして寝棺を置き、六尺余の深穴を掘って埋葬している。時に三時。翌日は供養法事のあとで墓参をし、諸寺へ布施。初七日にあたる九日より四日間、菊太郎は本家へ行って残務整理にあたり、一六日は墓参。一七日は亡母の二七忌日にあたるので親族が集まって墓参。二六日、亡母の遺物（遺産）を調査し兄弟姉妹で配分したとある。

臨終に間に合わせようと深夜に人力車で駆けつけるなど、ここでも親族の固い絆《きずな》のもとで最期の看取りがなされている。かつては死去から葬儀までの間に「講中」や「葬式組（念仏講）」の人たちによって葬具が作られ、そのために数日を余分に要していたが、日記にもみられるように、大正期になると香炉・燭台・花器から成る五具足、その他の葬具を専門店から購入するようになっている。

一九五〇年代半ば以降に、土葬から火葬への移行が進んだといわれているが[8]、当時は伝染病による死亡を除けば土葬が一般的であった。そのため火葬場の都合に左右されることもなく、橋本地区では出棺の時刻がほとんど午後二時と決まっている。ただ大正期末になると、三時といった記載も日記にみられる。死亡から埋葬までの期間は一日から二日が多く、前の事例のように四、五日ということもあった。

明治政府が民法を編纂するに先立って近世以来、民間において行なわれている現行慣例を採録した『全国民事慣例類集』（司法省、一八八〇年）第四章によれば[9]、埋火葬は絶息のときより旧暦二四時間を経過した後、あるいは死去の日より二、三日を経た後としているが、「遠方ノ親類来ルヲ待テ」とか、「雪中ハ道路阻塞《そそく》シ、近親会葬ノ期、後ルルヲ以テ、四五日ニ及フ」といった例もある。中下層の家では葬送を一日のばせば、米・味噌《みそ》などの経費が余計にかかるところから期間を短縮する傾向にあり、また暑気の時節には即日の埋葬もあったという。

また葬儀では親族のほか、講中・講仲間・塔中・同行・組合・社中・念仏講・六親講・無常講・斎仲間とよばれた近隣組合や信仰仲間が労力を提供しているが、日記にも「親類及組合、子分にて会葬」（一九〇五年八月二四日）とか、「講中の義理二十銭……を香料として持行き呈す」（一九一七年二月一八日）、「仮葬式場へ家内中組合なるを以て行き、雑用を為す。余始めて棺をかつぐ。組合がかつぐ例なり」（一八九七年九月一日）とか、「葬式雑用にあたる」「埋葬の手配を為す」といった記載があり、地縁と血縁が協力し合う葬儀が執り行なわれている。

組合・講による労力の提供については、鎌倉郡関谷村（現在の神奈川県鎌倉市関谷）の地主落合六郎兵衛および落合与之助が記した『大街堂日記[10]』でも同じであり、葬儀があると「講銭帳」が回って来たり（一八七五年九月二六日）、「念仏講中」の人が「野辺《のべ》送り」をしたり、「埋葬手伝」に出かけている（九〇年六月一六日ほか）。この地区では「午前八時死去、夕刻葬礼」（七五年三月六日）、「午前二時死去、午後三時葬礼」（七五年一〇月一〇日）とあるように、明治初期には即日の葬儀が多く、明治二〇年代になると翌日の葬儀が増えている。一八八四年一〇月布達の「墓地及埋葬取締規則」によれば、「死体ハ死後二十四時間ヲ経過スルニ非サレハ、埋葬又ハ火葬」できないとし、埋葬にあたって区長または戸長の認許証が必要となっている。

また、旭村（現在の神奈川県横浜市鶴見区獅子ケ谷）の地主昼間末吉が記した日記『昼間家日記』[11]においては、即日の葬儀はみられず、翌日と二日後が半々といった状況で、出棺の時刻も午前一〇時から午後四時までと広がっている。同地区では死者が出ると、死亡を触れ回る「死亡使」「死亡ノ人」とよばれる使者が二人たてられており（一九一三年九月一五日、一〇月三日）、それは「講中一人宛頼ミ使者ニ立」てるものとなっていた（一六年四月一一日）。遠い親戚・知人に対しては電報が打たれている（一三年四月一八日）。葬儀は講中・親族によって進められ、迎え僧による読経を経て出棺。会葬者は人力車で寺に向かい（一三年四月一九日ほか）、経を上げてもらった後、葬列を連ねて墓地に向かう野辺の送りとなっている（一六年八月二〇日ほか）。村の中を棺を担って歩き、土葬であれば講中が穴掘りをする（一六年四月一二日ほか）。火葬であれば火葬場まで担《かつ》いで夕刻に火を付ける。その後は喪主の家へ行って馳走となり、翌朝は骨を箸《はし》で拾って骨壺に納める「骨上ゲ」をして埋葬（一八

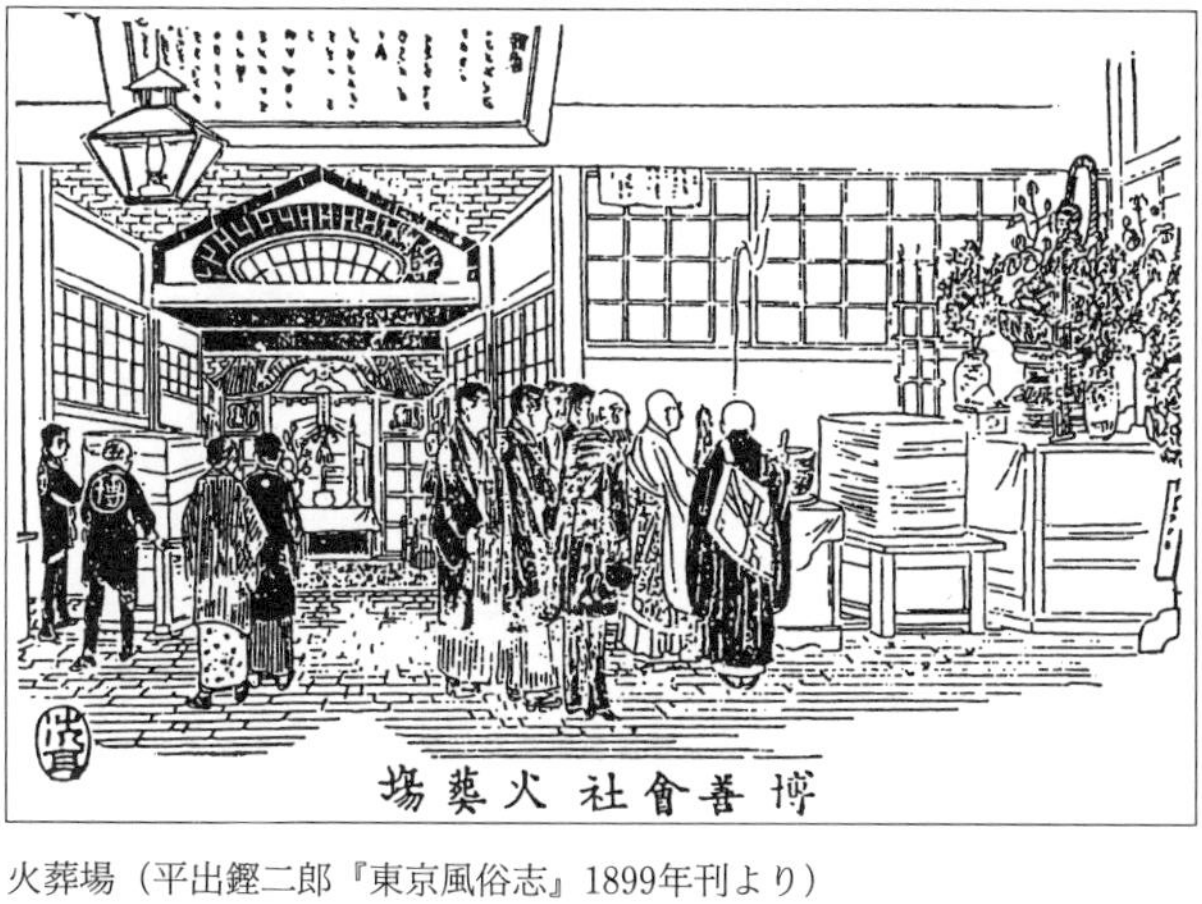

火葬場（平出鏗二郎『東京風俗志』1899年刊より）

年一二月一六日)、といった手順となっていた。

橘樹郡鶴見村(現在の神奈川県横浜市鶴見区)の地主で味噌醸造家・県会議員でもあった佐久間権蔵の日記『佐久間権蔵日記』に記された葬儀をみると、およそ次のようなことになっている。(12) すなわち、「死亡ノ報」を受けて直ちに「悔《くや》ミ」に出向く。通夜念仏を済ませて翌日の午後二時から三時に出棺。翌朝は八時から九時に火葬場へ集合し「骨上げ」といったところである。火葬は臭気のこともあって一般には夜間になされていたが、燃料が薪から重油に変われば即日の「骨上げ」となった。

権蔵は臨終に立ち会うこともあり、彼の実姉つねの息子小泉和雄が一九一〇年二八歳で夭《よう》死したときは、午前一時二〇分危篤の知らせをうけて直ちに小泉家に向かっている。和雄は「静臥沈思、タダタダ死ノ免レ難キ」を言って他に一言もなく、権蔵は「其ノ弱志ノトルニ足ラサルヲ云ヒテ大ニ慰め、医師の大倉は「枕頭ニ在リテ注意怠リ」なかったが、五時二七分「天命尽キタ」と記している(八月二〇日)。

また同年一二月二一日には権蔵の母しの七二歳が「アツケナク」死去しているが、その臨終の前後をみると、母はかかりつけ医の鳩野の投薬にもかかわらず、何日も食欲不振が続いていた。そのため権蔵は一三日母を連れて横浜の西川胃腸療院に出向いている。特別なことはないとの診断であったが、回復の様子がみられず、一八日西川に往診を依頼。一九日かかりつけ医の岩村と渡辺を主治医と定め、喀痰の処置をしてもらう。夜間の看護は前半を権蔵と手伝いの者が、後半は権蔵の妻と派出看護婦があたる。二〇日親戚・知人らへ危篤を報じる。続々と見舞い客が訪れる。「親類共ノ進メ」によって横浜十全病院の山根院長の往診を仰ぐ。診断は西川と同じ。二一日も山根に往診を依頼するが、多忙のため往診は翌日にしてほしいとの回答。母の大小便を十全病院に届ける。検査結果は西川のときと同じ。午後四時、母の容体が急変する。渡辺を呼んで応急治療をする。親戚・知人へ危篤を知らせる。夜になって病勢が進み、渡辺が「カンフル注射」を二回打つ。反応なく、人びとの囲繞する中で午前一二時四〇分死去。湯灌《ゆかん》のあと通夜に入る。二二日葬儀についての協議に入る。「葬具屋田中ヤ」を呼ぶ。また諸店に「カシ袋入（三銭）」を七百個、「八寸折ノカシ（一五銭）」を三百個それぞれ注文する。夕方になって寝棺が届く。午後七時僧が来て「納棺ノ経ヲヨミ納棺」する。通夜に四、五〇人来る。二三日も葬儀の準備。「講中」が朝から来て煮物を始める。今夜の通夜には二〇人ばかりが集まる。二四日午後一二時三〇分出棺。七人の僧が読経。「近親故旧ノモノ、出入ノモノ、講中ノモノ等凡三四十人」が見送る。四時に火葬場に到着し、四時三〇分に権蔵が点火。一五分後に一同念仏して引き揚げる。下男四人が最後まで監視にあたる。二五日午前九時、一同火葬場に参集し「骨揚ケ」をする。遺骨を寺へ持参する。三人の僧が読経。寺に布施一〇円、車代一円を差し出す。下男を諸家へ「礼マハリ」させる。その日、近隣の者が後片づけに来て、葬儀に関連した記事は終わっている。

『佐久間権蔵日記』にみられる葬儀は火葬ばかりであるが、権蔵とも付き合いのあった関口昭知の『関口日記』では土葬が多い。後者においては棺舁《かんかつぎ》人や穴掘人がそれぞれ三、四人決められている。一八八六年四月二八日、九〇年一月四日などでは穴掘人二人に対して浄めの酒一升代として五〇銭、それに増金三〇銭が、また荼毘《だび》を担当する火葬人には一円七〇銭が渡されている。

森鷗外は、土葬というものは死体の壊敗によって土地・水を染毒し、死臭瓦斯《ガス》によって空気を汚穢することになるから、埋穴は六尺（一・八メートル）以上にしなければならないと『衛生新編』（一八九七年）において論述しているが[13]、一八八〇年制定の神奈川県「墓地規則」によれば、土葬は一棺の広さを一坪の四分の一以上、穴の深さは地面より三尺以上にせよとあり、また虎列刺《コレラ》病死者は火葬の場合を除いて通常の墓地内に埋葬することはできない。土葬する場合には一棺の広さを曲尺《かねじやく》九尺以上にし、穴の深さは八尺以上にせよとある[14]。

葬列を村中の人が見送るような村をあげての葬儀は、地縁・血縁が希薄化し死者が高齢化した今日の告別式にはみられない情景であるが、『相沢日記』の一八九六年一一月七日、一九二三年八月七日の記載によれば、その葬儀は慰労と穢れを払う「清めの酒宴」をもって解散となり、あとは身内だけによる法事へと移っている。

これまでみてきたところによれば、看取りは自宅に迎えられたかかりつけの往診医と家族・親族らによってなされ、葬儀は近隣組合・講と親族らによって担われていたことが知られる。『関口日記』の臨終の場面には「一同看護ヲ尽シ候」（一九〇〇年八月二八日）といった言葉がみられるが、看護に直接かかわっていたのは身内の者であり、人手が足りない場合、関口家では「村方介抱人薬礼遣候」（一八七〇年六月一六日）とあるように、臨時に人を雇って看護を手伝わせることもあった。臨死から葬儀に至る死の看取りには家族の枠を越えた多くの人たちのかかわりがみられるが、これは日常における付き合いの延長上にあるものである。どの日記をみても親族や隣近所の間では病気見舞いが頻繁になされており、危篤の報に接すれば遠くても出かけて死に立ち会っている。また霊柩《れいきゆう》車が登場する大正期以前は、村の中を輿《こし》に納めた棺を担って人びとが歩き、またそれを辻々で人が見送り、死後の弔問にも義理を欠かすことはない。病人は地域の中にしっかりと包み込まれ、みなに見送られてあの世へ旅立って行くことができたのである。

(1) 同日記は菊太郎の息子相沢栄久氏によって一九二七年までの分が活字化されており、菊太郎の経歴は同日記の解説によるものである。
(2) 『相模原市史』第三巻、一四九―一五四、三三七頁、相模原市役所、一九六九年。
(3) 右同、三六六―三六七頁。
(4) 小木新造『ある明治人の生活史』二二、一〇四―一〇六頁、中央公論社、一九八三年。
(5) 注1同書、三六八―三七一頁。相沢栄久「明治・大正期の村の生活誌」『神奈川県史』各論編第一巻所収、神奈川県、一九八三年。原田敏治「明治期一農村人の時間と空間」『東海大学紀要・文学部』六七、一九九七年。
(6) 大門正克「名望家秩序の変貌」『シリーズ日本近現代史』第三巻、岩波書店、一九九三年。
(7) 『関口日記』横浜市教育委員会、一九八一―八四年。
(8) 伊藤唯真・藤井正雄編『葬祭仏教』二〇三頁、ノンブル社、一九九七年。
(9) 吉野作造編『明治文化全集』第八巻所収、日本評論社、一九二九年。
(10) 堀春夫校閲『大街堂日記』私家版、一九八二年。
(11) 神奈川県立博物館編『神奈川県民俗調査報告書』一八所収、同博物館、一九九〇年。『昼間日記』の解説については安室知「昼間日記にみる農民漁撈」『横須賀市博物館研究紀要・人文科学』四〇、一九九五年、を参照。
(12) 『佐久間権蔵日記』第一集、横浜開港資料館、一九九九年。
(13) 『鷗外全集』第三二巻、七五―八〇頁、岩波書店、一九七四年。
(14) 『神奈川県史料』第一巻、四五五―四五六頁、神奈川県立図書館編・発行、一九六五年。

第三章　近代の医師

一　死を管理する国家と医師の資格

わが国の医療の歴史において、臨終の場に医師がかかわるようになったのは明治以降のことであるといってよい。それまでは手の施しようのなくなった患者を見たくないという気持ち、あるいは死の穢れを回避したいという気持ちが医師の中にあり、「あとは神仏に祈りなさい」という言葉を残して医師は立ち去っていたのである。臨終の場に残るのは家族・親族・友人であり、僧・山伏・修験者・巫女《みこ》らであった。彼ら宗教者・呪術師は治病・延命の祈りにつづけて招魂・鎮魂の祈りを捧げ、病人やその家族の苦悩を和らげていた。これらは近代医学が切り捨てた部分である。

死去にともなう諸手続きに関して、『全国民事慣例類集』第四章の記述から明治以前の状況をうかがうと、(1)およそ次のようなことになっている。すなわち、変死・横死（不慮の死）においては、代官所や所轄の役所に届け出て検視を受ける定めとなっているが、通常の死であれば家族による確認だけでよいとされている。死去後は旦那《だんな》寺や親戚・五人組・隣組・名主・年寄・組頭らに口上をもって申し出る。地方によっては役所への届け出をせず、宗門改《しゅうもんあらため》・人別改《にんべつあらため》の節に申し出るだけでよいとか、死去の届け出はなく忌服《きぶく》（喪に服すること）の届け出で済ませるとか、寺が作成した「死人帳」「葬式済の証書」を町目付・寺社奉行に届け出るとしている。なかには死去後に菩提寺へ申し出て寺僧による「験相」「点検」「検査」を受けるとか、「枕勤《まくらつとめ》」のために寺僧を迎えるとしているところもある。これは死の確認（キリシタンでないことの確認も含む）を寺僧が行なっていたとみるべきか、単に枕経（納棺に先だって死者の枕頭でする誦経《ずきょう》）および剃髪の所作のために寺僧を呼んだものとみるべきか、その両様の場合が考えられよう。いずれにせよ、基本的には家族によって死の管理がなされていたのである。

ところが、前述したように、明治を迎えると臨終の場の様相は変わってくる。それは死の確認にあたって医師による判定とそれを証明する書類、死亡届の提出が家（戸）の戸主に義務づけられたからである。医療行政の今後に対する指針を示した一八七四（明治七）年八月の「医制」第四五条には、「施治ノ患者死去スルトキハ、医師三日内ニ其病名、経過ノ日数及ビ死スル所以ノ原由ヲ記シ、医師ノ姓名、年月日ヲ付シ、印ヲ押シテ医務取締ニ出スベシ」とある。条文にある医務取締とは「地方ノ医師及ビ薬舗主《やくほしゅ》家畜医等ヲ撰テ医務取締トナシ、衛生局及地方官ノ指図ヲ受ケ、部内日常ノ医務ヲ取扱ハシム」（同第七条）といった職務をもつ者で、主に医師・薬舗主（薬剤師）・産婆の取締り、種痘の勧奨、疫牛の処分、伝染病の予防措置（清潔法）、死亡者・患者数の集計などを担当している。なお、「医制」第四五条の条文は翌年三月の東京府達では、医務取締への届け出が「七日以内」に変更されている。

一八七一年四月に公布された戸籍法（壬申戸籍）によれば、死亡届はこれまでの庄屋・名主・年寄を廃して新しく置かれた戸長へ提出しなければならないとされ、その書式については一八七六年二月および四月に出された各県宛の内務省達によって定められている。なお同通達では、病家は医師の作成した届書を受領しそれを大区（一八七八年に郡区町村編制法によって廃止された行政区）の区長、小区の戸長、あるいは医務取締に差し出すように改められている。一八八〇年四月の東京府達（死亡届並埋葬証規則）や一八八四年一一月の内務省達（墓地及埋葬取締規則方法細目標準）では、「患者ノ医ヲ招カスシテ死亡セシ者、及ヒ医師若クハ産婆ノ手ヲ経スシテ流産、或ハ死胎分娩セシ者」あれば、郡区医は「速カニ其家ニ至リテ死体ヲ検索」しなければならないとし、また死亡届や死体検案届を受理した郡区役所が発行する埋葬免許証を「寺院住職又ハ墓地監者」へ差し出さなければ、埋葬は許可されないとしている。その結果、施療の対象であった貧しい人であっても、死亡診断書をもらうために死亡の前になるか後になるかは別にして、一度は医師に診てもらわなければならなくなり、やがて医師依存の心性を庶民の間に醸《かも》し出すことになった。

村医による死体検案のことは『相沢日記』に一例みられるが（一九一〇年一〇月一二日）、『大街堂日記』には変死届が寺の世話人から出されたことにより、戸長が検視に立ち会うといった事件が起きている（一八七五年四月一二日）。その際、小区の石井医師が不在であったため大区の医師に「御見分（検分）」を頼みに行ったとある。また明治期に神奈川県巡査として藤沢・茅ヶ崎・相模原地区の派出所・駐在所に勤務していた石上憲定の日記『自渉録』には、溺死《できし》・軋死《あっし》・自殺者に対する検視を村医と行ない、後日、石上が検案書を村医のもとへ受け取りに行き、検案料を渡す記事がたくさんみられるが、検視を要する変死には前の東京府達にも記されていた「患者ノ医ヲ招カスシテ死亡セシ者」、「死亡証」のない者もあった(一八九六年七月五日、一九〇〇年五月一日ほか)[2]。神奈川県では「死亡及流産死胎分娩届規則」が一八八〇年一二月に公布されているが、その「死亡者家人心得」によれば、家人は死亡後三日以内に所在の戸長役場へ主治医師(変死の節は検案の医師)が記載した死亡届を提出し、埋葬承認証を得なければならないとある。そして教導職および墓地焼場扱人はその埋葬承認証を検閲し、不都合がなければ葬事を施行せよとなっている[3]。

死を確定し公告する仕組みは、一八七五年から八四年にかけて出された政府の諸通達によって作り上げられたものである。それによれば、医師が死因と死亡年月日時および場所の確認を行ない、その報告が地方官庁に届けられ、受理されてはじめて確定されるというものである。これによって死は国から資格を付与された医師を介して、国が一元的に管理するものとなった。その手続きに関しては一九〇〇年の内務省令第四一号(死亡診断書死体検案書並死産証書死胎検案書記載事項ノ件)によって最終的な確定をみている。

なお、一九四八(昭和二三)年七月公布の医師法第二〇条によれば、医師による死の確認に関して、「医師は、自ら診察しないで治療をし、若《も》しくは診断書若しくは処方せんを交付し、自ら出産に立ち会わないで出生証明書若しくは死産証明書を交付し、又は自ら検案をしないで検案書を交付してはならない。但し、診察中の患者が受診後二四時間以内に死亡した場合に交付する死亡診断書については、この限りでない。」としている。医師の交付する死亡診断書または死体検案書に必要な記載事項は医師法施行規則第二〇条に規定されているが、現行法に関してまとめるとおよそ次のようなことになる。すなわち、死亡の宣告は医師が行なうが、死亡に立ち会わなかった医師には死亡診断書を書くことができない。たとえ外因死でなくても死亡が最後に受けた診察から二四時間以上経過していたり、まったく医療を受けていなかったり、救急車で病院に運ばれ蘇生術を施された後に死んだ場合には、異状死体として行政解剖や司法解剖に回される可能性があるということである。

ところで、死の確認という役割を担うことになった医師の資格であるが、前近代社会においては特に法的な定めはなく、医学修業や開業にあたって領主の許可を必要としているところもあったが、基本的にはそれぞれが勝手に医師を名乗ってもよい状態に置かれていた。近代に入ると政府は前の「医制」に示した方針のもとで、西洋医学にもとづく医師の養成と医療技術の平準化をはかるための措置として医師開業試験の導入を決めている。試験および開業免許の事務手続きに関する要領については、一八七六年一月の内務省通達に示されているが、そこでは今後、医術の開業を望む者は物理学・化学・解剖学・生理学・病理学・薬剤学・内外科学に関する試験を受け、開業免状を取得しなければならないとされている。一方、「医制」の公布以来、動揺していた漢方医を中心とする「従来開業の医師」に対しては試験を免除したうえで府県より開業免状を授け、開業許可の手続き（医務取締および区長・戸長へ書類提出）をとらせることにしている。これは医師総数二万八二六二人の八割を占めていた漢方医（一八七四年当時）を抜きにしては、日本の医療が成り立たなかったからでもあった[4]。一八七七年八月には維新以来、医術をもって諸官庁および地方公立病院に奉職従事している者に対しても無試験で免状を与える措置をとっている（奉職履歴医）。

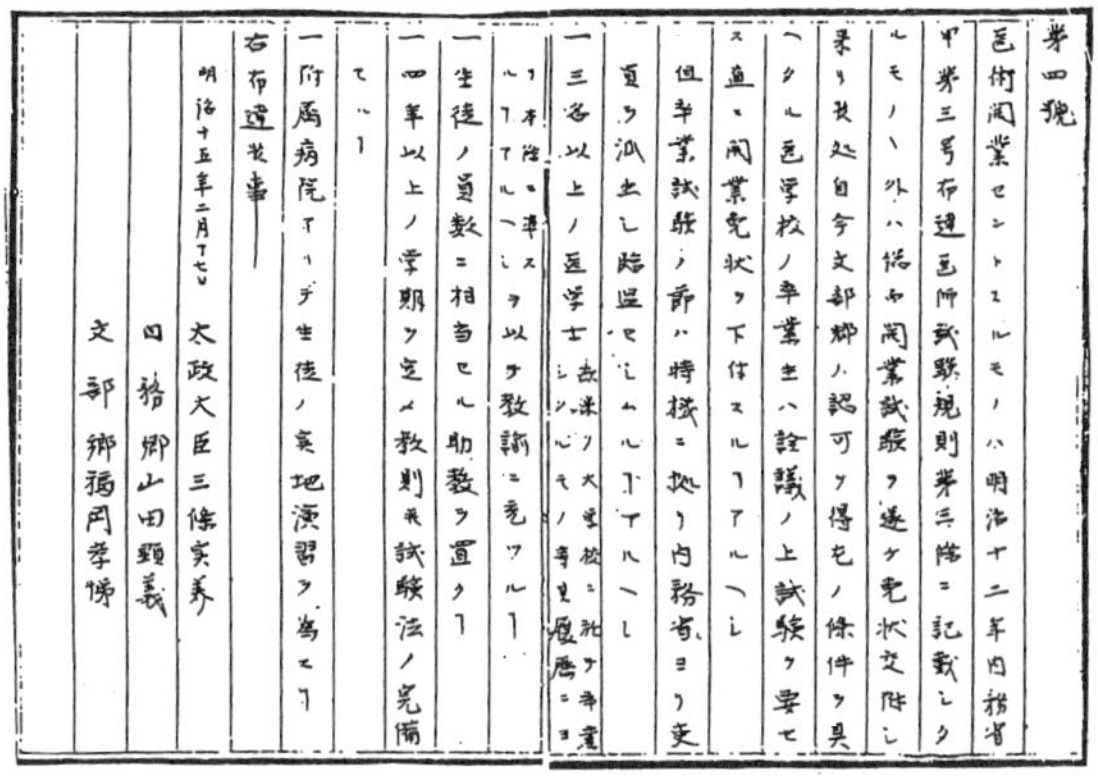
第四號
醫術開業セントスルモノハ明治十二年内務省
甲第三号布達医師試験規則第三條ニ記載シタ
ルモノヽ外ハ總テ開業試験ヲ遂ケ免状交附シ
來リ候処自今文部卿ノ認可ヲ得左ノ條件ヲ具
ヘタル醫学校ノ卒業生ハ詮議ノ上試験ヲ要セ
ス直ニ開業免状ヲ下付スルコトアルヘシ
但卒業試験ノ節ハ時機ニ拠リ内務省ヨリ吏
員ヲ派出シ臨監セシムルコトアルヘシ
一 三名以上ノ医学士（故業ヲ大学校ニ於テ卒業シタルモノ又ハ卒業履歴ニヨリ本省ニ準スルヿヲ認メシモノ）ヲ以テ教諭ニ充ツルヿ
一 生徒ノ員數ニ相当セル助教ヲ置クヿ
一 四年以上ノ学期ヲ定メ教則及試験法ノ完備セルヿ
一 附屬病院ヲ設ケテ生徒ノ実地演習ヲ為スヿ
右布達候事
明治十五年二月十七日　太政大臣三條実美
内務卿山田顕義
文部卿福岡孝悌

医術開業試験に関する布達
（1882年，京都府立医科大学蔵）

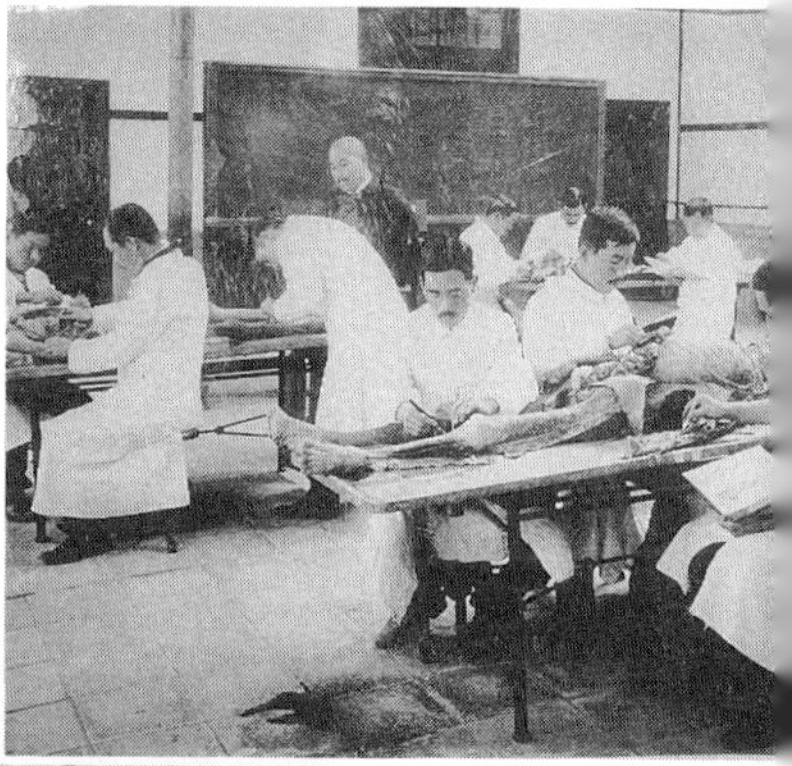

解剖実習（1912年，
京都府立医科大学蔵）

解剖講義（1920年，
京都府立医科大学蔵）

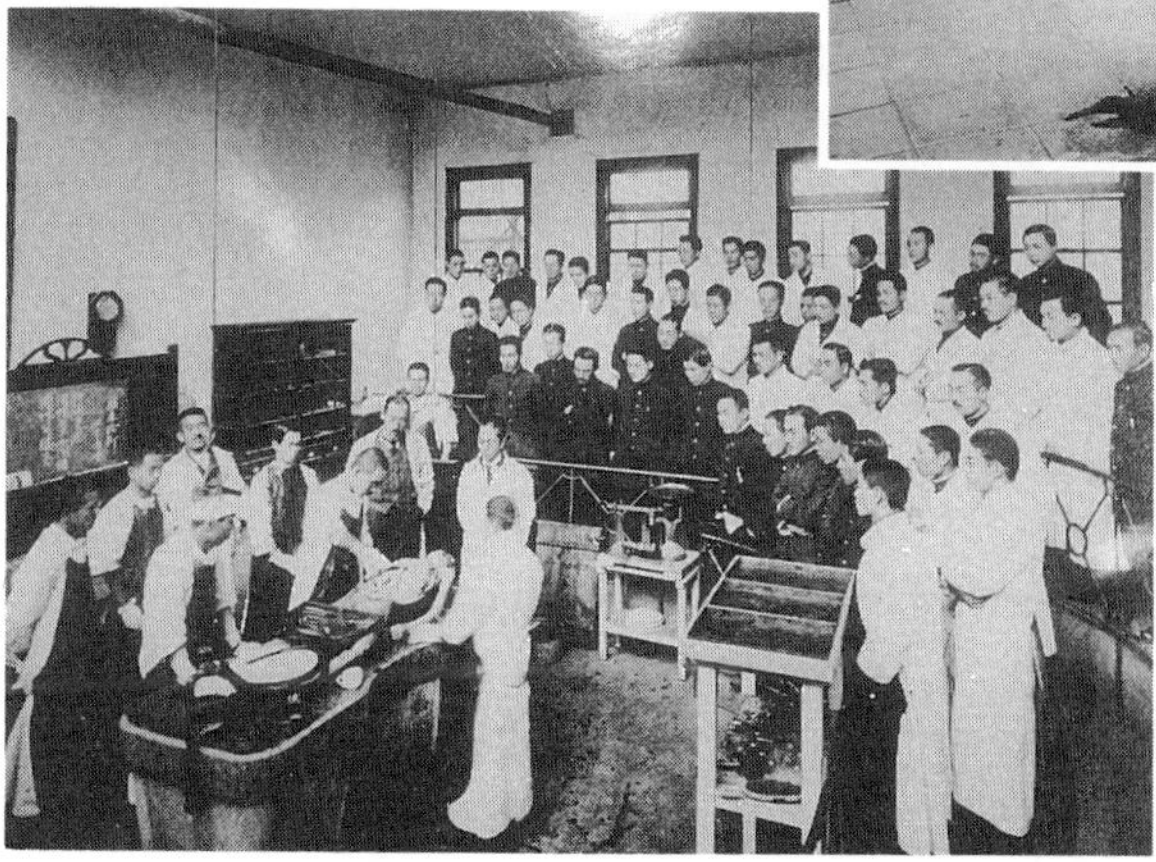

西洋医学の導入を決めた「医制」公布の影響は大きく、一八七八年一月二四日付けの『朝野新聞』によれば、旧幕府時代には江戸市中に一万二、三千人もいた医者が、今日では二千人にも満たない状態になっているとある。将来を悲観した漢方医が医業を廃したためとみられるが、新聞は「開化の験《しるし》し、不養生をして薬を飲む愚人」や子どもを甘やかして「病身に育てる馬鹿者が少なく成つた故」とし、医療需要の落ち込みが原因であると解釈している[5]。

医師開業試験は地域の状況に応じて各県が独自に実施する体制がとられていたが、いろいろな不都合が生じたため内務省は一八七九年二月、医師試験規則を統一している。同規則によれば、㈠受験者（満二〇歳以上の者）は修学履歴書と教師の証書を添付して出願すること。㈡試験科目は理学・化学・解剖学・生理学・病理学・薬物学を必須、内科学と外科学と専門各科は選択とし、試験問題は内務省において選定したものを地方庁に交付する。㈢試験の実施は年四回とする（八三年の医術開業試験規則では二回に改正）。㈣日本の官立（国立）大学および欧米諸国の大学を卒業した者には無試験で免状を交付する、といった内容である。

一八八二年二月には無試験の範囲が地方の医学校を卒業した者にまで拡大されているが、ただし、その適用を受けるためには医学校に三名以上の医学士の教諭を配置し、そのほか助教を置いて四年以上の修学期間を設け、生徒の実地演習が可能な付属病院を備えていることが要件となっている（内務省達）。つづいて一八八三年一〇月には医師免許規則・医術開業試験規則に関する太政官布告が出され、開業免状にかかわる資格の整理統合がはかられている。すなわち、医師は原則として医術開業試験に合格し、内務卿より開業免状を得て内務省の医籍に登録されなければならないとしている（内務省が医籍編制を府県宛に指示したのは同年一二月）。ただし、医師の乏しい地においては無試験で仮開業免状を授与することがあるとし、限地開業医を創出している（この措置は一九〇六年に廃止）。この結果、無試験で免状がもらえた者は外国の大学医学部や官立および府県立医学校の卒業生、従来開業医、奉職履歴医と今回の限地開業医の四種となった。『自渉録』には「製薬ニ（名を）仮リ医業」を行なっている「無免許医師」の取り締まりについての記載がみられるが（一八九六年一二月二、二〇、二三日）、従来開業医、限地開業医の存在が無免許医を生み出す温床になっていたと思われる。なお、従来開業医については一八八二年三月および四月の内務省達により、開業許可にかかわる申請の受付が同年八月をもって打ち切られることになり、漢方医が中心であった従来開業医はこれ以降、新規の開業はなくなって自然消滅にまかされることになった。漢方医と洋方医との比率も一九〇四年には後者が前者を追い抜き、一九二四（大正一三）年には洋方医が九三パーセントを占めるに至っている。(6)

　これまでの法的な整備は医術開業にかかわる資格要件に関するものであったが、医師としての身分と業務

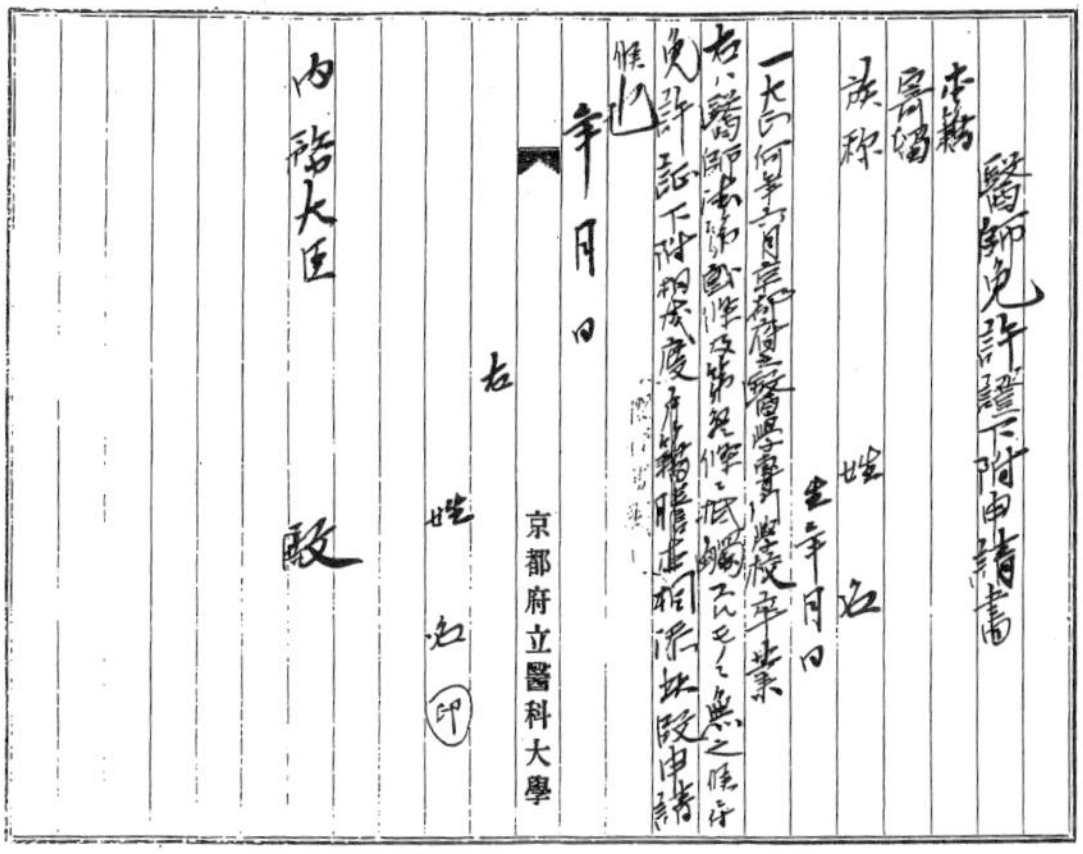
醫師免許證下附申請書
本籍
寄留
族称　姓名
生年月日
一九〇何年何月何日京都府立醫學專門學校卒業
右ハ醫師法第　條及第　條ニ抵觸スルモノニ無之候付
免許證下附相成度戸籍謄本相添此段申請候也
年月日
右　姓名　印
京都府立醫科大學
内務大臣　殿

医師免許証下付申請書（大正期，京都府立医科大学蔵）

に関するそれについては、一九〇六年五月公布の医師法において規定されることになった。同法が定めている医師になるための資格要件としては、㈠帝国大学医科大学医学科、または官立・公立もしくは文部大臣の指定した私立医学専門学校医学科を卒業した者。この場合には無試験で医師資格が与えられる。卒業生に医師国家試験を義務づけたのは一九四六（昭和二一）年のことである。㈡医師試験に合格した者。この場合、受験資格として中学校もしくは修業年限四年以上の高等女学校の卒業者か、これと同等以上の学力を有する者であって医学専門学校を卒業した者、もしくは外国医学校で四年以上の医学課程を修了した者となっている。㈢外国医学校の卒業者、または外国において医師免許を得た者で一定の条件を満たしている者となっており、これらに該当する者が内務大臣より医師の免許を受けることができるとしている。

明治の医界に警鐘を鳴らし続けた長尾折三は『噫医弊《ああいへい》』（一九〇七年）にて、医師の等級と学歴との関連について次のように述べている。すなわち、医師を分類すれば、博士・学士の学位を有する者は上流医（年俸一〇〇〇から三五〇〇円内外）、専門学校程度の卒業者（医学得業士）は中流医（月給三〇から一〇〇円内外）、外国に留学してドクトル試験に及第し帰朝した者は上流と中流の中間（年俸一〇〇〇から一五〇〇円）、医術開業試験に及第の者は下流医（月給八から四〇円内外）、従来開業・奉職履歴・開業医子弟（乙第一四号達により家名相続を認められた従来関業医）・限地開業のごときは順を追って下々の下流に位置するとし、なかでも問題なのは「上流医と下流医に対する待遇の懸隔《けんかく》が如何《いか》にも甚しく、就中《なかんずく》病院等に於て最も顕著にして為めに直接間接に患者に及ぼす弊害」であり、薄給の病院医員がひそかに入院患者の「袖《そで》の下を潜《くぐ》り、其心付《こころづけ》の厚薄により待遇に冷熱を来」していることであると。[7] 学歴差が待遇の違いに直結している状況は今日まで尾を引いているが、ここで取り上げられている病院医員の「薄給」は、世間相場からみれば必ずしも額面通りのものとはいえなかった。前田正名《まさな》が農商務省の殖産興業策をとりまとめるために編纂した『興業意見』（一八八四年）によれば、医師の六割は上等、四割は中等の生活が送れる部類にあるとしているのに対し農民は、上等が一割、中等が三割、下等が六割となっており、医師は経済的に恵まれた環境にあったといえる。[8]

医師法によって医師の身分が確定された後、医師は業権擁護のための団体すなわち医師会の設立に動き出し、その権能を規定する医師会規則の法定化を求める運動を起こしている。医師会の前身ともいうべき医師の団体は一八八〇年代半ばごろより各地方において結成されているが、全国的な組織としては一八九三年結成の大日本医会、一八九九年の明治医会、一九〇三年の帝国連合医会（一八八六年結成の東京医会と一九〇一年結成の関西連合医会との合同）があった。一九〇六年制定の医師会規則（内務省令）では医師会を郡市区医師会と道府県医師会の二種に分け、その設立は任意としているが、いったん設立のうえは官公立病院に勤務の医師を除いて、当該地区のすべての医師の加入が強制されている。その後、医師会は一九一九年の医師法改正によってその設立が強制されることになり、官公立病院に勤務の医師も含めてそれへの加入が義務づけられている。また、この動きにあわせて医師会の上部団体ともいうべき大日本医師会も一九一六年に設立され、一九二三年には日本医師会（北里柴三郎会長）となっている。[9] だが、その医師会の内実は「唯《た》だ薬価、診察料等を議定するの外、何等《なんら》国家有要の諮問《しもん》機関となるの実な」きものと、長尾折三に批判されるものであった。[10]

二　明治初期の医師小川泰堂の隠居生活

明治政府が資格制度の導入を急いだ背景のひとつには、「不学無術之徒猥《みだ》リニ方薬ヲ弄臓《ろうぞう》シ、生命ヲ誤リ候者往々不レ少哉《や》ニ相聞」（一八六八年一二月太政官布告、『東京城日誌』）といわれるような状況、すなわち無学な医師たちによって患者の生命が損なわれることへの憂慮があった。(11) 特に政府の漢方医に対する評価は低く、また戯作《げさく》者の仮名垣魯文《かながきろぶん》が『牛店雑談安愚楽鍋《あぐらなべ》』（一八七一年）において、漢方医を「あんまあがりのデモいしや（ほかにすることがないから医者デモやってみようという藪《やぶ》医者）」「傷寒論の国字解もわかりかねる野だいこ九郎（もぐりの太鼓持、幇間《ほうかん》医者）」「（文明）開化不用の人物」と揶揄《やゆ》しているところにみられるように、(12) 世間の評判も芳《かんば》しいものではなかった。

本節は相沢菊太郎が役場の業務でしばしば訪れていた藤沢駅町（現在の神奈川県藤沢市）の漢方医小川泰堂を取り上げて、旧世代の医師を垣間見ることにする。

神奈川県の南部に位置する藤沢は廃藩置県の際、神奈川県鎌倉郡と足柄県高座郡（一八七六年神奈川県に編入）に分かれ、一八七八年の郡区町村編制法のもとでは高座郡の郡役所が置かれているが、近世には東海道の宿場町として、また弁財天信仰の江ノ島や時宗総本山の遊行《ゆぎょう》寺（清浄光寺・藤沢道場）の門前町として栄えたところである。町方にあたる藤沢駅町・大鋸《だいぎり》町・西富町の一八七七年における総戸数は一二四九、総人口は六二一四人。(13) 町には遊郭もあり、一八八二年当時で貸座敷業が三四軒（娼妓八二人）を数えている。そのため一八七八年設立の藤沢黴毒《ばいどく》病院（横浜にあった県立黴毒病院

の分院）では年間三〇〇人ほどが治療を受けていたという。(14)

明治・大正期の藤沢において履歴が明らかな医師の種別をみると、大学卒（東大、大阪医大、シカゴ大）四人、東大別課卒二人、医専卒二一人、南満医学堂卒二人、試験及第（内務省免許医）三〇人、従来開業六人という内訳になっている。(15) 東京や横浜に近いこともあって従来開業は少なく、近代医学教育を修めた者の割合が比較的高くなっている。後者を代表する医師としては平野友輔《ともすけ》がいる。彼は一八五七（安政四）年正月藤沢宿坂戸の薬種商の長男に生まれ、同地にあった小笠原東陽の学塾読書院（のちの耕余塾、一八七二年開塾）に学び、のち東京医学校の通学生を経て東京大学医学部別課医学

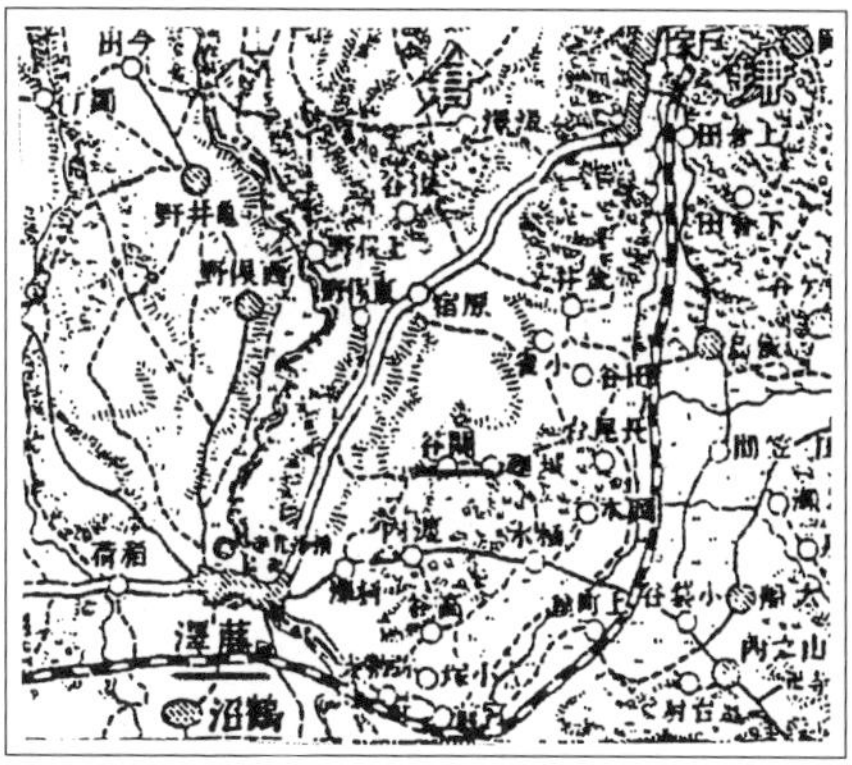

鎌倉・高座郡の地図
（1888年，参謀本部陸地測量部）

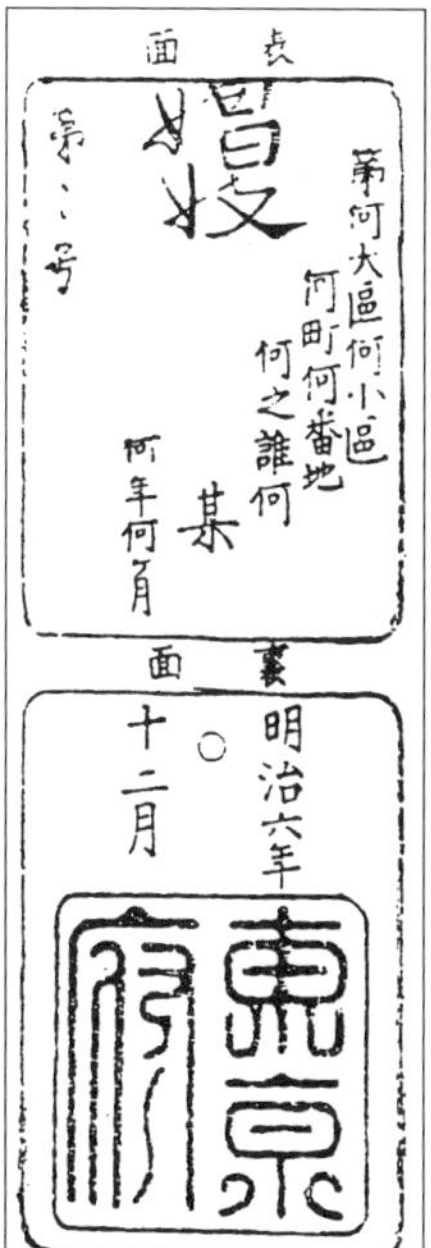
表面
第何大區何小區
何町何番地
何之誰何
某
何年何月
裏面
明治六年
十二月
東京府
娼妓鑑札
（萩原乙彦『東京開化繁昌誌』1874年より）

科を一八八三年に卒業している。翌年、八王子で開業したが、八六年には藤沢の生地に戻って医院を開き、九五年の神奈川県医会の設立時には高座郡支部長に就いている。『自渉録』には一八八八年から一八九六年にかけて彼の名が頻出しており、石上憲定は彼に往診を求めたり、「とびひ」の駆除薬である水銀軟膏二貝を四銭で購入したり、石上のかかりつけ医となっていた様子が知られる。平野は在学中から自由民権運動に身を投じ、のちに衆議院議員にも当選したが、大正期には医業に専念し、一九二八（昭和三）年七二歳をもって没している。その軌跡は色川大吉氏の研究によってよく知られており、[16]ここではふれないことにする。

　これに対して小川泰堂は漢方医として終生を過ごした人物である。先祖書によれば、天和（一六八一―八四）のころに小川佐左衛門という者が駿河国清水に土着して廻船問屋を営み、その長女佐能が相模国藤沢の小林利兵衛（日野屋）に嫁することになった。彼女は弟長次郎を利兵衛の養子として迎えて養母となり、その後、第二代小林利兵衛を襲名した弟は結婚し、彼の娘可那は藤沢にいた縁者の三留新太郎に嫁して新家を作った。この新太郎が初代小川孝栄（号天祐）であり、江戸に遊学して医を業とした。彼には五男三女があり、長男が泰堂で第二代孝栄を名乗り、次男の良助は三留家を、[17]また三男の新之助は小林家をそれぞれ継ぎ、四男の秀吉（号秀岳）は泰堂の養子に入って第三代孝栄を名乗ったという。

　泰堂は一八一四（文化一一）年三月藤沢に生まれ、和漢の学を四歳のころより師と父に就いて学び、一八二四（文政七）年一一歳のとき父の命で江戸日本橋の薬種商に奉公するが、まもなく帰郷。一八三一（天保二）年一八歳のとき再び江戸へ出て、父の知人である大窪《おおくぼ》詩仏（字は天民、医業を廃して化政期における江戸詩壇の中心人物となる）[18]のもとに寄寓し、詩仏の紹介で医学館の辻本為春院に師事して漢方医学を修業。五年後に師の允許《いんきょ》を得て神田弁慶橋に開業。同年、詩仏の長女百二と結婚、時に二三歳。その後、日本橋村松町に居を移し、一八四五（弘化二）年八月父天祐の死により藤沢へ帰り、父が開いた笑宿庵で開業。藤沢山談林（遊行寺）で和漢学を講義するとともに、一八四七年『高祖遺文録』の校訂に着手。一八六五（慶応元）年に稿成って『日蓮大士真実伝』として上梓《じょうし》。医業のかたわら藤沢の経済振興のために現金元値市の開催に精力を注ぎ、一八七八年一二月に病没、六五歳であった[19]。

ここにみる小川泰堂の経歴、すなわち幼年にあって儒者・国学者の家塾に学び、一〇代で医学修業に出て允許を受け、帰郷して父の医業を継承し、また自分の子に医業を襲《つ》がせるといった人生コースは、「医制」施行以前の医師の世界では最も一般的なものであった。秘伝や口伝を掲げる漢方医には名医もいれば藪医もいたが、代々医業を継承している医師といえば、地元では名士の扱いとなる。泰堂は医業のほか地元経済の近代化に手を染めたり、教部省（一八七二年に神祇省を廃止して設置）の教導職試補に就いて政府の国民教化策を担うなど、開明的な名望家として晩年を過ごしている。彼のこの時期の日記[20]を通して、明治初期の漢方医というものがどのような生活をしていたのか、少しながめてみることにしよう。

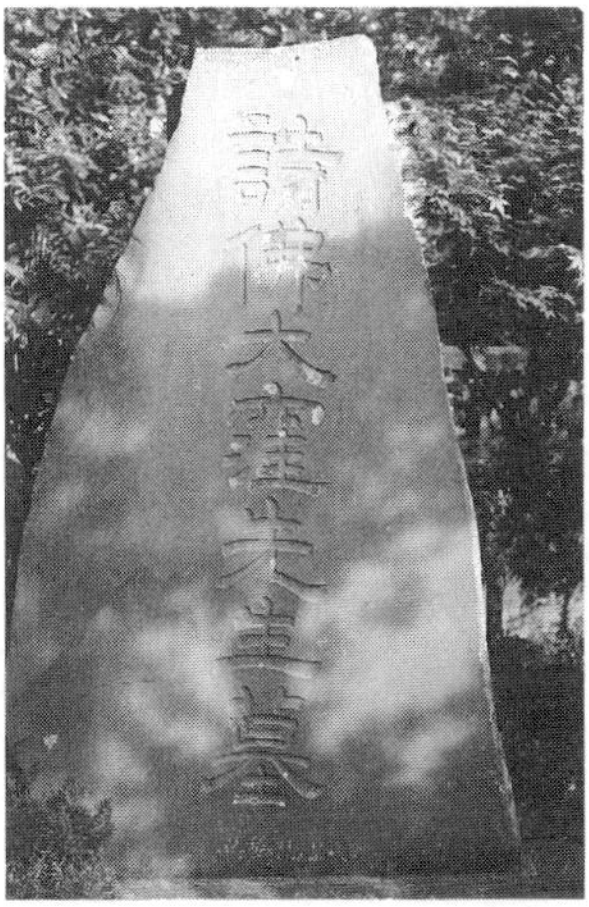

大窪詩仏の墓（神奈川県藤沢市）

一八七三年七月九日の日記によれば、「燈下に全体新論を読む」「我れ病に依て八年このかた廃業したれば、医書には用なけれども医学の沿革を識《し》らん為に、折々此等の書を閲《けみ》す」と記されている。医業を廃することになった脳溢血の後遺症で半身不随の身となっていたが、日進月歩の医学に対する関心は衰えていない。イギリスの宣教医ホブソン（B. Hobson）の『全体新論』を読んだ感想として、「和漢の旧弊な医学を百砕して医家の実理、当世に振起」する書であると記している。ホブソンの『内科新説』にも目を通し（七三年七月二日）、『内務省衛生雑誌』（七六年七月一五日）やクンツェ（K. F. Kunze）の『内科簡明』（七七年七月六日）なども死の直前まで読んでいる。また近くに軍医が旅宿すると聞けば、訪ねて行き日暮れまで「洋談」に時を過ごし（七三年四月一三日）、一八七一年に完成した横須賀造船所にある「仏医サワ

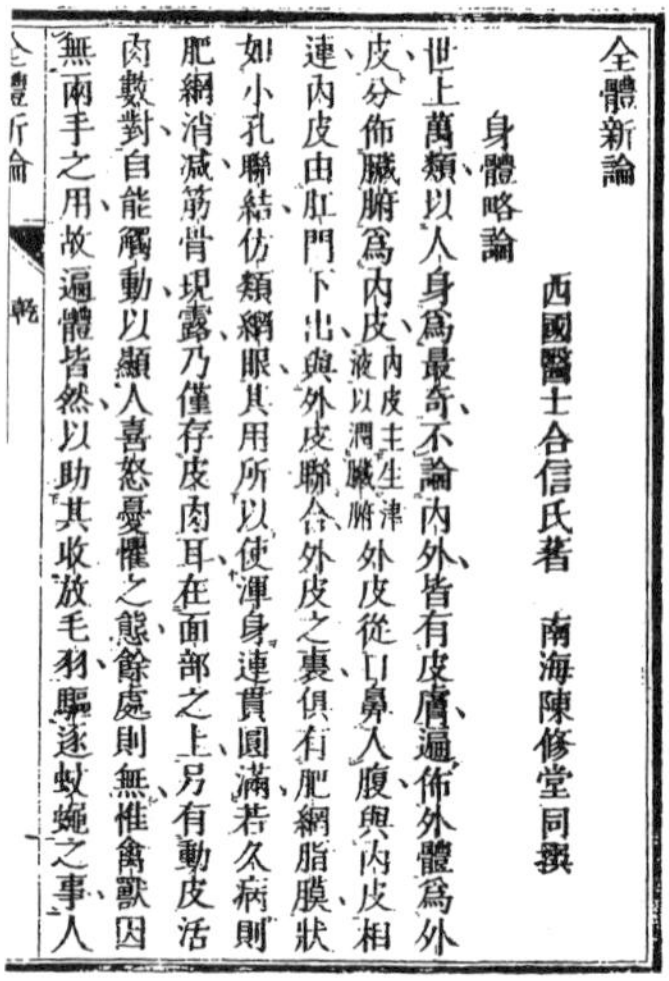
全體新論

身體略論　西國醫士合信氏著　南海陳修堂同撰

世上萬類以人身爲最奇不論内外皆有皮膚遍佈外體爲外皮分佈臟腑爲内皮（内皮主生津液以潤臟腑）外皮從口鼻入腹與内皮相連内皮由肛門下出與外皮聯合外皮之裏俱有肥網脂膜狀如小孔聯結彷類網眼其用所以使渾身連貫圓滿若久病則肥網消減筋骨現露乃僅存皮肉耳在面部之上另有動皮活肉數對自能觸動以顯人喜怒憂懼之態餘處則無惟禽獸因無兩手之用故遍體皆然以助其收放毛羽驅逐蚊蠅之事人

『全体新論』
（京都府立医科大学図書館蔵）

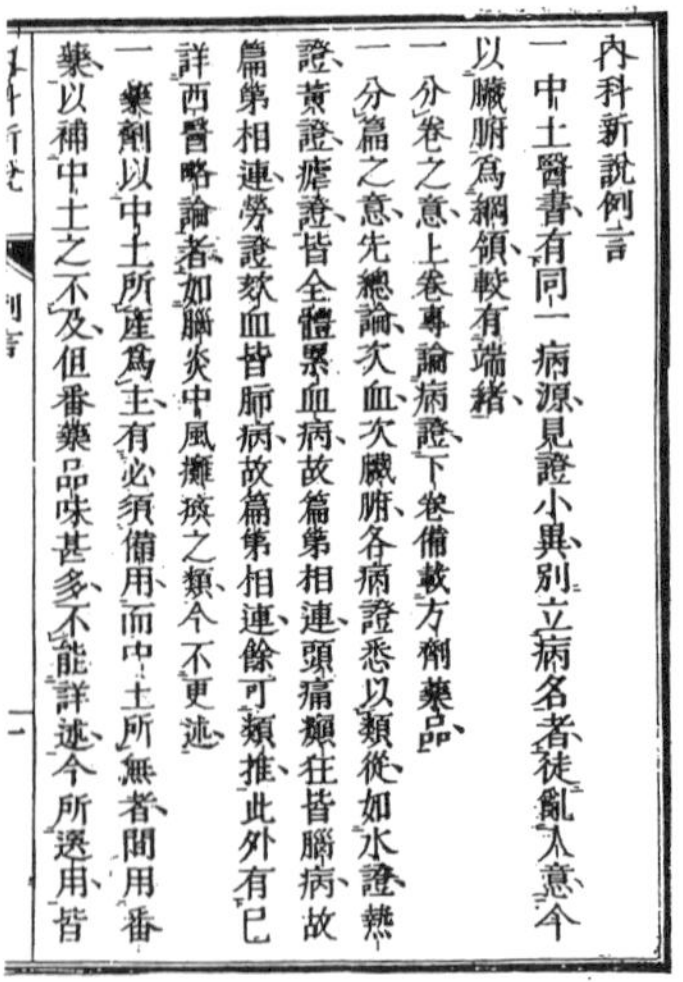
内科新説例言

一中土醫書有同一病源見證小異別立病名者徒亂人意今以臟腑爲綱領較有端緒

一分卷之意上卷專論病證下卷備載方劑藥品

一分篇之意先總論炎血次臟腑各病證悉以類從如水證熱證黃證瘧證皆全體累血病故篇第相連頭痛癲狂皆腦病故篇第相連勞證欬血皆肺病故篇第相連餘可類推此外有已詳西醫略論者如腦炎中風癱瘓之類今不更述

一藥劑以中土所產爲主有必須備用而中土所無者間用番藥以補中土之不及但番藥品味甚多不能詳述今所選用皆

『内科新説』
（京都府立医科大学図書館蔵）

チーの施術局」（フランス海軍の一等軍医であり植物の研究家でもあったP. Savatier）を訪れてサワチーの助手であった村上・中村医員と面談し、「洋品の外科道具」「数百品の奇器」を見せられて「老眼を一新せり」と喜んでいる（七五年九月一六日）。

近郷の村々から彼のもとを訪れる医師は多く、日記には医療にかかわる事件や出来事についての話がいろいろと記されている。たとえば「種痘会社」のこと（七三年四月二九日）、「昨五日朝六時、和泉橋元藤堂家邸宅、今の病院焼亡せり」といった東京府大病院（東校）火災のこと（五月六日）、「近時、墨国《アメリカ》サンフランシュスコの船、横浜に入港、その人数の中に天然痘の悪症を患ふるもの二人あり。其予防の為、管内遺漏《いろう》なく種痘すべきよしの布達書」のこと（一一月八日）、「病牛焼捨の検分」のこと（一一月九日）、あるいは近村で堕胎の施術者を警保家（警察官）が逮捕尋問したところ「近来我が手に堕胎せしもの五十三名のよし」を述べたということ（七五年九月八日）、知人の妻が「横浜病院十全院」にて死んだこと（七六年八月三〇日）、などが書き留められている。

すでに医業を廃していると口では言いながらも、病気見舞いのついでに「病体を一診」することも多く、特に頼まれたからというのではないが往診にも出かけ、時には村人の迷妄《めいもう》をとくための説教もしている。一八七三年九月八日には知人の妻が訪ねてきて、実家での「野狐精《きつねつき》」が「一村の惑乱に及」んでいることを嘆くので、彼は同村の菩提寺の僧へ手紙を遣わして鎮静を謀っている。後日、その僧が泰堂を訪れて言うには、「須藤何某が老婆、十年前に一狐を飼養したるより今は蕃延《はんえん》して五十八頭となり、一村これが為に困難せらるる」と。そこで「其証拠は何か」と泰堂が問えば、「寄祈禱《よりきとう》を修するに其野狐精、少女に託して子細に言達す」という。そこで泰堂は「大に笑て、これ一村里の愚夫愚婦等、彼の野狐に妖《よう》せらるるのみならず、師は大乗の沙門にありながら既に倶《とも》に妖せられて奔走するは何事ぞや」と諭したとある（同月一四日）。

彼は文明開化の成り行きに大きな関心を示しており、『横浜新聞』『東京日日新聞』『報知新聞』のほか、『明六雑誌』（七四年七月三日）や「民間雑誌」（同四月二四日）を購読している。『関口日記』の関口昭房も新聞の購読者の一人であったが、一八七八年四月二日の記載によれば、三カ月分の新聞代として五五銭、同じく新聞使賃（配達料のことか）として一八銭を支払っている。また泰堂は当時のベストセラーである中村正直訳の『西国立志編』（七三年六月五日）、『学問のすすめ』（七四年五月一五日）、加藤祐一の『文明開化』（同一二月一日）を読んでおり、『大街堂日記』の落合六郎兵衛も『近世史略』（七五年一一月九日）、『西洋事情』（七六年八月二八日ほか）、『神奈川県地誌略』（七六年一一月三日）などに目を通したり、また「熊本県戦乱焼打」（七六年一一月三日）といった西南戦争前夜の様子を日記に記している。当時の医師や地主層が社会情勢の変化に敏感であった様子が知られる。

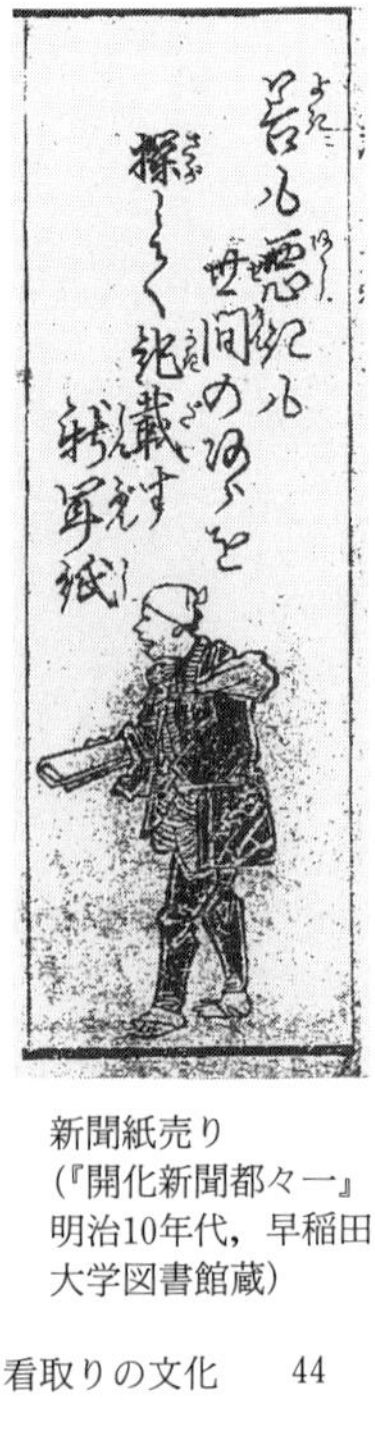

新聞紙売り
（『開化新聞都々一』明治10年代，早稲田大学図書館蔵）

日蓮信者の泰堂は「洋学師」と面談したり（七三年六月六日）、英語を学ぶ少年たちを見物することもあったが（同七月八日）、キリスト教にはなじめなかったようで排耶蘇《はいやそ》の立場を貫いている。「耶蘇教流布の景況」を聞いて、それに関係する書籍の『聖教要理』『聖教鑑略』『真理三字経註釈』『真理易知』『新約聖書』、あるいは『辯妄《べんもう》』といった排耶蘇の書を読破しているが（七四年二月三日ほか）、

「此国に蔓延《まんえん》せん事近きにあらんか」と恐れ、またわが朝廷は「高給を以て洋人多く御傭入《おやといいれ》になり、其洋人等在留の地は統《すべ》て日曜を休暇となすより、いつしか天主の祭日を以て休業する。これ洋教跋扈《ばっこ》の大源」であると記している（同二月五日）。

一方、日本の古典に対する関心も高く、『源氏物語』（七四年一一月二一日ほか）や本居宣長の『古事記伝』（同四月一五日）、『玉あられ』（同一〇月六日）、寺島良安の図説百科事典である『和漢三才図《ず》会《え》』（七三年六月三〇日）、西川如見《じょけん》の教訓書『町人嚢《ぶくろ》』（同六月七日）、服部誠一の随筆『東京新繁昌記』（七六年一〇月二八日）などを読んでおり、『新刻書目便覧』といった書目一覧にまで目を通し（七四年六月一三日）、耕余塾の小笠原東陽父子とも親密な交流をしている。

最晩年の泰堂は病臥することも多く、そのたびに泰堂の養子であり実弟でもあった秀岳が「一診調匙《ちょうし》」していたが、一八七七年三月二五日再び脳溢血で倒れている。「物のいひざま二三歳の小児の如く、行歩も亦かひなくなり果」てたとある。さらに同年六月二五日転倒して歩行が困難となるに及んで、「このうへもし不言の境にもいたらば、心術施すに処なからん」と思い、彼は子どもらを枕元に呼び寄せ「身後の事を遺嘱《いしょく》」している。

泰堂の生活を振り返ってみると、前に仮名垣魯文が「西洋家の散髪《ざんぎり》医者」に対比させて描いた漢方医とは様相を異にし、彼は古典の教養だけでなく文明開化のそれをも貪欲に吸収する知識人、迷信にとらわれた民衆を訓

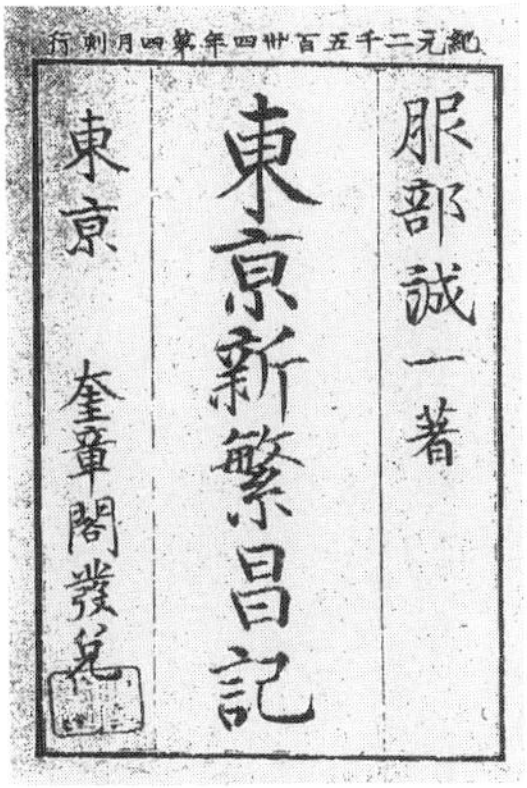

『東京新繁昌記』
（早稲田大学図書館蔵）

導啓蒙し地元経済の振興にも努めた名望家、教導職試補に就いた排耶蘇家といった性格を有する医師であった。医業のほうは西洋医学に関心を示していたものの、「医制」の施行以前に廃していたため医術開業免許についての混乱に巻き込まれることもなく、隠居の身にあって時々の診療を楽しんでいる風となっている。内務省が医術開業試験の全国実施について布達した一八七六年七月、養子の秀岳（墓碑によれば一九〇三年没）は地元第一八区（高座郡）の医務長に就き、泰堂のよき後継者として育っている。泰堂は漢方医の将来に不安を抱きながらも、当座の安心を得てあの世へ旅立って行ったのである。『自渉録』によれば、小川秀岳は高座郡署（一八九三年一二月に藤沢警察署に改称）の雇医（のちの警察医）になっており、コレラや腸チフスの患者への対応や軋死体の検視、傷害事件の検証、石上憲定の治療に従事したことが知られるが、一八九五年以降の秀岳についての記録はない。

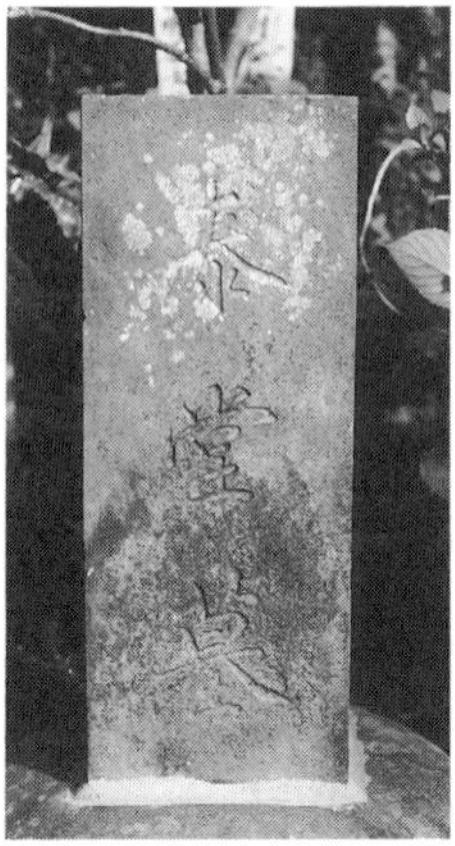
小川泰堂の墓
（神奈川県藤沢市）

（1）吉野作造編『明治文化全集』第八巻所収、日本評論社、一九二九年。
（2）『明治の巡査日記――石上憲定「自渉録」』、茅ヶ崎市史史料集』第一集、茅ヶ崎市、一九九七年。
（3）『神奈川県史料』第一巻、四六九―四七四頁、神奈川県立図書館編・発行、一九六五年。
（4）厚生省医務局『医制八十年史』八〇五頁、印刷局朝陽会、一九五八年。
（5）東京大学法学部明治新聞雑誌文庫編『朝野新聞縮刷版』第七巻、ぺりかん社、一九八一年。

（6）注4同書、八〇四頁。医師資格については菅谷章『日本医療制度史』三八―四四頁、原書房、一九七六年を参照。
（7）長尾折三『噫医弊』四〇―四四頁、医文学社（復刻版）、一九三四年。
（8）日本社会事業大学救貧制度研究会編『日本の救貧制度』七―八頁、勁草書房、一九六〇年。
（9）厚生省医務局編『医制百年史』九八―一〇〇頁。ぎょうせい、一九七六年。注6『日本医療制度史』二四〇―二六五頁を参照。
（10）注7同書、二八頁。
（11）北根豊編『日本初期新聞全集』第二〇巻、ぺりかん社、一九八九年。川上武『現代日本医療史』一二一―一二二頁、勁草書房、一九六五年を参照。
（12）『日本近代文学大系』第一巻「明治開化期文学全集」九八頁、角川書店、一九七〇年。
（13）藤沢市史編さん委員会編『藤沢市史』第六巻、五二頁、藤沢市役所、一九七七年。
（14）右同書、七八―八〇頁。藤沢市医師会藤沢医史編纂委員会『藤沢医史』七九頁、藤沢市医師会、一九八四年。
（15）注14『藤沢医史』一一五―一二〇頁。
（16）色川大吉『新編・明治精神史』二七四―三一一頁、筑摩書房、一九九五年。
（17）三留栄三は『大街堂日記』の一八七五、七六年にしばしば登場する「藤沢医師三留殿」「藤沢宿医師三留屋」のことと思われる。藤沢駅町からは少し距離のあった関谷村からも患者が訪れていたことが知られる。ついでに『大街堂日記』には診療所・医師名として戸塚元町長光寺（一八七五年七月六日）、石井医師（九〇年七月二四日）、角倉（九〇年一月二二日）、小川薬室・薬屋（九〇年五月三〇日ほか）が見られ、また難産に際して「切出し産」を施して「雇金七円」をもらった玄昌医師もいた（七五年四月四日）。
（18）『江戸詩人選集』第五巻、揖斐高「大窪詩仏解説」、岩波書店、一九九〇年。

(19) 服部清道『小川泰堂と藤沢』六―一〇頁、私家版、年未詳。『藤沢市史』第五巻、一〇七九―一〇八五頁、藤沢市役所、一九七四年。
(20) 『四歳日録』上、下巻、藤沢市文書館、一九九八、九九年。

第四章　伝統医療のゆくえ

一　衰えない針灸・按摩治療

前章でみたように、近代国家は戊辰戦争の過程で見聞した傷病治療における西洋医学の優秀性を認識し、強者の国で行なわれている医学をもって唯一正当なものと定め、それを修めた者のみに医術開業の資格を付与する決定をしている。だが、近代医学を担うべき医師の絶対数が圧倒的に不足している過渡的な状況のもとでは、補完的に伝統医学を温存する調整も必要であった。しかし、明治も半ばを過ぎて正規の医学教育を受けた医師たちが増えてくると、彼らの間からは漢方医を排除して医師の身分を確立しようとする動きが現われている。一九〇六（明治三九）年に制定された医師法はそうした運動の成果であった。同法は医師の身分や業務、帳簿（カルテ、一九〇九年の改正の際に診療簿となる）の記載法、広告、医師会について規定したものであるが、そこでは医師を大学、専門学校の卒業者に限るとし、第一四条には八年間の猶予をもって医術開業試験を廃止するとなっている。すなわち、漢方医が中心となっていた従来開業や限地開業を医師の世界から完全に締め出すことが明記されている。漢方医存続のための国会請願運動のほうも、すでに一八九五年の第八回帝国議会（第二次伊藤博文内閣）において医師免許規則改正案が否決されるにおよんで消滅しており、漢方医は自然消滅を待つ身となったのである。[1]

漢方医と同じく伝統医療の担い手であった針灸・按摩師は無資格の医療者（医療類似業務者）と位置づけられ、「医制」においては医師の指図を受けなければ施術してはならないとされている。その後、彼らに対しては一定の資格を付与したうえで営業を認める方向に進み、一八八五年の「針術灸術営業取締方」の内務省達では「修業履歴ヲ検シ、相当ト認ムル」ときはその営業を許可するとなっている。神奈川県では一八七六年の「医師産

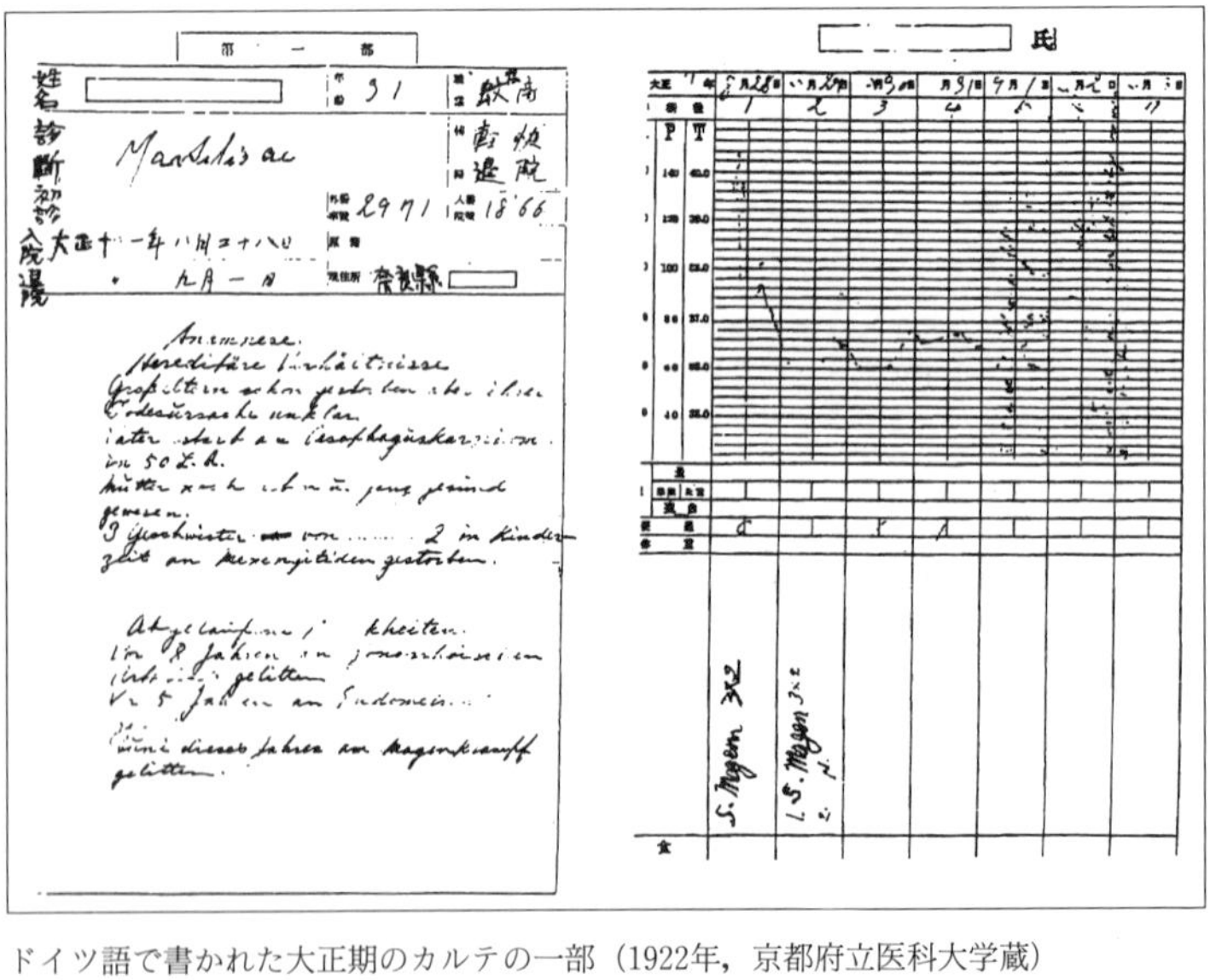

ドイツ語で書かれた大正期のカルテの一部（1922年，京都府立医科大学蔵）

婆入歯針灸整骨揉療治営業取締規則」において免許鑑札制度が導入されているが、揉《もみ》療治は一八七九年の同規則改正によって鑑札廃止となっている。(2) 按摩師に関する統一的な規定は一九一一年の内務省令「按摩術営業取締規則」が最初のものとなるが、同時に出された「針術灸術営業取締規則」での針灸師の扱いと同じく、按摩営業の許可要件は地方長官の発行する「試験合格証書」(受験資格は針・灸・甲種按摩においては四年以上の修業履歴が、また盲人が対象となる乙種按摩においては二年以上の修業履歴が必要)か、「地方長官ノ指定シタル学校若ハ講習所ノ卒業証書」のいずれかを必要としており、住所地の地方長官に申請書類を提出して免許鑑札を受けなければならないと定められている。(3) 戦後の一九四七年に制定された「あん摩、はり、きゅう、柔道整復等営業法」では、営業免許は資格免許に代えられており、免許は卒業後に都道府県知事の行なう試験に合格しなければ交付されないことになっている。

近代には針灸・揉療治のほか、病人のために「呪咀《じゅそ》老父ノ家ニ至リ祈禱ヲ依頼」(『佐久間権蔵日記』一八八三年一一月一七日)とか、「マヂナヒ貰《もら》ヒタリ」(『自渉録』一八九四年六月一一日)、「卜《ボク》者ニウラナワシメタリ」(同、一八九五年九月一日)とか、あるいは病人に神水や護符を与えるといった祈療といわれる治病行為も広くみられたが、それらは庶民を眩惑《げんわく》させるものとされ、一九〇八年制定の「警察犯処罰令」によって取り締まりの対象とされている。その結果、無病息災を祈る修験者・巫女らの姿が村々から次第に消えてゆくことになるが、この政府による一連の方針は文明開化を唱える啓蒙家たちの強い支持を得たものであった。

福沢諭吉は一八九七年刊行の『福翁百話』第七九「無学の不幸」において次のような話を紹介して

いる[4]。すなわち、ある所の「大家《たいけ》の夫人」がにわかに不例となり、「古流医」や「看護婦の用を弁じ」る代診の弟子、針医、按摩が呼ばれ、「売薬」「加持祈禱」もなされたが思わしくなく、最後に西洋流の「学医」に診療を頼むことになった。しかし、「西洋医は誰にせん、何某《なにがし》は有名なれども、其家の方位、何の方に当りて塞《ふさ》がり、又、何某は方位に差支《さしつかえ》なけれども、今明日は之を招待するに日柄《ひがら》宜《よろ》しからず」と言っているうちに夫人は死んでしまったという。福沢は「若しも此患者が乞食同様の貧婦人にして、発病直ちに施療医院等に入れられ、学医流の治療を受けたらんには、仮令《たと》ひ其取扱は鄭《てい》寧《ねい》ならざるも、療法は着手の初より正当の方針を誤らずして、死を免かれたるや疑を容《い》れず」と述べて、医療における欧化政策を積極的に支持している。また医療の近代化の一翼を担うために設立された私立大日本婦人衛生会も、その機関誌『婦人衛生会雑誌（のち婦人衛生雑誌に改める）』二七七号（一九一二年一二月）において、「此頃専ら一般に行はれますいろいろなる非医者の通俗の療法」は「患者の弱点を利用して自分の利益を計らふ」とするものであると論じた今裕の「衛生

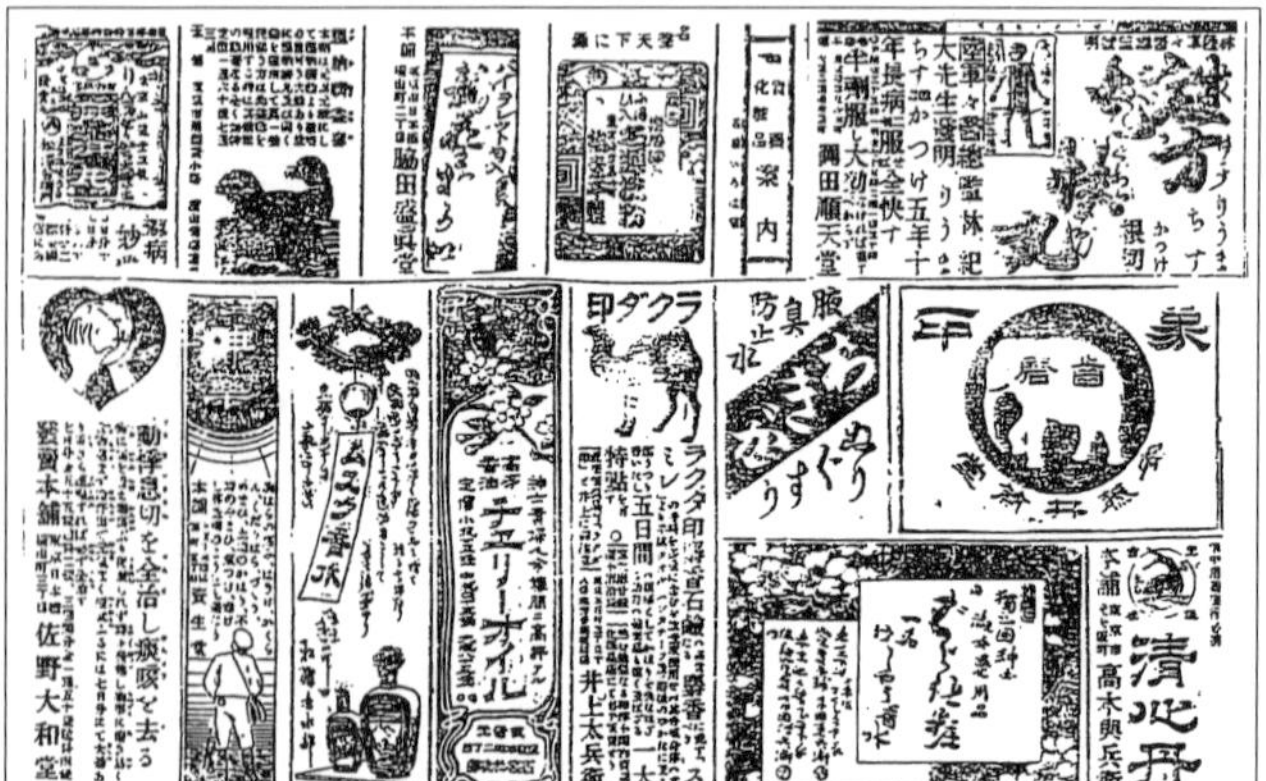

薬の広告（『毎日新聞』一九〇六年五月）

雑話」を載せて、医療類似行為に対する注意を喚起している。

この種の話が啓蒙家や医師たちによって繰り返されているということは、伝統的な医療に対する需要も庶民の間では衰えていなかったことを示している。前章までにおいてみてきた日記でも、医師以外の医療者や医療行為に関する記述は多い。『四歳日録』には導引・按摩が、『大街堂日記』には灸治のほか熊《くま》の胆《い》丸（健胃・鎮痛鎮痙剤）・明治丸・実母《じつも》散（産前産後・更年期障害の婦人薬）といった民間薬の服用が、『昼間家日記』では灸治、蛭食《ひるがい》（蛭による瀉血《しゃけつ》）、薬浴が、『相沢日記』では蛭食、灸治、按摩・揉療治、民間薬の服用が、『佐久間権蔵日記』には按摩や民間薬の服用がそれぞれみられる。石上巡査の『自渉録』には蛭食、針治のほか、宝丹（守田治兵衛が売り出した感染症薬）・実母散などの服用がみられ、また「売薬ノ買置キ」をなくしたとか（一九〇七年一月一七日）、売薬屋より仁聖丹をもらったとか（一九一一年七月七日）、売薬商が「当管区内ニ於テ売広メノ為メ行商云々届出ニ付、強売セザル様注意ヲ加ヘタリ」（一八九一年三月一四日）、「売薬部外品販売者」の取り調べをした（一九一一年一〇月四日）、といった記載がある。また『大街堂日記』には越中富山の薬屋への支払いが二貫文（一八七六年一一月一六日）、『昼間家日記』には五〇銭、といった記事もある。(5)

『関口日記』には針灸や按摩・揉療治、民間薬の服用に関する記事が多く、特に按摩は毎月のように利用している。たとえば、一八七八年の家計をみると、毎月の髪結《かみゆ》いと按摩料を合わせた支払いの平均は五七銭八厘である。比較のために他の支出項目の中からわかりやすいものを拾い出してみると表（次ページ）のようになる。同年の上期には病人も出たため医師に対する薬礼もあった。横浜尾上町の漢方医吉田幸庵には煎薬《せんやく》・丸薬四四三帖《ちょう》（包）の代金として九円七五銭、煉薬《ねりやく》二曲の代金として二五銭、牛込薬三〇帖の代金として五〇銭、合わせて一〇円五〇銭が支払われ、そのほか見舞診察料（往診料）が一回につき一分二朱、戸塚の親戚への見舞い診察料として二分、夜間の見舞診察料として一円、総計で一五円五〇銭が支払われている。同年の東京卸売相場では玄米一石（一五〇キログラム）が六・四円、小麦一石（一三七キログラム）が三・九円となっているから(6)、薬礼だけでも玄米二・四石分に相当する。関口家ではそのほかに実母散、宝丹、精錡《せいき》水（岸田吟香が売り出した目薬）などを用いており、伊勢土産として著名な万金丹（気付け・解毒薬）の名もみられる(7)。宝丹は明治初めにコレラ予防の効果がうたわれてよく売れた薬である。一八七七、七九年の日記にはコレラ流行の際、「コレラ病予防薬」を求めに横浜へ出かけている(8)。その予防薬が宝丹であったかどうかはわからないが、当日の『横浜毎日新聞』によれば、

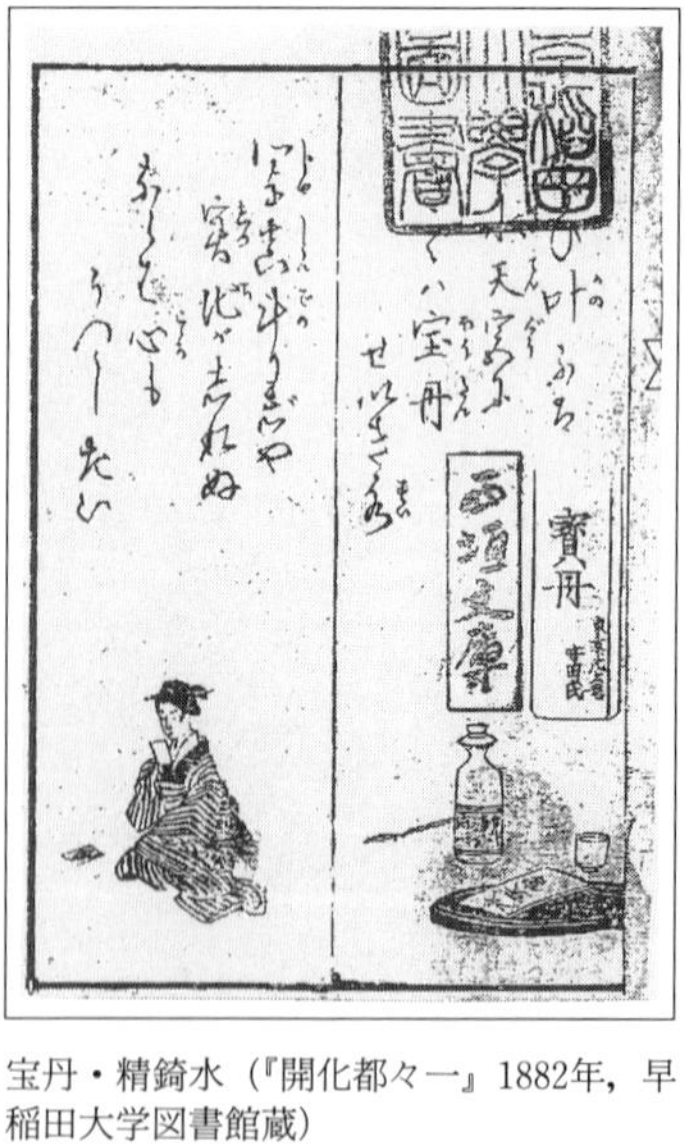

宝丹・精錡水（『開化都々一』1882年，早稲田大学図書館蔵）

関口家の支出例（1878年）

項目	金額
乳母給金（月）	1円
占いの見料	6銭2厘5毛
水油（5合）	21銭
海苔（4帖）	25銭
白酒（3合）	6銭6厘
産婆謝礼	75銭
木綿反物（2反）	81銭3厘
花色絹（1反）	2円
蝙蝠傘張替代	56銭5厘
香典	5銭
木瓜苗（40本）	11銭
墓穴掘人足代	8銭
灸治	10銭
下女子守小遣	8銭8厘
小児虫禁呪料	6銭2厘5毛
実母散	3銭

コレラ予防薬が横浜の有志たちによって施与されたとある。(9) コレラやチフスなどへの脅威を背景に医療近代化のかけ声が政府筋から勇ましく上がっていたが、庶民の間では伝統医療の手軽さと洋薬よりも格段に安い民間薬がうけていたようである。

二　衰退する漢方医

政策的に非正統医学（代替医学）の立場におとされてしまった漢方医学は、西洋医学による包囲網の影響を受けて衰退の道をたどらされることになるが、それは漢方が外科的な治療に無力であっただけでなく、流行を繰り返す伝染病（感染症）に対して、また予防衛生の面において力を発揮することができなかったことにも原因があった。秘伝や口伝《くでん》に包まれた漢方の閉鎖性もあり、やがて庶民の間から漢方離れといった動きが登場することになる。関口家ではそれが一八八〇年代半ばにおいて現われているが、ここではその動きを『関口日記』によって追いかけてみることにする。

明治の初めの関口家では、病人が出ると前代からのかかりつけ医である小島将監とその子鼎《かなえ》、中村剛庵、岩村友益らに対応を任せていたが、ときには神奈川町の伊沢、小倉村の栗田、子安村の梅津、新宿村の梅津らの応援を得ることもあり、また一八七五年三月以降は横浜の不老町にあった浅田宗伯《そうはく》の出張所へ出かけるか、往診を依頼することが多かった。宗伯は幕府の奥医師を勤めた漢方医の重鎮であり、漢方医の存続を願って医師免許規則の改正、すなわち医術開業試験の科目に漢方を採用すること、皇国医学講究所の修了者には医学校の卒業生と同じように、無試験開業の許可を与えることなどを政府に要求するかたわら、各地に出張所を設けて精力的に診療活動を行なっていた。

関口昭房はたびたび浅田宗伯の出張所を訪れているが、彼が留守のときは弟子の吉田幸庵の診察を受け、また吉田は往診にも応じていた。一八七六年一一月一一日の日記には「吉田老来リ薬貰、酒食出ス、人力車夫ニモ夕飯出ス、貸銭当方ヨリ貰度《もらいたく》候様、車夫申ニ付、金壱分弐朱遣ス」と記されている。往診の際には診察料・薬礼のほかに、車夫への賃銭や酒食代も必要であった。

「医制」第四一条には「医師ハ処方書ヲ病家ニ付与シ、相当ノ診察料ヲ受クヘシ」とあり、医師は診察料のみを徴収し、調剤などは薬舗主（一八八九年に薬剤師となる）に任せるように指示されている。医薬分業のもとでは医師は薬礼ではなく、診察という技術料によって生活を成り立たせなければならない。技術料というものへの理解がなければ未収の問題も生じてくるが、第四八条には「病家診察料ヲ送ラサル時ハ、医師ノ申立ヲ以テ、医務取締及ヒ区戸長之ヲ取立ヘシ」とあり、医務取締・区長・戸長という公人が代わって未収者への取り立てを引き受けると定めている。

関口家の様子をみると、医師への支払いは相変わらず薬礼であり、医師も診察と調剤の両方を行なっている。一八七七年二月から六月までの浅田宗伯への支払いをみると、煎薬二六七帖の代銀が二六七匁、煉薬九曲のそれが四八匁五分、丸薬一一帖のそれが八匁八分、それに加えて吉田幸庵による見舞世話（往診）料の三回分が三二四匁三分、合わせて金六円五〇銭である。同年八月から一二月までの分については、煎薬二七八帖の代金が四円六三銭、粉薬二七帖のそれが二七銭、煉薬三曲のそれが三〇銭、吉田による見舞世話料が一円、合わせて六円二〇銭である。

関口昭房は漢方だけでなく洋方にも関心をもち、一八七七年八月五日には息子昭知の病妻のために

「横浜病院西洋家セメンス氏」の診察を受けさせている。セメンスまたはシモンズ（D. B. Simmons）は一八七三年の「外国人雇入願」によると、七二年に丸屋書店（丸善）の早矢仕有的《はやしゆうてき》らの寄付によって横浜の大田町に新設された横浜市中共立病院（一八七四年に神奈川県立十全病院、九一年に横浜市立十全病院となる）の米国人ドクトル（雇用約定時の年齢は四二歳一カ月）として、一八七三年九月より七六年八月まで月給三二〇円にて雇用とある。[10] 彼は病院に一八八〇年まで勤務し、八二年に帰国することになるが[11]、そのセメンスの診断によれば、病妻はよほどの重体であるという。横浜病院（十全病院）に通院させてみたものの、心配のために同月一〇日には寺に出かけて占卜《せんぼく》の依頼をしている。結果は「医師之儀ハ西洋家ヨリ浅田先生之方可レ然様申候由」とのことである。早速に通院をやめさせ浅田のもとへ行かせている。また一八八一年四月二〇日には孫のことで横浜病院の教師ブッケマ（BeuKema）のとこ

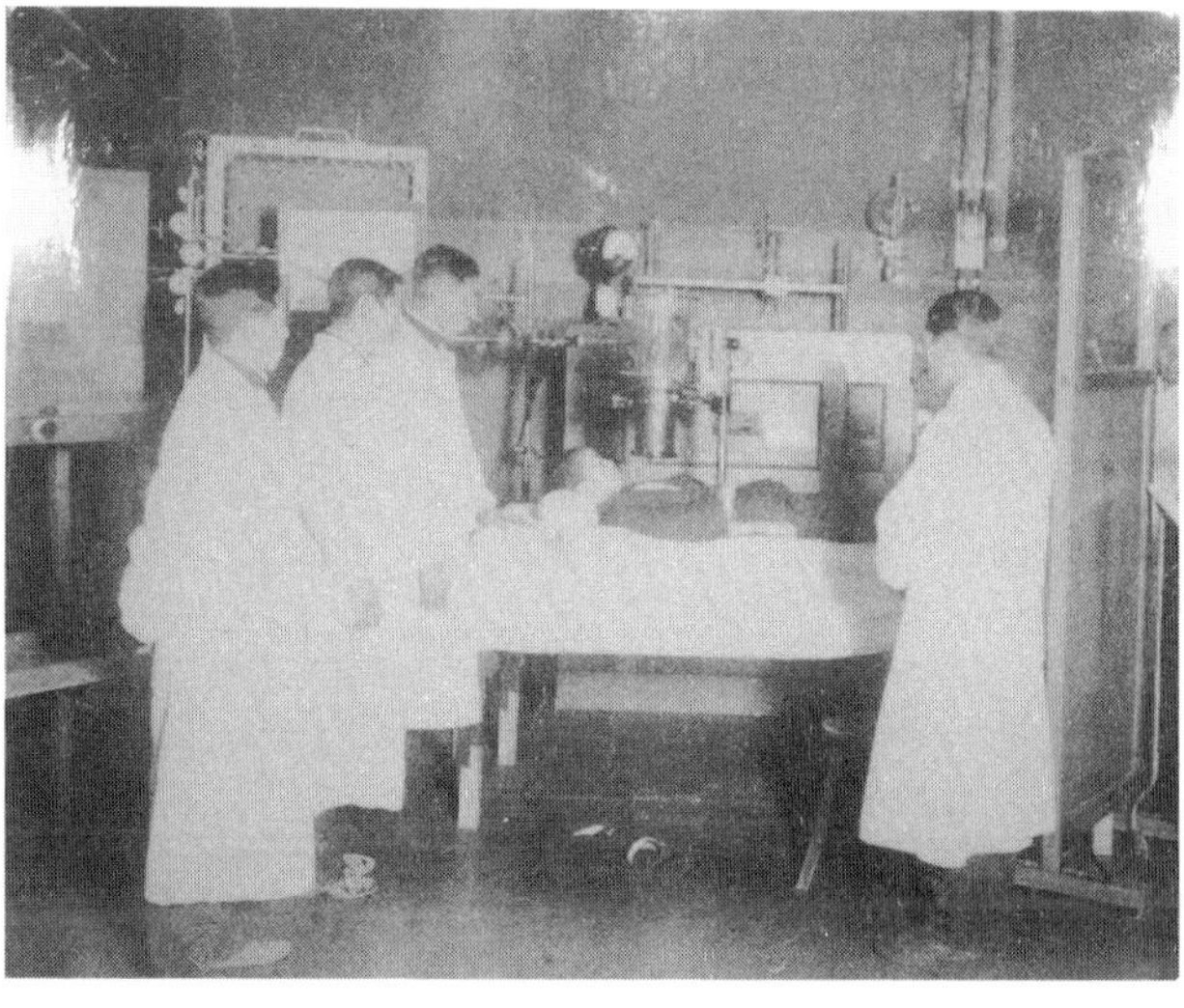

病院での検査風景（一九一六年、京都府立医科大学蔵）

ろに出かけているが、まだ診察を行なっていないとのことで断られている。オランダ人医師ブッケマは八〇年に十全病院を退職したセメンスの後任として着任したもので、まだ診察の態勢ができていなかったためと思われる。

このブッケマに診察を求めたころから関口家の医療は西洋流に傾斜し始めている。一八八〇年一〇月一日には親戚の者が東京本郷の大学医院に、八一年五月四日には東京の佐藤病院（順天堂か）にかかっている。また八七年一月二四日には昭知が東京神田紺屋町の瘡毒《そうどく》病院（吉田病院）に入院し、二月二四日には十全病院に入院。さらに八月二五日には本郷の帝国大学第一医院にかかり、「肛門裂創、痔瘻《じろう》初期、慢性痳疾《りんしつ》」の診断を受け、一〇月二四、二八日には東京神田和泉橋の帝国第二医院にて痔の治療を受けている。その一方では、八〇年代の半ばころから小島の出番が少なくなり、九〇年三月二三日には岩村の出入りが止められ、かわって洋方医の安藤らが関口家の医療を担当している。また八六年一〇月二日には昭房の母が腹痛を訴えたので、母の意向をくんで小田村の針医成川を呼んだところ、成川は「医師江為レ見呉様申」して来たとある。そんなこともあってか、漢方に対する信頼は次第に薄れていくが、それでも祖父母や父母ら旧世代の医療に対してはなじみのある漢方を用いており、祖母の診療は引き続いて小島が担当している。

川上武氏によれば、漢方医二百有余人が官許を得て設立した名古屋の博愛病院における一八八七年の統計では、外来患者は六四九人であり、これは西洋医学による診療をしていた愛知病院の一九分の一、入院患者においては七三分の一であったという(12)。民心はすでに漢方を去って洋方に移り、従来開業の息子たちも親の跡を継ぐことができなくなっている。一八八二年の内務省達によれば、「従来開業医ノ子弟ニシテ其助手ト相成居、医業ヲ以テ家名相続致度輩」は、八二年六月の時点で満二五歳に達している者に限って従来開業の許可証を与えるが、この措置は同年八月をもって打ち切ると指示している。漢方医の息子たちが親の医業を継承したければ医学校を卒業するか、西洋医学を学んで開業試験に合格するか、そのいずれにせよ西洋医学を修めなければならなくなったのである。

(1) 菅谷章『日本医療制度史』四五―五〇頁、原書房、一九七六年。
(2) 『神奈川県史料』第一巻、四三四―四三五頁、神奈川県立図書館編・発行、一九六五年。
(3) 厚生省医務局『医制百年史』九六―九八頁、ぎょうせい、一九七六年。
(4) 富田正文編『福沢諭吉選集』第一一巻所収、岩波書店、一九八一年。
(5) 一九一二年四月一五日、六月二四日、一三年八月一五日、一八年一〇月二四日。
(6) 総務庁統計局監修『日本長期統計総覧』第四巻、三七八頁、日本統計協会、一九八八年。
(7) 一八七五年四月一二日、八一年九月一一日、八四年一二月九日、八五年一月一一日ほか。
(8) 一八七七年一〇月五日、七九年八月八日。
(9) 『復刻横浜毎日新聞』第二五巻、不二出版、一九九〇年。
(10) 『神奈川県史料』第五巻、三七五―三七七頁、神奈川県立図書館編・発行、一九六九年。
(11) 大滝紀雄『かながわ医療史探訪』五五―六三頁、秋山書房、一九八三年。
(12) 川上武『現代日本医療史』三四頁、勁草書房、一九六五年。

第五章　都市近郊農村における地主と開業医

ここでは明治中期以降の都市近郊農村における地主と開業医とのかかわりについて『相沢日記』と『関口日記』を中心にみてゆくことにする。

明治期の相模原は横浜開港以来、重要な輸出品であった生糸の生産地として急速に桑園化が進められたところである。一八九二（明治二五）年の調べによれば、相原村の農家の八割が蚕を飼育し、糸枠《わく》に糸を巻く座繰《ざぐり》によって自家製糸が営まれていたが、日清戦争ごろから村に製糸工場や織物工場ができ、一九一二（大正元）年には村内に織物業者が六軒、織機が六六台、女子職工が五八人いたとある。(1)相沢菊太郎も養蚕《ようさん》に精を出し、変動の激しい生糸相場に神経を使い、克明にその動きを日記に記している。

小木新造氏が調べられた相沢家の一八九六年における収支精算表によれば、蚕・桑売却代金が一二八円、穀物（小麦・小豆など）売却代金が二〇円三七銭、小作料・貸付金利子などの収入が三七六円九三銭、雑収入が三〇円七九銭、合わせて五五六円九銭となっており、そのうち養蚕収入の占める割合は二三パーセント、小作料関係が六八パーセントである。支出のほうは生活必需品や物品の購入に二六〇円三銭、下男・下女・子守の給金に五一円八七銭、地租・戸数割税・村税などに四七円六四銭、合わせて三五九円五四銭となっている。のちには鉄道や倉庫・物産会社の株による配当収入が加わっているが(2)、この相沢家にしても関口家にしても日記は家計簿の役割を兼ねるほど、収支状況が几帳面に記入されている。これは日記の記載者である戸主が家計の管理を担っていたためであろう。

淑徳高等女学校の塚本はま子が著した『実践家政学講義』(一九〇六年、積文社)によれば、夫が外でその手腕を奮うためには、主婦が家の中を斉《ととの》え、内顧《ないこ》の憂いのないようにしておかなければならないとある。主婦はそのために「一家の経済機関を整頓して可成《なるべく》家内から病人を出さぬやうにして、能《よ》く子を育てて、厚く老人に事《つか》へて、自他の交際を円滑にして行く」ことが大事で(第一講、総論)、家の出納を健全なものにするための家計簿とその記帳法について紹介している(第四講、一家の財政)。都市の雇用労働者である小市民的な新中間層の家とちがって、地主の家での夫婦の役割分担は異なっていたようである。

菊太郎の活動の場となっていた相模原の村々は、境川と相模川によって形成された河岸段丘の上にあり、水田のない畑作地帯である。養蚕や都会向けの園芸作物を栽培しており、農家は都会の消費動向にも気を使わなければならない。一九〇七年徳冨蘆花《ろか》は東京青山より北多摩郡千歳《ちとせ》村(現在の世田谷区)に移り住み、純農村が桑畑や園芸作物に力を入れるようになって「追々都会付属の菜園になり」、また京王電鉄の進出によって地価が高騰する様子を丹念に書き記しているが(『みみずのたはこと』一九一三年)(3)、相模原の村々も同様な状況にあった。村には現金収入があったため開業医も多かった。日記には医師として青木芳斎・純造(回春堂)、吉川玄(元)達・礼助、矢島静斎・寅治・安静・

静夫、渡辺弘庵、河津養積のほか、和田、竹居、野尻、三島堂、石川、石塚、金子、山本らの名がみられ、また、八王子の西田、原町田の永田、志賀、若林、横浜の横尾、藤沢の平野らが相沢家の人びとや親族の治療にあたっていた。

新規開業に関する記事もあり、たとえば一九〇三年二月一〇日には吉川医師方にいた竹居五朗が二〇円の収入印紙を添付した願書と内務省発行の医師開業免状を提出し、また一九一六年四月二九日には矢島が息子静夫の医学卒業免状を持参して開業免状の下付を願う手続きに来ている。当時、助役であった菊太郎がその事務を担当していたが、彼は「吉川春次郎は相原の唯三郎の長男にて一昨年独逸《ドイツ》へ留学、二ヶ年を出ずしてドクトル・メヂチーネの学位を得て帰朝、築地《つきじ》林病院の副院長となる筈《はず》」（一九一〇年五月一七日）とか、「梅沢武雄君は今回新潟医専を卒業せられ、近日、東京へ修業に行く筈」（一九二〇年六月三日）などと村内の医師の動向にも注意を払っていた。それは経済成長率が年平均で七・九パーセントであった第一次大戦中の好況が終わって、一気にマイナス〇・四六パーセントにまで落ち込んだ一九二〇年に始まる不況が農村を襲うころから、[4] 全国的にみて医師が農村を抜け出し都会へ向かっているのを耳にしていたからであろう。米騒動が引金となった政府の低米価政策と農産物価格の大幅下落によって、[5] 農村では医師に対する薬礼が滞りがちとなっていたのである。

内務省衛生局が組織した保健衛生調査会よる「農村保健衛生実地調査」（一九一八―一九二二年）の報告書（一九三一年）によれば、医師が在住する一二カ村の村民一人当たりの医療費は三・二八円、売薬費は〇・八一円で、医師不在の一一カ村の村民一人当たりのそれは二・六〇円と〇・六五円となっている。[6] 内閣統計局の「家計調査報告」（一九二六、二七年）では、自作農の農家収入は一一二・五三円（純収入は七四・九一円）、実支出は一〇九・六六円、そのうち保健・衛生費が占める割合は三・〇パーセント（三・二九円）、小作農においては収入が七九・一六円（純収入は四七・二一円）、実支出が八一・二六円、保健・衛生費は二・四パーセント（一・九五円）となっている。(7)

国民健康保険制度を立案するにあたって清水玄が提出した農林省による「農家経済調査」（一九三一―一九三四年）をみると、自作農と小作農それぞれ一戸当たりの年平均医療費は三〇・二三円と一八・三三円で、そのうち医師への支払い分は一八・八八円と一・七二円、歯科医師への支払い分は一・七八円と〇・七七円、売薬購入分は四・一三円と四・一二円、按摩針灸マッサージ等への支払い分は〇・三〇円と〇・四五円などとなっており、自作農の保健・衛生費のおよそ七〇パーセントが、また小作農のそれの一〇パーセントが医師の懐に回っている。そして清水が言うには、山間部などでは「医師の来診は死者のある場合に限るとか、死亡診断書の為めに来診を求めるとか」であって、実際に行なわれている医師の診療は必要とする疾病の一割程度のものとなっている。これは農村が窮乏しているためと医療費が高いためである。薬剤費のほうは一日分二〇銭ぐらいで比較的低価であるが、交通が不便なため往診料が一回二円以上と高く、隣村などから医師を呼ぶ場合には一〇円を要することも珍しくないという。診療料金の支払いは盆暮の二回がふつうで、養蚕地方では三回の蚕期に支払っているところもあるが、「農村窮迫の為め近時医師に対する支払は滞納が多い様」であるとして、岡山県医師会の診療料金収入状況（一九三二年）を例示している。それによれば、都市部の収入に対する滞納額の割合が一一・八パーセントであるのに比して郡部のほうは高く、四六・六パーセントの勝田郡を最高に、一一・八パーセントの児島郡まであり、平均して二六・七パーセントとなっている。(8)

全町村に占める無医村の割合は一九二三年に一六パーセントであったものが、三四年になると二九パーセントにまで広がっている。[9] 無医村に近い村では祈禱や占い、草根木皮の民間薬、そして唯一の医療といえる富山の配置薬が利用される程度であった。[10]

薬礼を滞らせる心配のなかった相沢家やその親族の家には多くの医師が出入りし、病が重くなれば複数の医師が呼ばれ、「立会い診察」がなされている。「(矢島)甚十郎兄危篤の報あり、直ちに見舞い回春堂へ来診求めに使す。此間、山本氏も来り呉れ、原矢島と三医治療に努めらる」(一九〇〇年四月七日)とか、親族の娘が矢島と野尻の両医師による「立会い診察」をうけ、夜明け前に「食塩注射を為したところで絶息」(一九二三年一二月一五日)とか、危篤の孫のもとに若林、志賀、永田の三医師が招かれて「立会い診察」(一九二六年八月六、七日)となったとある。

仮名垣魯文の『牛店雑談安愚楽鍋』(一八七一年)にも「立会い診察」のことが語られているが、[11] 当時、富裕な家では「立会い診察」あるいは「立合い診療」「対診」が広く行なわれていたようである。私立大日本婦人衛生会(一八八七年設立)の機関誌である『婦人衛生雑誌』二七七号(一九一二年一二月)に収載された今裕「衛生雑話」によれば、「立会い診察」とは「どうも彼の医者一人では不安心であるからと云《い》ふので、第二第三の医者を頼んで立会つて診察して貰《もら》つて、さうして相談をして患者の処置をなす」ことであり、これは結構なことではあるが、私が思うに効力は薄い。なぜなら、医者の数が増えるほど責任は分散し、また人前で仲間の医者の顔を潰《つぶ》すことをできるだけ避けようとするため、「大概何方《たいがいどちら》の顔も立つやうな意見を述べてお茶を濁《にご》す」ようなことになるからであると述べている。また同誌二五五、二五七号(一九一一年二月、四月)に収載された「医師を招く心得」でも、

「何《いず》れにしても対診と云ふことは、医師に取つては面白いことではな」く、病家にとっても「多くの場合、損あつて得は無いもの」と言っている。

そこに説かれている医師を招く心得の要点とは、第一に「なるべく近い所に住んで居て、相当の学識経験ある堅実な医師」を「頼みつけの医師」「掛りつけの医師」「常聘医《じょうへい》」として一人定めておくこと。第二に往診の依頼に際して召使いの者を走らせる場合、簡単明瞭に病状を認《したた》めそれを持たせること。第三に病人の回復が思わしくないとして医師を変更する場合、医師の了解を得ておくこと。第四に「立合応診」「立合診察」「談合配剤」を医師あるいは患家から申し出ることがあるが、それは止めること。第五に医師を招いたとき、ただちに病室に通さないこと。なぜなら「病人の前では医師が予《あらかじ》め聞き度《た》い事も聞くことができない場合」があるため。第六に診察が終わったあと、直ちに患者の前で「病勢如何を尋」ねないこと。それは別室においてすべきことである。第七に売薬や加持祈禱などを用いないこと。「医師の手を煩《わずら》はす以上は、これを神仏の使はされたる手だと思ふて、飽《あ》くまで信任して治療一切を委《ま》か」せるべきである。第八に医師が診察を終えたならば、「必ず清潔な器物に湯を入れて、石鹼と手拭《てぬぐい》を添へて手洗に出すべき」こと。病室において茶菓を出してはいけない。第九に往（応）診料をその場に差し出すべきこと。引き続き来診を乞う場合には後でまとめて支払ってもよい。通常は医院の会計から月末に薬価と同時に往診料の請求がある。金額は医師会ごとに異なっているが、ふつう初回の往診料は二円以上、再診以後は一円以上となっている。第一〇に医師を「薬売扱い」しないこと。患家のなかには薬価さえ払えばよいと考えているものがいるが、医師は「診断し、治療の方針を定」め、「薬は其処方に依て薬剤師が取扱ふ」ものである。医師にとって「診察料だけが真の報酬」であるといったところである。

『佐久間権蔵日記』でも「立会い診察」「対診」がしばしば行なわれているが、一八八三年一月一九日をみると、風邪が長引いている父のために、権蔵は川崎駅医の佐々木静に往診を依頼し、同時にかかりつけ医の岩村友軒（一九〇九年没）をも招いて「二医評診」させている。その際は佐々木の水薬が効いたようで、その後、病状は軽快に向かっている。また同年七月一九日にも両医による「対診」が権蔵の妻かねのリウマチ症と胎毒に対して行なわれている。快癒までの間、かねの実家にいる妹が来家して看護にあたり、「蓐払《しとねばらい》ノ式」となった八月一日には赤飯が諸家に配られ、佐々木には薬価と謝儀を合わせた二円二銭が支払われている。なお、岩村友軒は関口家のかかりつけ医岩村友益の子かと思われるが、佐久間家に「延寿長命ノ屠蘇《とそ》」を届けるなど（一八八三年一二月三一日）、付き合いは深い。

関口家においては長年、小島・中村・吉田・若林・岩村・小木曾といったかかりつけ医の出入りがあったが、彼らの手に余るようなときには、他の医師が呼ばれて立会い診察となっている。たとえば、一八八六年一〇月、老母の治療に岩村・小島・吉田がかかわっていたが、一一月九日、親戚の勧めで東京浅草蔵前の医師片山秀亭が呼ばれ、立会い診察がなされている。「病理上談話」をして帰ったとある。その翌日にはさらに岩村の勧めで川崎の医師安藤にも往診を依頼しているが、安藤は東京の松山棟庵（慶応義塾医学所・東京慈恵医院学校の設立者）の門人とのことである。また一八九四年四月一〇日には「主治医小木曾氏毎日来診致居リ、追々宜シキ方ナレ共、健次郎（昭房の次男）ノ勧モ有レ之、横浜十全医院院長広瀬敬四郎氏ヲ招候処、夕六時三十五分来車、診断致呉候、小木曾氏立会候」とあり、九八年一一月五日には来診の小木曾と「相談の上、横浜花咲町吉増医師」を迎えて「小木曾氏立会治療」がなされ、一九〇一年一月二八日には小木曾と船越医師による立会い診察が行なわれている。また複数のかかりつけ医が一定の間隔をあけて診ていることもあり、一八八一年一〇月の事例では七日の午前九時に、まず中村剛庵の往診があって煎薬二服の調薬があり、午後一時には神奈川町の木戸による診察と煎薬四貼の調薬があり、四時半には再び中村が来診している。翌日には午前一一時に中村・木戸の往診があり、立会い診察の両医師にそれぞれ人力車賃が一五銭と一〇銭渡されている。九日には午後三時に中村が、四時には木戸が来診し、その後は隔日交代で診ている。このような例はいくつもあり(12)、無医村の状況とは対照的である。

関口家が名主や村長を務めた生麦村は農業のほか漁業や商業も行なわれ、また東海道の川崎宿と神奈川宿の中間にあって交通量の多い所であった。幕末から明治にかけて七町歩を有する地主となった関口家であったが、収入の多くは高利貸に依存しており(13)、日清戦争後には試行錯誤を続けていた防虫薬の開発も進み製造販売にまでこぎつけている。もとから医薬には関心があったようで、日記には医療にたいへん気を使っている様子がうかがえる。一八八三年七月三〇日のこと、昭房の孫が柿の木から落ちて左腕を怪我しているが、その際、直ちに北町の医師細野新六に駆けつけ、診察を受けて付薬をもらっている。翌日も同様の治療を受けているが、気がかりなことがあったのか、帰路にはかかりつけ医の小島鼎へ立ち寄り「死血下シ薬」一〇服と「筋直し薬」一〇服(代金五〇銭)をもらっている。八月に入って一、二、六日と細野の所に通院したものの納得がいかなかったのであろう、八日には横浜山元町の医師矢崎和安の診察を受けている。その診断によれば、脱臼ではなく骨折であり、三〇日間の通院が必要であるという。「冷し薬」一貼をもらって帰路についたが、そこで福富町の医師吉田幸庵にちょっと立ち寄り煎薬一〇服をもらっている。翌日には細野に出かけて薬礼一円を支払い、その足で東京へ出向き両国薬研堀の医師名倉弥次兵衛の診察を受けている。診断は矢崎と同じく骨折である。先生が言われるには、横浜の医師にもかかっていることであるから「御勘考ナサレタシ」と。その日は診察料一〇銭を支払い帰っている。昭房もここまできてやっと納得したものとみえ、一〇日には矢崎へ出かけて今後の治療を依頼し、孫を通院に便利な健次郎（昭房の弟）の家に預けている。

また昭房の長男昭知が一八八六年に痔を患ったときの様子をみると、一二月より十全病院に通院するかたわら箱根での湯治も始めている。しかし、回復が思わしくなかったようで、九月には東京麴町区の医師岡見畔《はん》の医院に出かけている。彼は二四日から二八日まで馬喰《ばくろう》町にあった加藤屋に投宿し、「新発明」の治療を受けて手術料と薬価を合わせた三円の支払いを済ませている。同様な事例は多く、関口家では、いわゆるセカンド・オピニオンを求めながらの転医が普通のこととなっていた。それには経済力の裏付けがなければできないことである。

一九〇二年の横浜医会における薬価規定によれば、診察料・薬価はおおよそ次のようになっている。(14)すなわち、一日分の水・丸・散薬は一五銭以上、頓服《とんぷく》・含嗽《がんそう》薬は二五銭、吸入薬は二〇銭、塗布・膏・点眼薬は一五銭、皮下注射は一回二五銭、種痘料は五〇銭、自宅診察料は初診五〇銭（再診以上は適宜申し受ける）、往診料は初回一円以上（再診以上は適宜申し受ける）、市外往診料は道程一里について毎回一円以上、往診車料は相当額、対診（立会い診察）料は二円以上、診断書および検案証料は一円以上、処方箋料は一円以上である。日記をみるかぎりでは、すべてが規定通りであったわけではなく、たとえば一九〇一年五月七日の山田種痘医による施術は一人三銭であった。また立会い診察などで専門の医師を特別に呼んだ場合も、規定料金とは別になっており、同年三月六日には往診を特別に依頼した横浜の朝山義六（明治末に神奈川県医師会長となる）のもとに「手紙持参、礼金何程ナルヤ聞合候」と問い合わせの手紙を差出している。「何レ申入ル由」を回答してきたとあるが、二九日の記載によれば朝山に四円、その代診である豊田に二円を支払い、「花野菜ヲ添相届候」となっている。三〇日には小木曾にも薬礼を持参し「葡萄酒弐瓶相添」えているが、今回の治療に要した診察料の合計は一五円であった。関口家の下女の年給が一〇円（一八九八年三月二五日）、子守の年給が六円（一八九一年一月一七日）であったことに比して、薬礼はたいへんな高額といえる。当時の小売相場は別表の通りである。(15)

佐久間家でも専門家を呼んで診断を確定しようとする行為がみられる。一九一〇年一月一七、二一日には肺炎のためかかりつけ医鳩野の治療を受けていた親戚の谷川竹蔵に、横浜十全病院の山根院長が呼ばれており、同月二八日には二回の往診に対する謝儀と同病院の事務長有賀初吉への謝儀を合わせた一六円が支払われている。また同年四月には権蔵の息子道夫が腎臓病・十二指腸潰瘍・貧血の疑いにより相生町の高橋（梅次郎）医院で「大小便ノ検査」や「血液補充薬」による治療を受けていたが、思うような回復をみないため五月一日、高橋医に「春山博士ノ診察」結果について

東京市内商品小売相場（大蔵省調査，単位円）

年次	白米10kg	小麦粉 1 kg	砂糖 1 kg	絹糸375g
1893	0.665	0.069	0.147	5.183
1900	1.079	0.091	0.160	9.139
1905	1.177	0.112	0.253	7.476
1910	1.099	0.122	0.265	6.631
1915	1.090	0.146	0.340	6.682
1920	3.725	0.271	0.815	23.067

の意見を求めている。胃病のほかなんらの原因がないので、箱根あたりでの転地療法がよいとのことである。それでも納得しなかったのであろう、同月六日には太田町の胃腸専門医西川へ出かけている。そこでは「大小便ノ検査」をし胃を洗滌され、その後、七月まで「電気療用」「エレキ療法」を受けている。八月四日には横浜十全病院の山根院長による特別診察を受けたが、診断の結果は西川のそれと同じで、「海辺生活ヲ為セハヨカラン」と言われる。療養の場所を求めてあちこちと見て回ったうえで、道夫は同月六日より一六日まで「空気清潔人家ナキ」ところの葉山で過ごしている。

石上憲定の『自渉録』でも、「立会い診察」や専門医を迎えて病名を確定しようといった行為がしばしばみられる。たとえば、一八九六年六月一六、二〇日には藤沢羽鳥の地主三觜《みつはし》が重度の胃病に悩んでいるとき、地元の医師平野友輔をはじめとして横浜十全病院長広瀬佐太郎、長与胃腸病院長長与《ながよ》称吉（内務省衛生局長・宮内顧問官を歴任した長与専斎の子）が迎えられている。

相沢家でも専門医に診せるための転医に対し積極的な対応をしているが、その多くは大正期以降のことになる。長尾折三は一九〇九年二月より四月まで『東京朝日新聞』に連載した「当世医者気質《かたぎ》」において、「近頃は専門専門と云て各其特色を標榜《ひょうぼう》するのが大流行で、患者は喜んで其専門家の下に馳《は》せ参ずるのである。医者仲間では何うも専門家でなければ金が取れぬと云うて居る。」と述べているが(16)、関口家も相沢家もその風潮に乗せられたかたちとなっている。ただし、菊太郎の医療へのこだわりは特別で、それは身内に多くの医師がいたことと関係しているのであろう。彼の母の実家は八王子の開業医であり、外戚には日記にもしばしば登場する八王子生まれの秋山練造がいる。秋山は軍陣外科学に秀でた医師で、東京第一衛戍《えいじゅ》病院長を経て一九二五年には軍医総監となっている。菊太郎の妻の弟政次も医師となり、一九二一年には山口県立病院長に就き、同じく妻の妹八重は医師矢島（東京深川）に嫁ぎ、その妹うたは医師河野（埼玉県鴻巣）に嫁いでいる。

菊太郎が転医を望んだときの様子をみると、彼の医療に対するこだわりが知られる。彼は不調を訴えて一九一六年一一月矢島の往診を受けているが、菊太郎自身は脚気《かつけ》を疑っている。しかし、矢島は腎臓病であるといい、矢島の指示で「小水を検する為医師へ送」られたとある。その後の経過を記してないが、翌年六月になると兄の安右衛門が東京へ行くのに同行し、診断を確定させるための病院選びをした、と記されている。その日、彼は旅館に着くと小石川に住む知人を早速に招いて「診療所撰定の相談」をし、翌日には兄と順天堂に出かけている。病院ではまず「診察券一円を求め、夫《それ》より大瀧先生（医学士）の診察」を受け、脚気といわれて薬を購入している。兄と宿に戻って再び知人と相談。次の日には一人で順天堂へ行き副院長の佐藤佐《たすく》の診察を受け、再び脚気と診断されている。「処方箋を一円にて乞」うて宿に帰り、翌朝は人力車と電車を乗り継いで橋本へ帰っている。当時、脚気は結核・トラホーム・寄生虫とならぶ国民病となっており、一九一八年五月には息子の保雄も脚気のために順天堂を訪れている。

菊太郎は専門医の診断を仰ぐために三泊四日を費やしたが、徳田秋声の小説『黴《かび》』（一九一二年）をみると、容易に症状を告げない若い医師に診てもらった東京に住む主人公の一人が、「大学か順天堂へでも行つて診ておもらひなすつた方が可《よ》い。」[17]といわれて出かけ、診断をつけてもらった後、再び「かかりつけの医者」へ通うといった場面がある。転医は富裕な者だけのものではなく、広範囲な人びとの間でも行なわれていたようである。それは長尾折三が述べているように、「人には必ず欲目な

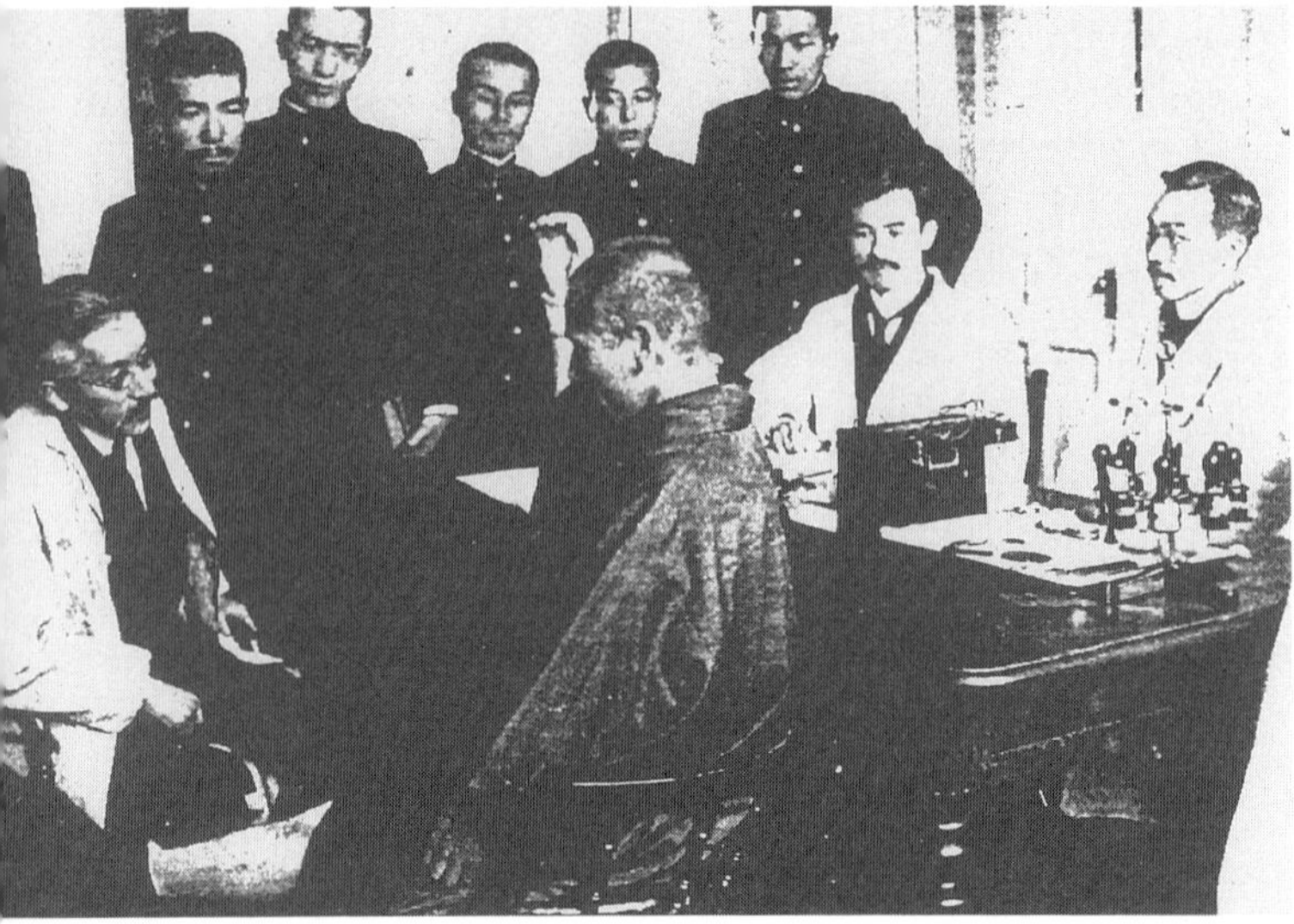

診察風景（一九一五年、京都府立医科大学蔵）

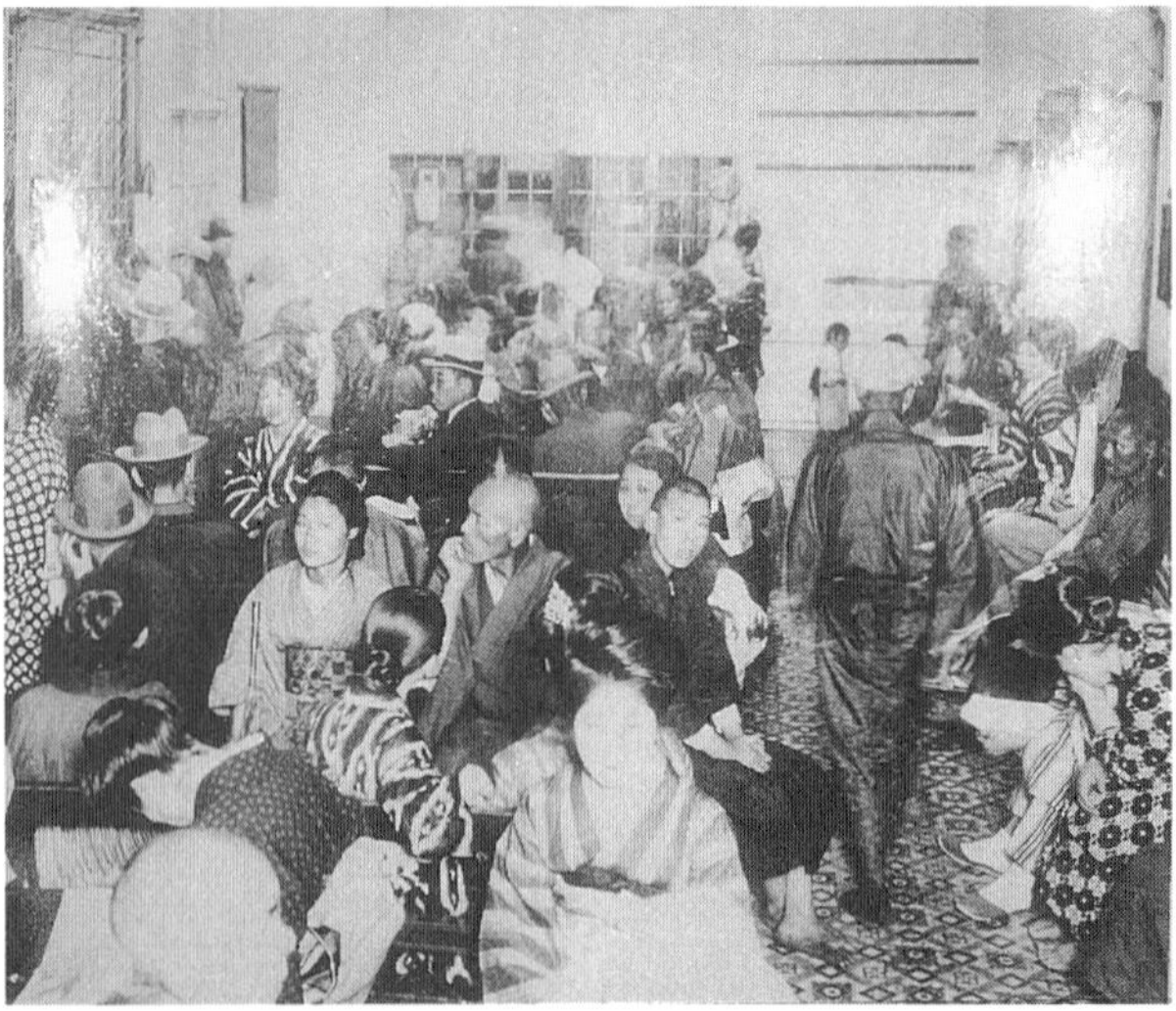

病院待合室
（一九二七年、京都府立医科大学蔵）

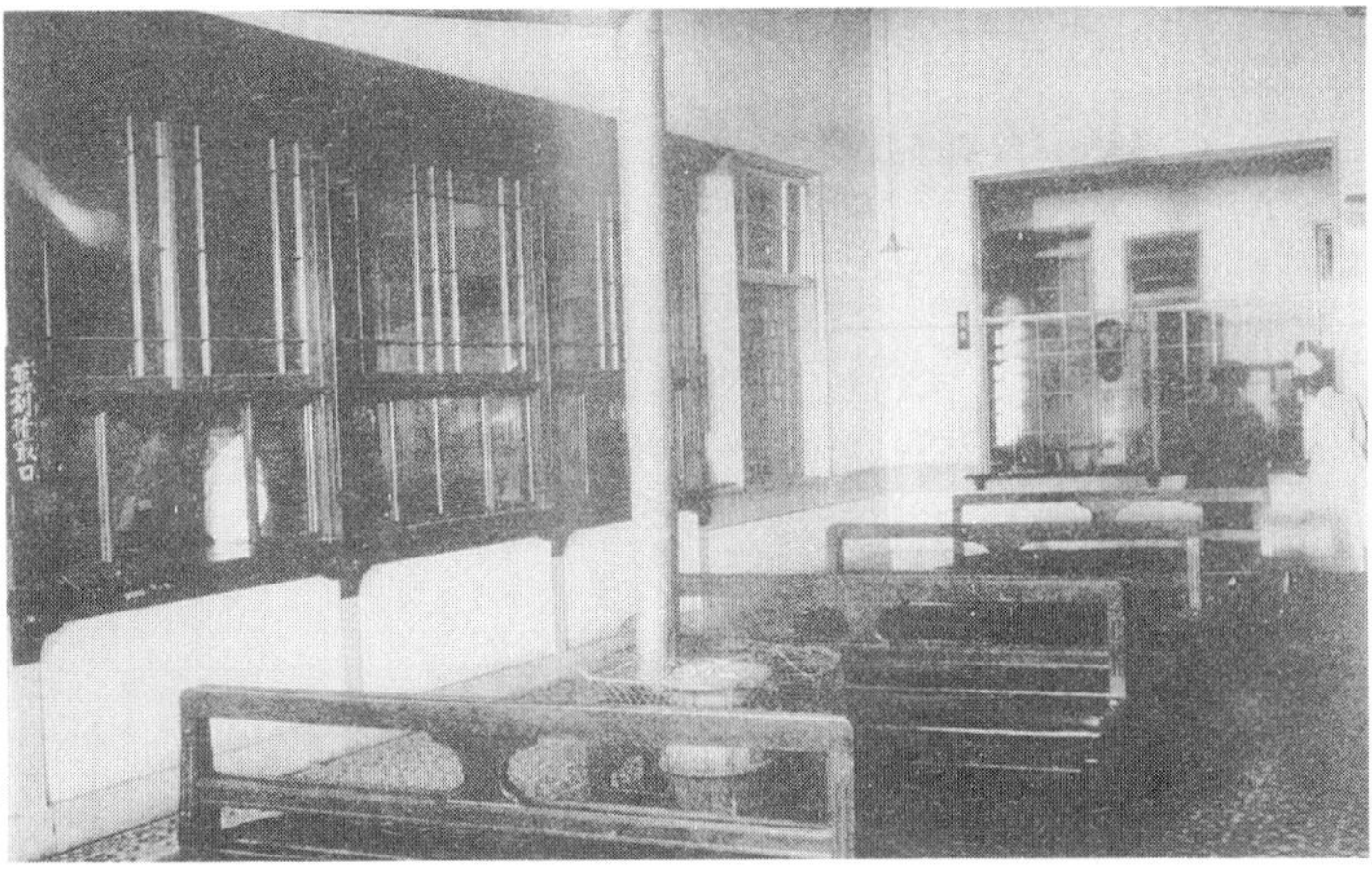

病院薬剤受取待合室
(1927年，京都府立医科大学蔵)

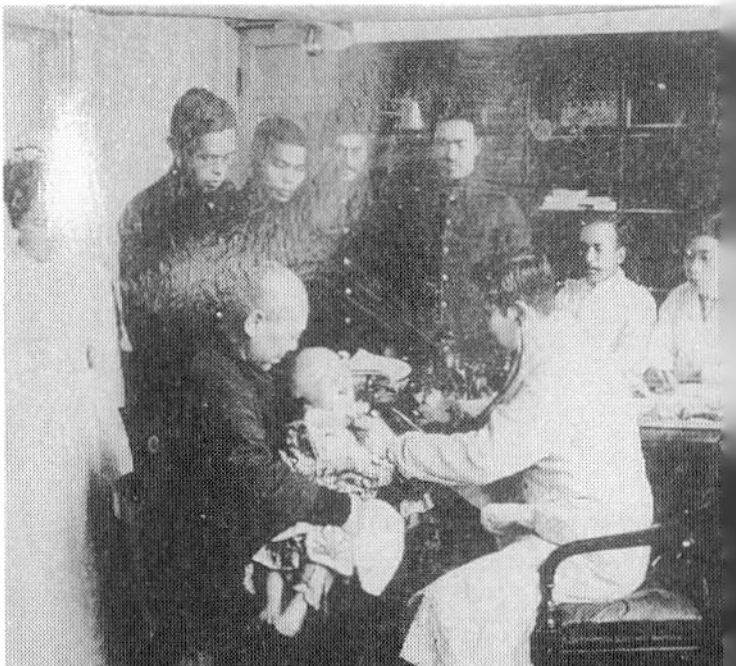

小児科診察風景
(1911年，京都府立医科大学蔵)

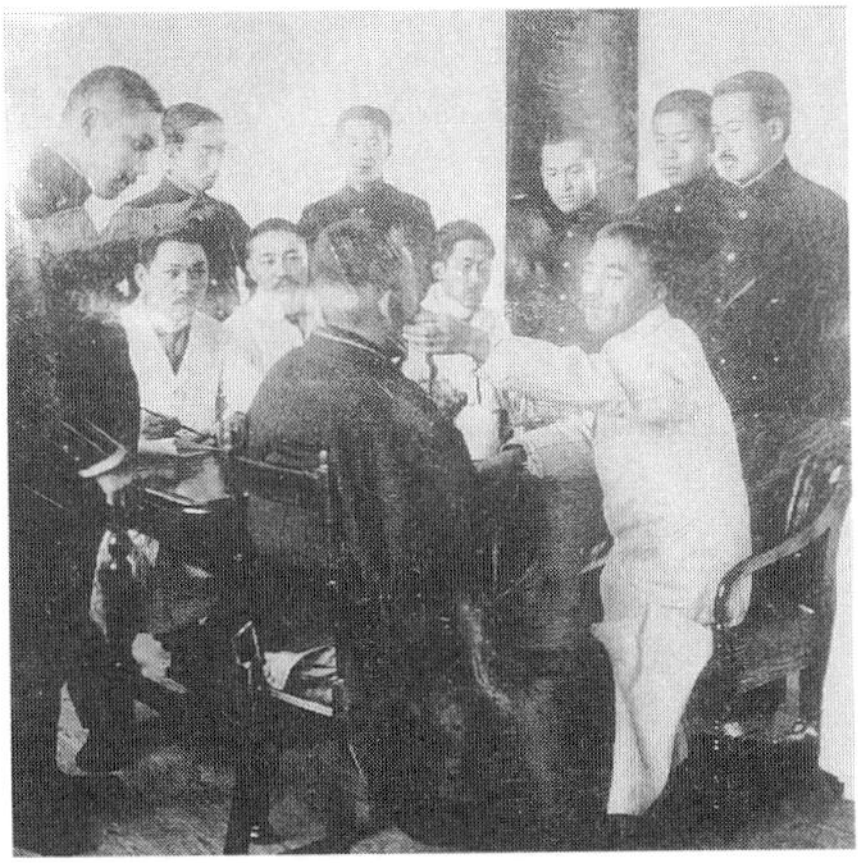

眼科診察風景
(1911年，京都府立医科大学蔵)

るものあり。其治癒すべからざる性質の疾病も、治癒すべきものと解釈せむ」として、また医師の意見の相違もあって「地位、名望、学識に富む名医の判断を仰ぐ」ため、転医に次ぐ転医が行なわれるのである。「大学其他第一流の医師は正しく最後の審判官」となっており、患家も病人もその「裁決を待て運命を決」しようとしている。彼ら医師はいわゆる「諦《あきら》め医者」の役を担うものである。このとき患家は「金銭問題は既に打算の外に在り、医家が如何に不当の請求をな」しても、甘んじてその請求を受け入れる状態にあり、医家も「足元を見て暴利暴欲を貪」ろうとしている。なかには医家より請求がなくても、富豪の徒においては「病者に対する御馳走的に、或は親戚縁者に対し斯《か》く迄で大金を投じて名医を招聘《しようへい》したりと云ふ一種の虚栄心より故《こと》らに多額の診察料を仕払ふもの」さえいる。これが医師を堕落させている根源の一部をなしていると批判している(18)。

菊太郎が専門医の診断を仰ぐために順天堂まで出かけていたころは、第一次大戦中のことで景気もよく、彼は一九一六年七月二九日の日記に、「日本は戦時に依《よ》り諸外国へ物品の供給国になり居る為、急に上々景気となり、未曾有《みぞう》の繁盛を来たせり」と記している。また八月一日には「神明社に神楽あり、農家成金《なりきん》にて人気奮発す、チト後を考へたら如何と思う」と、世間の浮かれた風潮をいましめている。一九一七年九月相甲電気株式会社の電気が入り、家に一〇燭光《しよつこう》と五燭光の電灯が点《とも》っている（横浜の佐久間権蔵の家では一九一〇年四月一三日に電灯が入り、「今夕ヨリ電灯ニ点火ス、当家ハヒバチノ間ニ十六燭一ツ、内ニワニ五燭ヲ一ツトス、昨日迄ノ一寒村、今日ハ電灯アリ」と日記に記されている）。戦時景気はその後も続き、一九一八年七月二〇日の記載によれば、「農夫ガ都会ノ工場ニ走リ、農家ノ華美ヲ来」す状況の展開となっている。産業別有業人口の構成割合をみると、一九一〇年には六〇・

六パーセントあった第一次産業が、一九二〇年には五四・〇パーセントになり、第二次産業は一六・九パーセントが二一・六パーセントにまで上昇している[19]。大戦中に農業離れが進んでいる。菊太郎は一九一八年八月一四日の日記に、「欧州戦争ガ今ヤ五年モ引続キ、為メニ日本ハ有利ノ歩調ヲ得ル立場ヨリ、近年上景気トナリ、至ル処成金輩出」の状態で、この成金連中の「金ノ運用上、物品ノ買占ヲ企図セル形勢」が「米屋ノ焼討」（米騒動）を引き起こしていると分析している。

以上、みてきたところによれば、関口家の都市近郊農村にしても、相沢家の園芸・養蚕農村にしても、農家に現金収入があった強みで医師に不自由することはなく、富裕な地主の家では複数の医師を招く「立会い診療」や専門医に診せるための転医も行なわれていた。その後、一九二〇年に始まる戦後不況が長引くにつれ、全国的に無医村が拡大することになるが[20]、村では新規に開業する医師も出て対照的な展開となっていた。

（1）『相模原市史』第三巻、三六三、三九六―三九七頁、相模原市役所、一九六九年。
（2）小木新造『ある明治人の生活史』二二一―二二四頁、中央公論社、一九八三年。
（3）『明治文学全集』第四二巻「徳富蘆花集」二〇一頁、筑摩書房、一九六六年。
（4）岡崎哲二『二〇世紀の日本』第五巻「工業化の軌跡」八四―八五頁、読売新聞社、一九九七年。
（5）大川一司ほか編『長期経済統計』第八巻「物価」一三五頁、東洋経済新報社、一九六七年。
（6）清水勝嘉編・解説『農村保健衛生実地調査（復刻版）』六六二頁、不二出版、一九九〇年。
（7）『家計調査集成』第一巻所収、青史社、一九八九年。中村隆英編『家計簿からみた近代日本生活史』九頁、東京大学出版会、一九九三年。

(8) 清水玄『国民健康保険法』一七—二二頁、羽田書店、一九三八年。
(9) 厚生省医務局編『医制百年史』付録、「衛生統計からみた医制百年の歩み」五〇頁、ぎょうせい、一九七六年。
(10) 菊池武雄『自分たちで生命を守った村』二〇、四三頁、岩波書店、一九六八年。
(11) 『日本近代文学大系』第一巻「明治開化期文学集」九九頁、角川書店、一九七〇年。
(12) 『関口日記』一八八六年一〇月一三、一六日、八九年七月一三、一四日、九〇年三月一八、一九日。
(13) 横浜開港資料館・横浜近世史研究会編『日記が語る一九世紀の横浜』一〇四—一〇五頁、山川出版社、一九九八年。
(14) 青柳精一『診療報酬の歴史』二八八—二九〇頁、思文閣出版、一九九六年。
(15) 総務庁統計局監修『日本長期統計総覧』第四巻、三九九—四〇〇頁、日本統計協会、一九八八年より作成。
(16) 『長尾折三集』第二巻「当世医者気質」一五九頁、春秋社（復刻版）、一九八二年。
(17) 『日本近代文学大系』第二二巻「徳田秋声集」一七八—一七九頁、角川書店、一九七三年。
(18) 長尾折三『噫医弊』二六—二七頁、医文学社（復刻版）、一九三四年。
(19) 注5同書、第二巻「労働力」二〇四—二二五頁、一九八八年。中村隆英『日本経済その成長と構造』二九頁、東京大学出版会、一九九三年。
(20) 川上武『現代日本医療史』四五—四六頁、勁草書房、一九六五年。

第六章　病院医療の夜明け

一　開業医と村の医療

戦前における地域医療の中核は診療所の医師である。彼ら開業医は日常の診療のほか、コレラ・赤痢・腸チフス・ジフテリアといった伝染病（感染症）の流行期には防疫・治療の前線に立たなければならない。『相沢日記』一八九六（明治二九）年八月四日をみると「世間病人多し、医者多忙なり」とあり、矢島医師が菊太郎とともに衛生組員となって赤痢対策に追われている。その翌年八月にも「赤痢病蔓延し秋蚕飼養者少し」「赤痢病流行し、当相原村部内にて昨二十四日迄に……計九十人にて、既に治癒の者十五、死せる者十五人」という悲惨な状況のなかで、衛生委員や巡査による衛生巡回と消毒出張、雇用人夫らによる「消毒便焼」が毎日のように行なわれ、矢島も予防委員の一人として巡回執務をこなしている。村に避病院が設置されれば、収容患者の治療にもあたり、また患者が出た家の「付近の人家一人毎に健康診断」を実施し（一九一七年六月一九日）、県から派遣された検疫医（一八八〇年七月制定の伝染病予防規則にもとづいて設置）の応待もするといった具合で忙殺されている。コレラは一九〇〇年代に入ると散発的な発生をみるだけとなるが、そのほかは一九六〇年代半ばまで死者を出しており、防疫業務は開業医にとって大きな負担となっていた(1)。

ところで、『相沢日記』には衛生委員・衛生組合長・予防委員といった名が入り乱れて記されているが、法的には衛生委員は一八七九年の内務省達（町村衛生事務条項）によって設けられた住民公選の委員である。衛生行政事務および衛生教育、伝染病流行時の防疫を職掌としていたが、地方財政における衛生行政費の削減策と民権派衛生委員に対する弾圧によって、一八八五年八月には廃されている(2)。その際、衛生に関する事務は戸長の取り扱いとされたが、一八九三年に地方官の官制が改正されたとき警察の所管に移され、それ以後、衛生行政は地域住民の意思から離れたところで命令的に指図されるものとなった。一九一〇年には警察医務と衛生事務を担当する警察医が府県庁に配置されたが、開業医の兼務した嘱託警察医に関しては、長尾折三がその横暴さと弊害を暴露している(3)。次に衛生組合長であるが、これは清潔を励行し伝染病の流行を阻止させるために、近世の

神奈川県下の伝染病による死者数（人）

年次	コレラ	赤痢	腸チフス	ジフテリア
1895	582	49	157	87
1896	48	276	195	125
1897	18	1,417	125	244
1898	13	1,025	157	171
1899	20	723	123	124
1900	7	715	114	140
1901	7	264	122	115
1902	2	162	148	157
1903	0	335	138	163
1904	3	107	132	150
1905	1	219	125	139
1906	0	103	97	145
1907	106	47	177	167
1908	1	56	360	126
1909	0	91	149	117
1910	0	74	241	145

五人組における密告制と相互扶助制を採り入れて組織した衛生組合の長のことで、同組合は一八八七年八月の「虎列剌《コレラ》病予防消毒心得書」（内務省訓令）によって町内毎の設置が求められている。[4] また予防委員は一八九七年公布（一九〇五年改正）の伝染病予防法によって法定化されたものである。

伝染病予防法では、地方長官は衛生組合を設けて清潔方法、家屋の清潔、上下水・ゴミ溜・便所などの掃除、消毒方法（石炭酸・生石灰・亜硫酸ガス・亜硝酸ガスなどによって伝染病毒を消滅）、その他伝染病の予防救治に関する規定を定めること、市町村は医師を加えた予防委員を選任すること、府県に検疫委員を置くこと、伝染病院・隔離病舎・隔離所・消毒所を設置すること、伝染病またはその疑いのある患者もしくは死者が出た場合には、医師の診断もしくは検案を受け、直ちに所在地の警察・官吏・市町村長・区長・戸長・検疫委員・予防委員に届け出ること、伝染病患者が出た家においては医師または当該吏員の指示で清潔方法および消毒方法を行なうこと、患者は伝染病院または隔離病舎に入れること、患者の周辺の人を検診（健康診断）すること、患者の死体は原則として火葬にすることなどが指示されている。なお、これらに要する費用のうち検疫に関する事項は府県税で、そのほかはすべて市町村が負担することとなっており、国税からの支出はなかった。

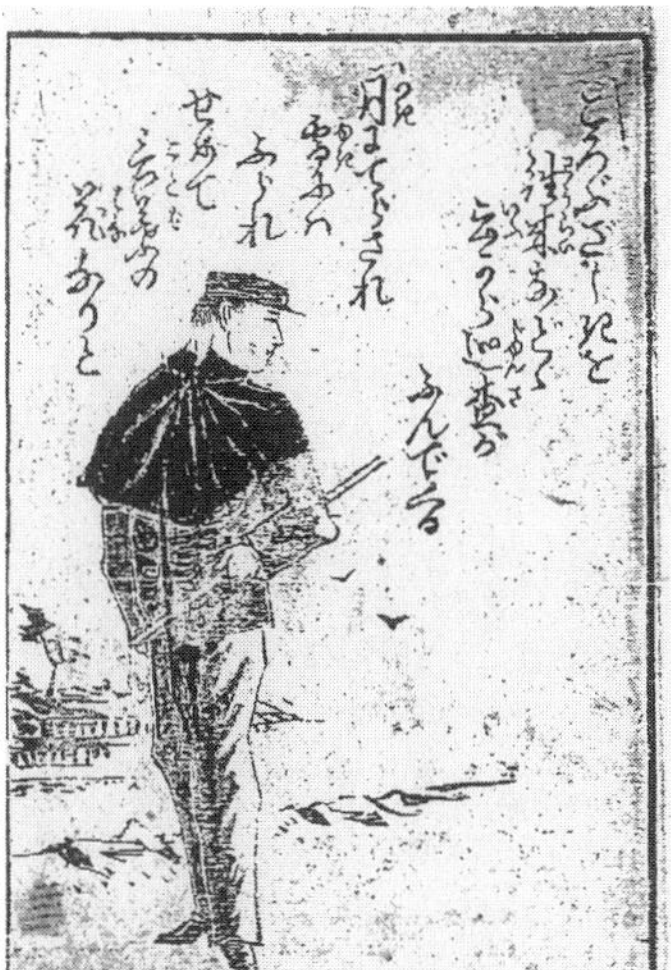
明治の巡査
（『開化花揃都々一』1882年，早稲田大学図書館蔵）

矢島医師は前にみたように衛生組員・予防委員として、また村から委任された村医（一八八三年一月改定の神奈川県事務章程によれば、衛生課常務掛が郡区医・町村医の配置に関する事務を管掌するとある）[5]として伝染病対策にあたっている。流行時には県医・検疫医の応援をうけているが、県医と村医との間には衛生業務において分担があった。たとえば、狂犬病への対応には県医があたっており、流行時には役場で注射がなされている[6]。その際、狂犬は巡査によって撲殺されている（『自渉録』一八八九年五月三一日、六月一日ほか）。また生徒や工女らのトラホーム検査は県医の担当となっている[7]。これは「学生生徒身体検査規定」（一八九七年）にもとづくものであるが、当時はトラホームが蔓延《まんえん》していた関係で工女も検査対象とされていたようである[8]。役場や寺を徴兵署にあてて行なわれた徴兵検査の際のトラホーム・花柳病検診は軍医（徴兵医官）や警察医があたっており[9]、村民に対してしばしば実施されていた衛生教育については警察医と県医が主に担当している。一九一八年四月二二日の日記をみると、「十一時より学校へ行く。此時、大川防疫官及溝分署長深野氏、花上警察医来られ、午後より衛生講話」とあり、同時開催の「衛生展覧会」には三日間で三四四五人の来観者があったという。

風邪の流行も頻繁にみられたが、菊太郎は用務のために訪れた藤沢の郡役所にて警察医の花上より「寒（感）冒予防ワクチン注射」を受けている（一九二〇年一月一四日）。予防注射は警察医の管掌となっていたのであろうか。彼が予防接種を受けたのは「世界風と云い、日本至る処之なきはなし」（一九一八年一〇月三一日）といわれ、全国で死者一五万人も出したスペイン風邪の記憶が生々しく蘇《よみがえ》ったからであろう。

天然痘は一八八〇年代半ば、九〇年代、一九〇〇年代後半に大きな流行があり、それが過ぎると神奈川県下では小規模な流行に移行しているが(10)、その予防法である種痘は村医の担当となっている。一八七六年公布の天然痘予防規則および種痘医規則によれば、種痘は受けることが義務とされているが、種痘術を行なえる者については免許状を所持している者に限るとされている。ただし、医術開業免許状所持の者、医術をもって官省府県に勤務している者はこの限りではないとあるから、開業医の多くは種痘医を兼ねていたことになる。八五年公布の種痘規則では、種痘は出生後満一年以内と、その後五年ないし七年に再種、さらに五年ないし七年を経て三種目を行なうこと、天然痘流行の兆《きざ》しがあるときは臨時に種痘を実施すること、医師は種痘後、善感不善感を検診して種痘証を付与すること、付与された者はそれを戸長役場に届け出ることなどが定められている。

女子教育者の下田歌子は高等女学校の教科書の中で、「天寿を縮め、左《さ》無《な》きも容貌をして醜悪ならしめ」る天然痘の恐ろしさを訴え、種痘の時期や接種後の経過を詳述したうえで、「官の懇篤《こんとく》なる注意」をうるさく思わず、種痘を受けるべき時期が来たならば必ず接種すべきであると説いている(11)。相原村では「春期種痘あり、医吉川礼助氏、初種、再種のみにて九十人ばかり種痘者あり」(一八九八年五月一〇日)とみえるように、例年四月に種痘が行なわれている。また役場や学校、寺を会場にした臨時の種痘もあり、

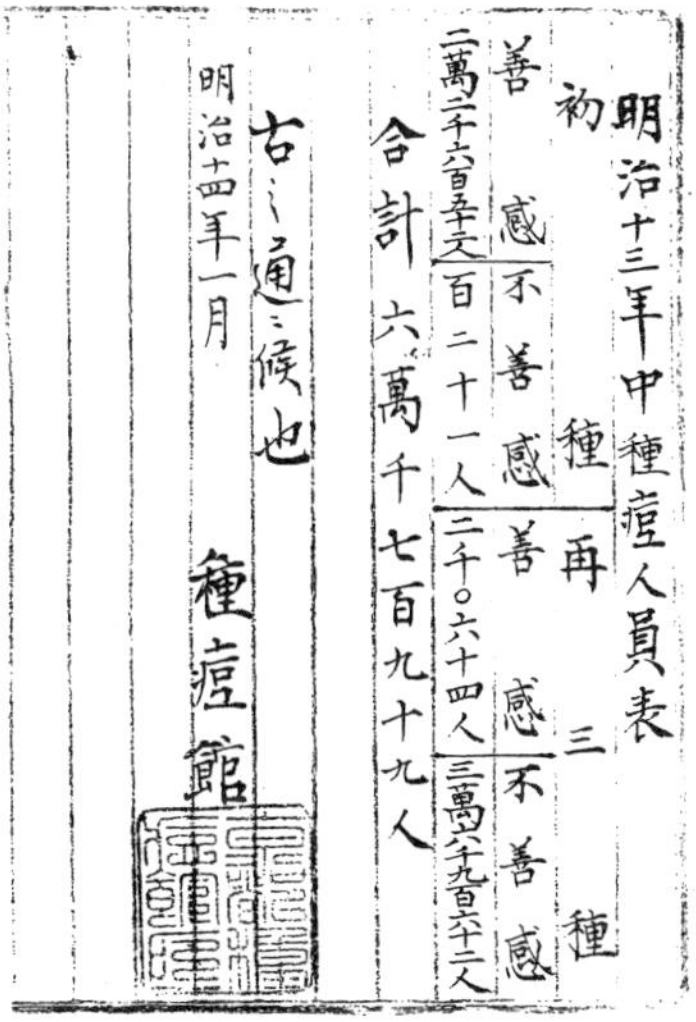

1881年の種痘記録(京都府立医科大学蔵)

一九〇八年二月には一週間かけて矢島が二五五九人に接種している。

石上憲定の日記『自渉録』によれば、種痘を実施する際、役場は駐在所と相談したうえで、その予定を掲示場に張札することになっていた（一九一〇年四月二七日）。巡査は役場で種痘の人員を調べ（五月二三日）、数日前から「種痘勧誘」「巡回督促」（一八八八年一二月一四日、一八九四年二月一七日ほか）を行なっている。種痘には村医と役場書記があたり、巡査がその場に立会い、騒がしいときには制止する（一八九四年二月一九日ほか）。種痘所として寺・小学校・神官宅があてられ（一八九九年四月二八日ほか）、不参者の所へ巡査が督促に出向いている（一九一〇年五月七日）。

関谷村（現在の鎌倉市関谷）の『大街堂日記』には「近代疱瘡《ほうそう》人多故、葬礼勤人少し」（一八七五年二月一八日）とあるように、疱瘡（天然痘）の流行によって葬礼を手伝ってくれる人が少ないといった事態も生じている。同村では流行があると、医師による「種痘植」（一八九〇年一月二二日）と同時に「笹湯《ささゆ》」や「湯掛《ゆか》け」といわれた行事[12]、すなわち沸騰させた米のとぎ汁に酒を少し加え、それに赤の手拭をひたして顔や体をぬぐう儀礼が執り行なわれている。これは疱瘡が快方に向かっているときに行なわれていたようである。

矢島は種痘業務のほかに、「轢《れき》死《し》者あり……松本巡査、矢島医師を伴い立会検視の上、役場に引取る。夫《それ》より人夫を雇い小山蓮乗院墓地に仮埋葬」（一九一〇年一〇月二日）とあるような変死者の検視、あるいは行旅病人及行旅死亡人取扱法（一八九九年三月公布）に規定されている「歩行ニ堪ヘサル行旅中ノ病人ニシテ療養ノ途ヲ有セス、且救護者ナキ者」が死亡した際の、その診断書の作成事務も担当していた[13]。

日常の診療活動の面では往診の占める割合が高く、深夜でも呼び出されれば出かけなければならなかった。そうした村医の苦労を長尾折三は「正直にも寧《むし》ろ馬鹿正直なるは田舎医者也」と述べ、「朝に失敗あれば、夕に一郷一村に伝搬（播）するような狭い土地にあっては、医者は患者に「親族的」ならざるをえず、その「往診するや尋常一様の苦心にあらず」、山間僻地《へきち》の車も通らない畦路《あぜみち》を自転車や馬で奔走し、「深夜人なき畦路伝ひ、朔風《さくふう》面を掠《かす》めて剣よりも冷か也。暗夜時に燈下を失ふて脛《すね》小溝に没するの奇談之なきにあらず」と文学的に表現している(14)。矢島もそれに近いものであった。

一九〇五年三月八日、日露戦争の充員召集を受けた親戚の送別の宴より帰った菊太郎は、床に就かんとして横になったところ鳩尾《きゅうび》（みぞおち）部に激痛を感じ、矢島に深夜の往診を依頼している。そのときの状況を続けてみると、菊太郎の妻さとからの伝言をうけた本家は直ちに母と兄が出向き、ほぼ同じ時に矢島もかけつけている。彼の診断によれば胃けいれんとある。注射が効き、漸次痛みは遠のいたようであるが、母と兄と矢島の三人は未明まで付き添っている。翌日も時々激痛があるため、菊太郎は前のごとく世話をうけ、その翌日も同じ状況にある。矢島は泊りがけで看護にあたり、激痛があるたびに注射をしている。一二日以降は回春堂も加わって診ている。二六日になってやっと快方に向かう。二七日は朝より起床して室内運動をし、この日より「水薬調剤変る」とある。二九日には村長と書記が来て、日露戦争の戦費調達のための第四回国庫債券応募方について相談を受ける。日清戦争以後、戦費および戦後経営のために増え続けた財政規模を支えるため、政府は公債を国内外に向けて大量に発行しているが(15)、その引き受け手は菊太郎ら地主であった。菊太郎の病は回復するのに一カ月以上もかかり、「床上《とこあ》げ」は四月一五日で、その日、赤飯を三一家に配ったとある。

菊太郎の胃けいれんは前年に始まった日露戦争が影響していたようで、彼は馬匹徴発の業務や出征軍人の家への御見舞い、戦没者の村葬といったことなどで日常生活は多忙をきわめていた。日露戦争に関していえば、浅川村の親戚である鈴木圭二・淳一の二人が一九〇四年九月一八日に近衛臨時衛生隊看護手として出征している(16)。淳一のほうは脚気のため同年一〇月一三日に旅順口の病院に入院し、一八日には東京予備病院戸山分院に戻されているが、翌年八月一八日の日記には、淳一からの「一五日午前十一時、命令にて依レ病招集解除、帰郷を命ぜられ、同夜十一時頃、浅川自宅へ帰省」という葉書に対して、菊太郎は「依レ病如レ斯は国家の不足とするところなれ共、個人の鈴木は幸福なり」と感想をもらし、九月一日には「日露戦争講和成る、不満足に了《おわ》る。国民激奮無限」と記している。その後、胃けいれんのほうは穏やかに推移していたが、佐久間権蔵が日記に「明治ノ初年よりノ懸案タリシ、韓国、本日目出度モ合邦ノ詔書条約出ツ、国家国民ノ大慶不過之、衷心愉快ニ堪ヘス」（一九一〇年八月二九日）と記した日韓併合に関する条約の調印がなされた一九一〇年、菊太郎は再発をみている。一一月二八日夜のこと、セメン薬（駆虫薬）を飲んでも効かず、午前一時ごろ矢島に往診を依頼したとある。全快をみたのは一二月九日であった。

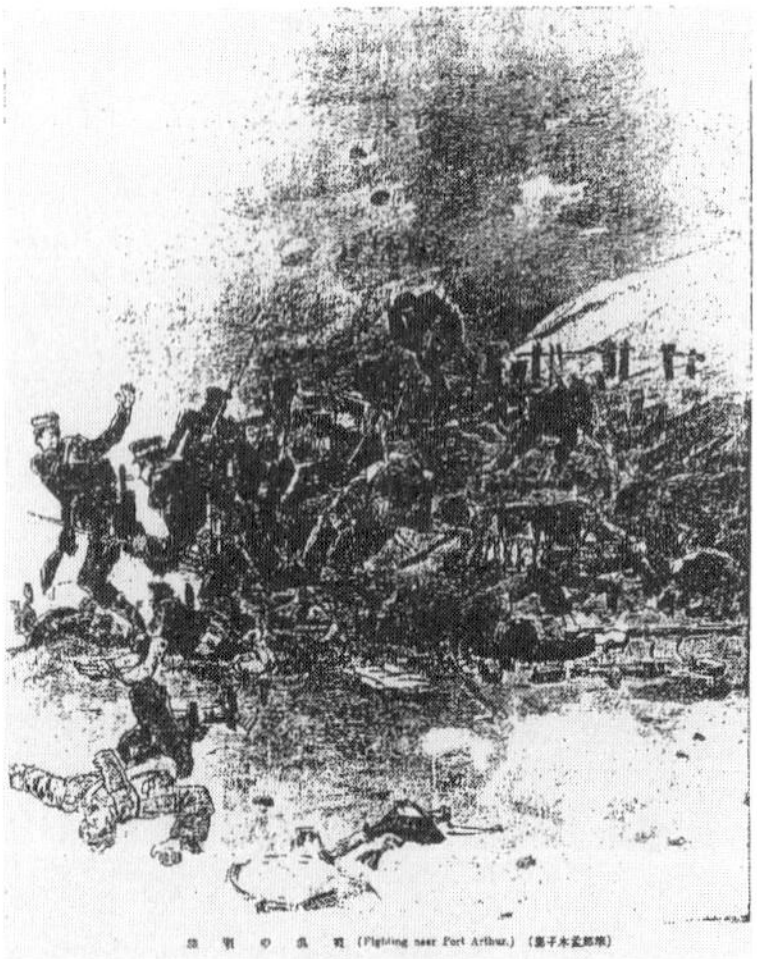
旅順攻略の報道（『日本画報』1904年10月17日，早稲田大学図書館西垣文庫蔵）

矢島のこのような医療に対する真摯《しんし》な姿勢が評判を得たのであろうか、一九〇一年一月矢島は病院の建設に着手している。当時、近辺には病院がなかったようで、入院が必要な病気になると、村民は横浜や東京へ出なければならなかった。菩提寺の僧は横浜十全病院に入院し（一九〇〇年五月二二日）、菊太郎は横浜戸塚町の長光寺薬室（医院）で診察を受けた後、中川村阿久和（現在の横浜市瀬谷区）にあった横浜三島堂病院に入院（一九〇一年八月二八日～九月六日）、村長も病気治療のために出京して東京の病院で四日を過ごしている（一九〇八年二月七日～一〇日）。

明治の初め、共済（共救・共立）病院という名で低薬価・低診療料の病院が村の有力者たちによって各地に建てられているが（『朝野新聞』一八七九年九月一二日）[17]、相原村でもそのような有志の出資による共立病院があったようである。一八八九年九月三〇日の日記には「共立病院存廃のことに付、株主一同協議」のため集会するとあり、翌年五月一九日には「共立病院残務委員より決算表」が送られてきたとある。西南戦争の際に濫発された紙幣がもたらしたインフレーションを抑えるために、一八八一年に始まった大蔵卿松方正義によるデフレーション政策と府県立医学校に対する地方税の支弁を禁じた八七年の勅令が地方の公的な病院の多くを廃院に追い込むことになったが、これもその中の

入院証

入院治療相願候上ハ諸事御規則遵守候ハ勿論
若シ不都合等有之節ハ保証人ニ於テ引請可申
依テ入院証差出置キ候也

明治　年　月　日　　願人

福島病院
事務局御中

本書之通相違無之候也

保証人

入院証（福島県病院規則，1885年）

病院・病床数の推移

	病院数		病床数	
年次	全国	神奈川県	全国	神奈川県
1901	842	29	—	—
1906	777	30	—	—
1911	2,521	198	—	3,931
1916	2,758	214	38,873	4,650
1921	3,092	240	39,740	5,301
1926	3,429	229	105,709	4,670
1931	3,813	216	127,557	6,301
1936	4,470	219	160,070	7,049

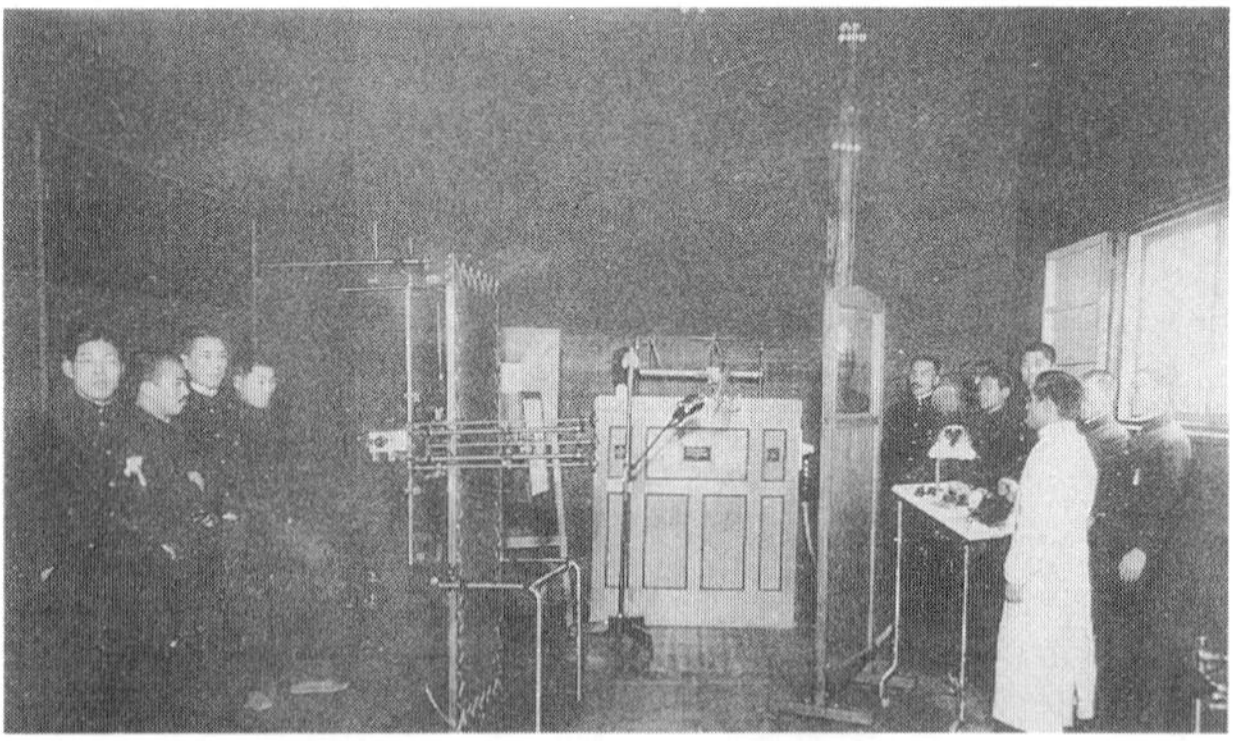

レントゲン室（一九一四年、京都府立医科大学蔵）

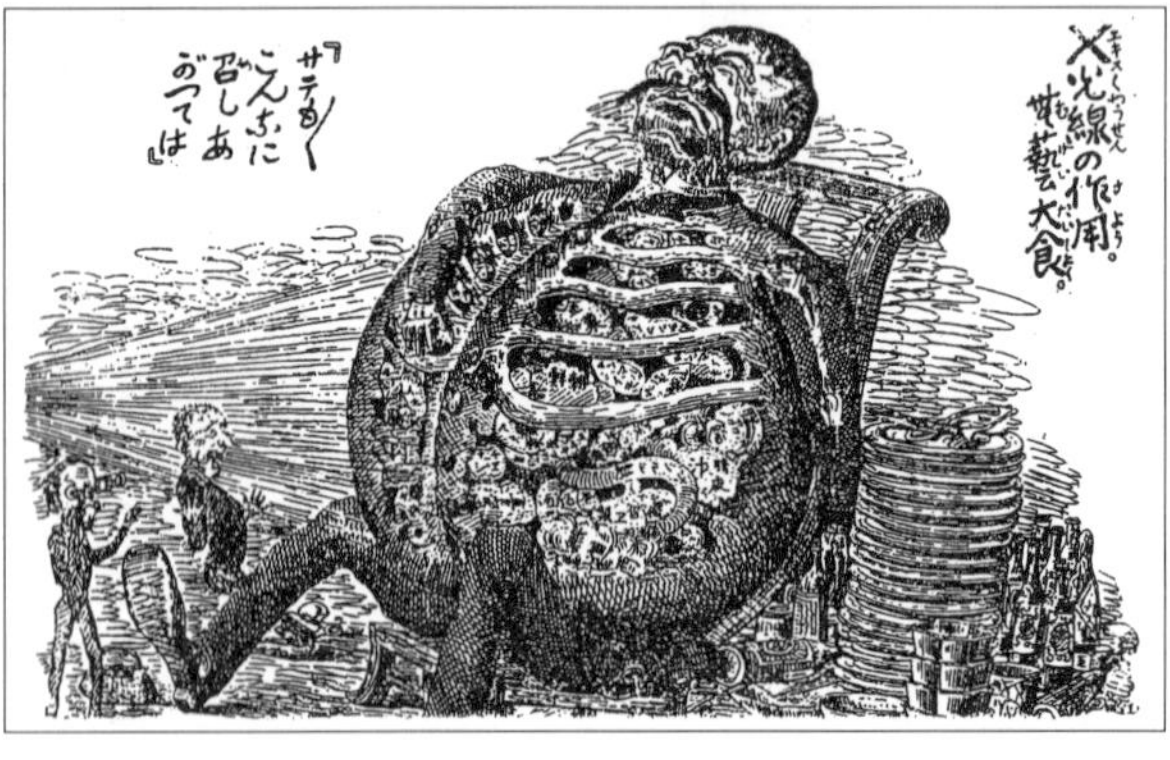

無芸大食の風刺に使われたX光線（『東京ポンチ』一八九八年一月二一日、早稲田大学図書館西垣文庫蔵）

ひとつなのであろう。

第一次大戦前は北海道・東北地方における大凶作とそれにともなう米価の高騰によって、都市部では同盟罷業《ひぎょう》が頻発し、『昼間日記』の一九一二年一一月五、六日によれば、「左右田銀行評判悪シク取付ニテ大混雑、預ケ金引出ス」といった銀行の取り付け騒ぎまで起こしているが、開戦による景気回復は病院にも好影響を与え、病院数を急激に増やすことになった[18]。その多くは矢島のように診療所から発展した民間病院で、相原村でも大正期に入ると回春堂の青木が診療所の建て替えをしている[19]。だが、そのころになっても菊太郎やその周辺では、入院が予想されるような症状のときには東京や横浜の病院に頼っている。一九一四年五月「患部手術の為め日本橋浜町三丁目浜町病院」に入院した菊太郎の姉は、二一年一一月一〇日には「北村病院を経て、次に築地林病院に入り、切開後、遂に全快せず麻酔のまま」死亡している。遺体は東京から車二台で運び、「此賃二百二十四円を要す。夜中の為め倍額の由」であったという。一一日の夕方に入棺して通夜となり、一三日に葬式を行なっている。また一九二五年一二月一五日には兄の安右衛門が東京の鉄道病院へ行き、大正期になって普及し始めた「エツキス光線に依」る診察、すなわちレントゲン検査を受けている。長尾折三は『噫医弊《ああいへい》』にて、地方人士が大家の診療を受けようと大挙上京している様子を語り、大病院の医員が「本院の如きは純然たる田舎富豪患者の金捨場なり」と述べたという話を紹介しているが[20]、菊太郎の周辺でもそれが当てはまるようである。

二　病院死と在宅死

徳田秋声は小説『黴《かび》』（一九一二年）において、「医師は聴診器を鞄《かばん》に仕舞ふと、目に深い不安の色を見せて、髯《ひげ》を捻《ひね》りながら黙つていた。」と往診の情景を描写しているが、[21]戦前の家庭では往診医に支えられて家で死を迎えるのが一般的であり、病院死はきわめて少なかった。『相沢日記』には病院死が二例、[22]『昼間日記』には一例、[23]『関口日記』には四例[24]といった状態である。入院といえば手術を要する場合か、隔離を強制される法定伝染病に罹患した場合にほとんどかぎられており、家での療養に比べて経費も高くついた。したがって、貧しい家では公立の施療院に入るか（石川啄木『千九百十二年日記』[25]）、入院をあきらめるしか手はなかったが、困ったのは金持ちでもなく貧しくもないといった中間層である。

谷崎潤一郎の小説『異端者の悲しみ』（一九一七年）には、その中間層にあたる東京下町の夫婦が肺病の娘の療養をめぐって言い争う場面がある。その箇所を少しのぞいてみると、「そりや己《おれ》だつて、病院へ入れてやりてえ事はやりてえけれど、金がねえものは仕様がねえやな。」という父親のセリフに対して、「人間一人が助かるか助からないかの境だものを、入院ぐらいさせてやらなけりや、あんまり親が無慈悲だつて云はれたつて仕方がありやしない。」「助からないにしたところが、せめて病院へでも入れてやつて、いいお医者に見せてやらなけりや私やあきらめが付きやしない。」と母親はだだっ子のように応じている。「そりや、贅沢《ぜいたく》を云つた日にやあ、大学病院へ入れるとか、青山（東京帝国大学医科大学長の青山胤通）さんに見て貰《もら》ふとか、際限《さいげん》のねえ話だけれど、さうしたところがつまりはまあ、助からねえと知りながら気休めの為めに金を使つて見るだけの事で、貧乏人が無理算段をして迄も、真似をするにや及ばねえ事なんだ。」といわれれば、母親は「病院へ入れる事が出来ないなら、看護婦か女中なりとも雇つて欲しい。」と脹面《ふくれづら》になって要求している。(26) これをみると、入院よりも女中や派出看護婦を雇うほうが安くついたようである。一九〇一年三月八日の『関口日記』には、神保病院で死去した知人の遺族の話として、病院と葬儀に合わせて一五〇円ほどの出費があったと記されている。これは当時の米価に換算すれば、およそ一八〇〇キログラムに相当する額である。

都市近郊の関口家では前章においてみたように、一八八〇年代になると東京の著名な病院や横浜十全病院の利用が始まっており、また親族や知人が入院すれば「かすていら（カステラ）」を持参して見舞いにも出かけている。当時は一〇床以上のベッドがあれば病院、九床以下が診療所と区別されていたが、往診の要請には病院も応じている。一八九〇年代の療病院（京都府立医科大学付属病院の前身）では「市内および接続郡村」の往診料を通常で一円、「急往診」で一円五〇銭と定めている。ちなみに、入院料は一等室七〇銭、二等室五〇銭、三等室三五銭、伝染病室は二等室に同じとある。(27) 一八八〇年代後半における著名な病院の入院料（一日）と付添い婦の料金をみると、順天堂医院

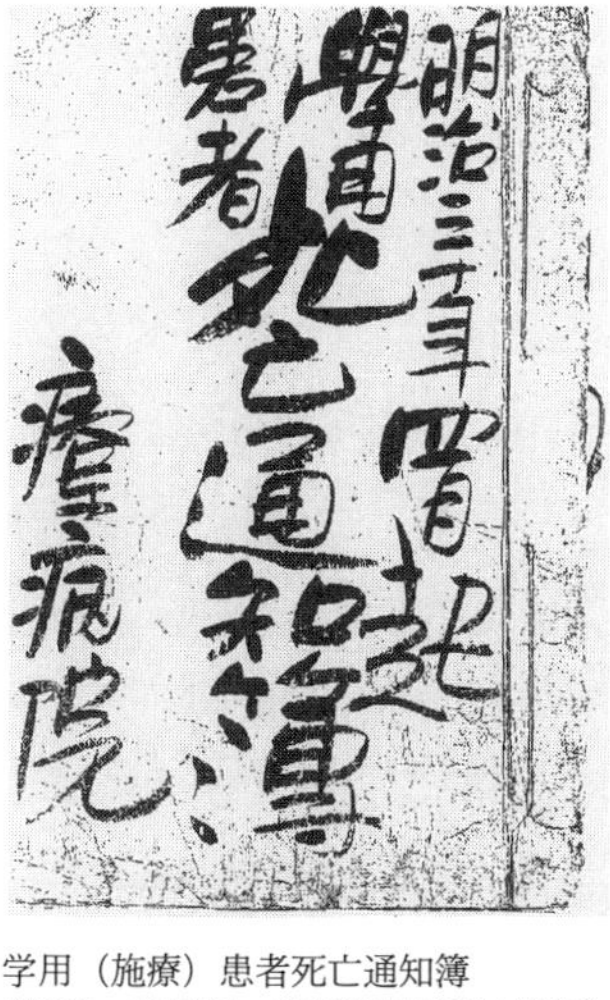

学用（施療）患者死亡通知簿
(1897－1899年，京都府立医科大学蔵)

で「特別（一〇畳個室）一円、上等（六畳個室）六〇銭、中等（八畳二人）五〇銭、下等（広間雑居）四〇銭、付添人二〇銭、雇女一八銭」とあり、また佐々木東洋の杏雲《きょううん》堂病院では「上等（レンガ造り個室）六五銭、中等（木造個室）五五銭、付添人二〇銭、看護人一八銭」、樫村清徳の山龍堂病院で「上等（個室）一円、中等（二人一室）八〇銭、下等（三人以上）六〇銭、付添人一五銭」などとなっているが(28)、関口家のかかりつけ医であった小木曽が赤痢にかかって横浜老松町の近藤病院に入院したときは、入院料が一日につき一等室八畳一間で一円五〇銭、二等室六畳一間で一円三〇銭であった（一九〇〇年七月一三日）。

病院広告が新聞などに出始めるのは一八八〇年代の終りごろといわれているが(29)、一九〇〇年代に入ると東京では病院も増え、患者を集めるための誇大広告もみられるようになる(30)。関口昭知もそんな広告に引きずられたのであろうか。一九〇〇年八月六日のこと、毎年のように悩まされていた「田虫」（白癬）の根治をめざしてわざわざ東京の病院へ出かけている。七日に芝生病院で診察を乞うたところ、医師

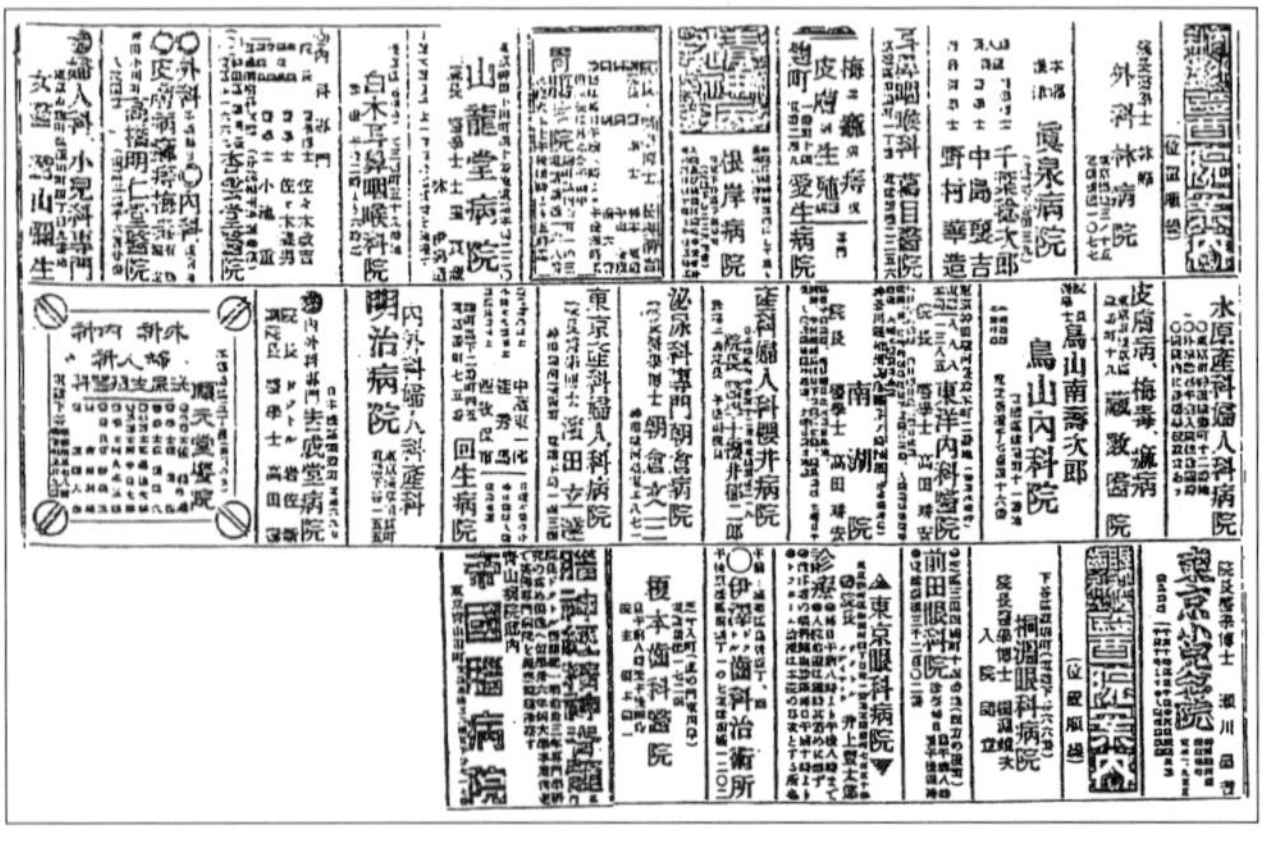

氾濫する病院広告（『毎日新聞』一九〇六年六月）

は「二週間ニテ全治ヲ受合」ったので、昭知はそこへの入院を決めている。しかし、何があったのか、「同院ハ広告トハ非常ニ相違致居候ニ付退院」したとある。彼はその日、知人宅に泊まって翌日、木挽町の加藤病院に再入院し、一一日に退院している。

関口家からそれほど離れていない獅子《しし》ケ谷村（現在の横浜市鶴見区）の地主昼間末吉の医療をめぐる動きをみても、関口家と似たようなものとなっている。昼間末吉（一八八三年―一九五三年）は名主昼間源之助（幕末期の持高一六石九斗余）とウメとの間にできた長女直《なお》の婿養子で、一八八三年に結婚して二男二女をもうけているが、みずから水田・畑を耕作するとともに小作にも出している小地主である。(31)『昼間日記』にはかかりつけの栗田医師が頻出しており、主に八月と一二月に薬礼（薬価）が支払われている。ほかに三島堂医院(32)、三崎堂(33)、神奈川医師(34)、神奈川関医院(35)といった名がみられ、往診医を迎えての療養と家での死がほとんどである。

同日記には知人の入院見舞いに関する記事が比較的多い。彼は横浜十全病院(36)、野毛《のげ》病院(37)、近藤病院(38)、川崎中島院(39)、東京築地林病院(40)に出かけているが、いずれも一九一〇年代のことである。横浜十全病院は『大街堂日記』にも登場し(41)、当時、県内で最も名の知られた病院である。野毛病院には一九一五年五月三日、昼間末吉の妻直が入院しており、その際、末吉がその看護にあたっている。また翌年の一月三〇日には孫の清がころんで手首に針を通す怪我をしたため、同病院で治療を受け、診療料四円を支払っている。このときはしばらく通院し、後にかかりつけ医の栗田に切り換えている。近藤病院は神奈川県医会の初代会長近藤良薫の病院であるが、昼間末吉の次男富長が一八一八年一二月三日に入院している。そのときの状況をみると、末吉と妻直とが交代で看病をしており、日記には一七日「吾近藤病院へ行、直ト交代」、一八日「直……帰宅ス、吾近藤病院」、一九日「吾ハ病院」、二〇日「吾病院看護」、二一日「吾病院」と、看病疲れのせいで簡潔に記されている。

入院となれば療養生活に必要な夜具をはじめとする日用諸道具を家から持ち込まなければならない。胃潰瘍のため東京帝国大学医学部付属病院に入院した寺田寅彦の小説『病室の花』（一九二〇年）をみると、彼は人力車で「いろいろの道具」と花鉢を病室に運び込んでいる。[42] 関口昭知が横浜十全病院に入院すると決まったときも、使いの者に「衣類其他壱包頼届」けさせているが（一八八七年二月二四日）、病院で自炊ともなれば患者の家族の負担は大きなものとなる（病院の完全給食制は一九五〇年、質の確保をめざした基準給食制の導入は五八年のことである）。家族だけでの対応が困難となれば付添い婦や看護婦を雇わなければならない。『相沢日記』にはそのような例がいくつかみられる。

一九二〇年八月三日の午後、横浜にいた菊太郎の三男保雄のもとへ出かけていた四男の栄久が、海水浴から戻って発熱とのこと。二ツ谷の横尾医師による往診にもかかわらず、熱が下がらないという電話を受けて菊太郎は急拠、駆けつけている。二日間、保雄のもとで看護。七日になって保雄を知人のもとに遣し、「横浜の病院調べ」をさせたうえで、太田町にあった加納病院への入院を決め、「迎へ

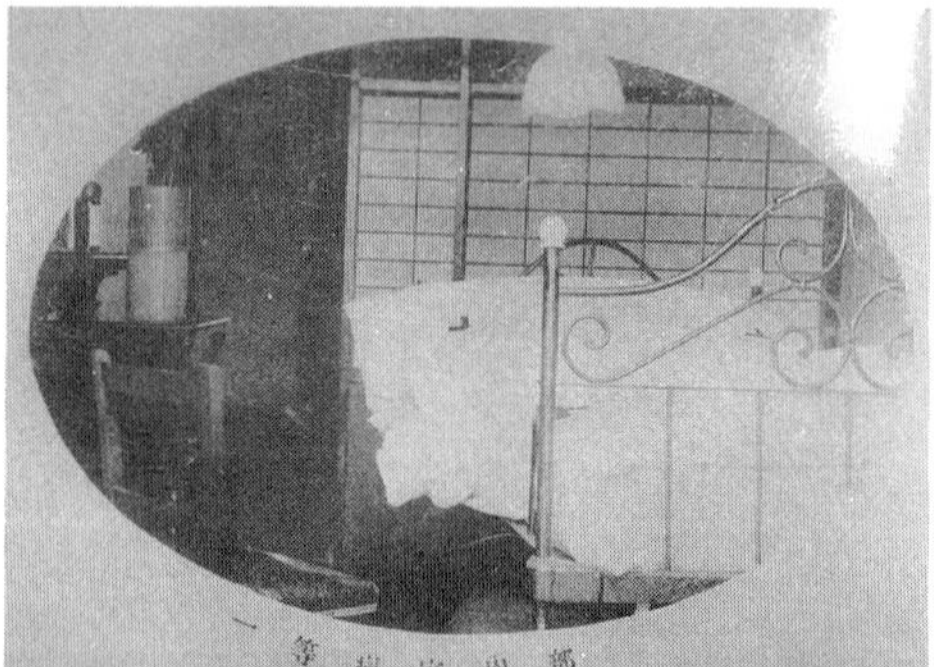

1等病室（1911年，京都府立医科大学蔵）

の寝台車」を出して栄久を運んでいる。病院では一等室へ入室させ、「看護婦（一等）小菅芳子を特に雇入れ付添はせたり。日当二円と二食を支給すること、入院料四円」と約定。保雄には毎晩、病院を見舞うように言いつけて菊太郎は帰村しているが、栄久の病は院長医学士加納禎吉の診察によれば、急性脚気とある。一二日菊太郎は栄久を見舞って三〇円と本家からの見舞金五円を渡している。一四日長男茂治を病院に遣わして退院の手続きを済ませ、一五日に栄久を連れて家に帰らせている。この間の入院費とその他の経費を合わせて一〇〇円ほどとある。

この年一〇月、第一次大戦後の不況が養蚕農家を襲い、同月一六日には「蚕事家モ売桑方モ案外ノ打撃ニ唖然《あぜん》タリ。七、八月頃蚕ノ不作ニ加へ未曾有ノ麦作大違作、昔ノ者サヘ覚エナシト云フ程」で、春には四貫目一〇〇〇円であった生糸が、今では二五〇円に暴落しているような状態である。そのため小作農家の所得低下は著しく、各地で小作争議が頻発し(43)、菊太郎もその波をかぶっている。栄久の入院はそんな重苦しい空気の中でのことであった。

翌年三月六日には、菊太郎の妹エイの夫である新宅の潤五郎（内外物産株式会社副社長、前村会議員）が眼の治療のため、東京九段にある河本眼科病院に入院している。このときも付添いの看護婦が雇われている。菊太郎は病院に泊って看病にあたっていたが、一五日の午後一〇時、病状の急変に際会する。担当医は「余程危険なり」という。午前二時、本家などに「至急出京を促」す電報を打つ。午前一〇時、自動車で駆けつけた三人と相談して内科の専門医へ移すことに決め、病院の紹介を得て神田駿河台にいる佐野博士の診察を乞う。患者を午後四時に「同博士経営の佐野病院へ寝台車にて静かに移転」させ、看護婦らが人力車で同行。菊太郎は一六、一七日と病院にとどまって看病にあたり、一八日には帰村して新宅と本家に状況を報告。二〇日の夕刻、潤五郎の容体が不良という電報が入り、新宅の家族と茂治が急いで東京へ向かう。二二日朝、潤五郎の訃報電が入る。死去は午前二時四五分、病名は脳溢血と尿毒症の合併症とある。午後五時、病院から自動車にて遺体を運び、二四日午後二時の葬儀。会葬者には黒飯と煮〆《にしめ》の二折の引出物を二二五人前（単価一円三五銭）出したとある。

佐久間家では権蔵の妻かねが一九一〇年に入院している。その様子を抄出してみると、八月五日かねは「受胎ノ気味」がありながら「過激ノ運動」をしたため、「ヲリモノ」をみている。早速、岩村に受診。安静を保っていたが、不安が募ってきたので九日に横浜真砂町の産科医朝長（永）に往診を頼む。「胎児ハ乍残念見込ナク、ヲリルコトヲ断言」される。その後、産婆によって子宮の洗滌をうける。二五、二六日も「ヲリモノ」があり、受診した朝長医によれば「胎児ノ形ハ已ニ流レテナク、子宮ノ外部ニ肉塊アリテ、ソレより出血」しているので、手術が必要とのこと。三〇日朝長医に往診二回分と薬代を合わせた一一円を支払う。九月九日、権蔵は朝長医院を訪れ入院の予約をする。上等の六畳間で一日二円。付添い人として看護会の原看護婦を頼み、同時に妻の実家の房子（妹か）にも付添いを依頼する。一一日「寝具其ノ他ノ雑品」を車に乗せて入院。原看護婦に一円を渡す。一四日一時二〇分手術を始め、一時間ほどで終了。「患部ノ痛格別ナリ、腹部ヲ氷ニテヒヤス、脈搏常ノ如シ」とある。一五日、親戚・知人より柔らかな布団と空気枕を借りる。かねは朝・昼食にスープを飲むが嘔吐する。一九日は粥・半熟卵を食べる。二一日抜糸する。二四日より時々起床。三〇日看護婦を解雇する。一〇月一日入院費二五円九〇銭（二一日から三〇日までの分）を支払う。九日権蔵は房子を気晴らしに連れ出し、伊勢崎町の活動写真を見せる。一〇日差し入れの松茸御飯の残余を「院ヅキノ看護婦」である日山、山岸、事務員の西村へ贈る。一一日退院。入院中に見舞ってくれた多くの親戚・知人に退院の通知を出す。一二日房子が実家へ帰る。一三日入院の際に持ち込んだ寝具類を下男に引きとらせ、ここで一連の入院騒ぎは終了している。三一日間の入院に要した金額を記していないが、一〇〇円を少し越えたところかと思われる。参考までに、同年一〇月五日、権蔵は年季雇いを継続した下男に、給金二年分として一〇〇円（ただし種々差引き正味六五円）を渡し、また一二月三日には下女（一九歳）の雇用にあたって約定金二円を渡している。

健康保険もなく、また家族による看護や付添い婦を求める病院の多かった時代の入院というものは、たいへんお金のかかるものであった。その意味では東京の病院に入院することは一種のステータス・シンボルとなっており、地方の名望家層にはそれをめざした動きもみられた。一方、日常の診療のほか防疫対策にも奔走していた地元の開業医の間には、診療所を病院に建て替える動きが日露戦争から第一次大戦にかけて起きていたが、それら地元の病院は名望家層にとってあまり魅力的なものではなかったようである。

（1）『神奈川県史』資料編二一、六三四―六三七頁、神奈川県、一九八二年。
（2）小栗史朗『地方衛生行政の創設過程』一六一―一六二頁、医療図書出版社、一九八一年。
（3）長尾折三『噫医弊』五二―五四頁、医文学社（復刻版）、一九三四年。
（4）注2同書、一七〇―一八五頁。
（5）『神奈川県史料』第一巻、二三五頁、神奈川県立図書館編・発行、一九六五年。

(6) 一九一六年八月二六日―九月四日。
(7) 一九〇八年七月二二日、一九一〇年七月一三日。
(8) トラホーム予防法が制定されたのは一九一九年のこと。
(9) 一九一一年一〇月五日、一九一九年一〇月三〇日、一二月五日ほか。
(10) 注1同書、六三四頁。
(11) 下田歌子『新撰家政学』二四―二五頁、金港堂、一九〇〇年。
(12) 一八七五年二月二八日、一八九〇年二月五日。
(13) 一九〇一年一一月二七日ほか。
(14) 注3同書、五五頁。
(15) 神山恒雄『明治経済政策史の研究』一一五―一二一、二八七―二九二頁、塙書房、一九九五年。
(16) 衛戍病院看護卒養成所にいた鈴木圭二を、菊太郎は一九〇四年六月一八日面会に訪れているが、このとき「金州負傷軍人二百名病院へ人力車にて来たるを見たり」とある。
(17) 東京大学法学部明治新聞雑誌文庫編『朝野新聞縮刷版』第一〇巻、ぺりかん社、一九八二年。
(18) 厚生省医務局『医制八十年史』八一八―八二三頁、印刷局朝陽会、一九五八年。注1同書、六三一頁。
(19) 一九一八年三月二六日、一九一九年六月五日。
(20) 注3同書、三六頁。
(21) 『日本近代文学大系』第二一巻「徳田秋声集」一七七頁、角川書店、一九七三年。
(22) 一九二一年三月二一日、一一月一〇日。
(23) 一九一八年一二月一三日。
(24) 一八七九年二月二三日、一八九一年六月一四日、一八九四年二月二〇日、一九〇一年三月八日。
(25) 注21同第二三巻「石川啄木集」四九二頁、一九六九年。

(26) 注21同第三〇巻「谷崎潤一郎集」二三二―二三六頁、一九七一年。
(27) 京都府立医科大学創立八十周年記念事業委員会編『京都府立医科大学八十年史』二〇八頁、同大学、一九五五年。
(28) 青柳精一『診療報酬の歴史』二七四―二七五頁、思文閣出版、一九九六年。
(29) 立川昭二『明治医事往来』三三五―三三七頁、新潮社、一九八六年。
(30) 注3同書、六八―六九頁。
(31) 鈴木良明「昼間家日記の概要」『神奈川県民俗調査報告書』一八、神奈川県立博物館、一九九〇年。
(32) 一九一一年一一月一〇日、一九一四年三月二二日ほか。
(33) 一九一四年三月二五日。
(34) 一九一一年一一月二六日、一九一二年二月二〇日。一九一八年八月一〇日ほか。
(35) 一九一八年八月一〇日ほか。
(36) 一九一〇年一一月五日。
(37) 一九一三年八月一九日。
(38) 一九一七年四月二日ほか。
(39) 一九一八年二月二一日。
(40) 一九一五年五月二六日。
(41) 一八九〇年六月六日。
(42) 注21同第三四巻「寺田寅彦集」一四八、一五五頁、一九七三年。
(43) 香西泰・寺西重郎編『戦後日本の経済改革』一五九―一六一頁、東京大学出版会、一九九三年。

第七章　派出看護婦の雇用

明治・大正期の農民日記を読んでいて思うことは、臨終看護に対する人々の不安や恐れといったものがあまり感じられないことである。それは死が生活や人生の中にしっかりと組み込まれ、自然なものとして受け止められていたからなのかもしれない。さらにいえば、臨終看護をしっかりと支える態勢があったこと、すなわち講による地域住民間の結びつき、濃密な親族間の付き合いと相互扶助、明治中期以降に強調されることになる「斉家《せいか》」論とそれにもとづく主婦の献身、それに加えて往診医と派出看護婦によるバックアップといったものが臨終時における家族の不安を取り除いていたといえる。

一八八〇年代半ばに生まれた看護婦（看病婦）学校の卒業生らによって九〇年代初頭に組織された派出看護婦会は、患者と雇用関係を結んで教育の行き届いた看護婦を入院先や自宅に派遣する組織であるが[(1)]、八六年の中学校令によって設置された高等女学校の家政学のテキストにも派出看護婦に関する記述がみられる。たとえば、塚本はま子の『実践家政学講義』（一九〇六年）には、「看病の事に就ては、近頃多少資産ある家に於て看護婦を雇ひ入れる様になつたとは言ふものの、少しも気心の知れない他人の世話を受けることは、如何も病人に取つて余り心持の快ひ事ではない」から、主婦たるものはしっかりと看病法を習得しておかなければならないと記されており(2)、また大江スミの『応用家事教科書』(一九一七年)では、「女子は天性温情に富み、かつ注意周到なれば、看護の如き任にあたるに最も適せり。されば主婦たるものは、常に一家の衛生に注意し、家人の健康の増進をはかると同時に、不幸にして病に罹《かか》る者ありたる時は、進んで自ら看護の任に当たらざるべからず……看護の素養なきものは、如何に温情に富み、かつ注意深くとも、到底其の任を全うすることは能《あた》はざるべし」として、家庭での具体的な看護法を詳述し、そのうえで「重病人の場合は、看護婦をやとひ、病床のことは主として之に任すべし」と述べている(3)。良妻賢母の養成をめざした高等女学校は都市の新中間層の子女を中心に、大正半ばには在学者が一三万人に達しており(4)、彼女らを介して派出看護婦は都市の中流以上の家庭に入ってゆくことになる。

相沢家では一九一〇年四月一二日、病気の妻さとを看護させるために八王子町多摩看護婦会の二等看護婦山崎幸子を雇っている。神奈川県看護婦取締規則(一九〇四年、県

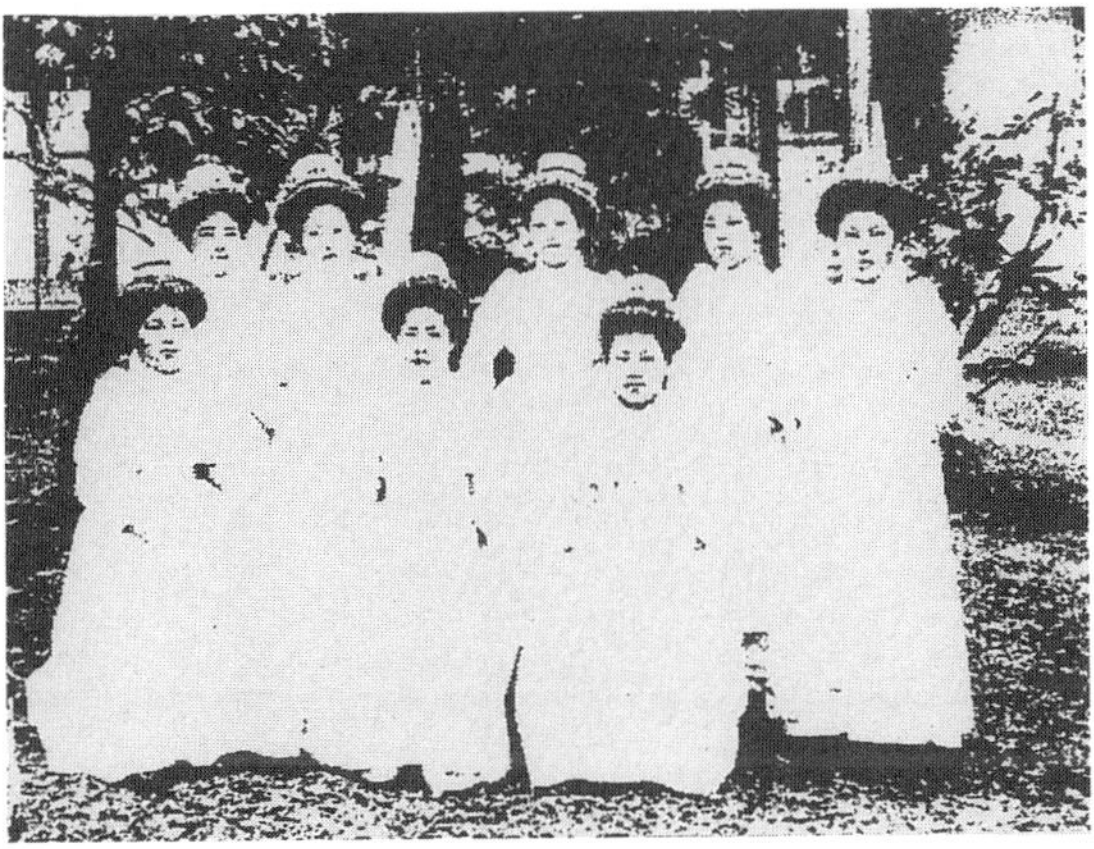

京都府立医学専門学校付属看護婦教習所講習生
(一九一一年、京都府立医科大学蔵)

令二三号）によれば、看護婦の業を営むためには官公立学校病院、またはこれに準ずべき看護婦養成所において看護に関する学術を終了した者、あるいは看護婦試験に合格した者に授与される看護婦免状を有していなければならず、看護業務中は「白色の被服を着用すへし」とある。ただし、私人の宅において看護に従事する場合はこの限りではないとしている。看護婦の等級に関しては、『主婦之友』第二巻第三号（一九一八年）に掲載の「婦人職業案内」をみると次のようになっている。すなわち看護婦の一等は日赤や官公立病院付属の養成所、地方長官の指定した私立看護婦養成所・講習所を卒業した者（養成期間は二年以上）、あるいは長く実地経験のある者で日当が一円二〇銭。二等は普通病院において看護婦に成りたての者、看護婦試験（受験資格は看護の学術を一年以上修業した一八歳以上の者）に合格した検定看護婦で日当が一円。三等は准看護婦（看護婦試験に合格していない見習いで、履歴の審査を経て准看護婦の免許を得た者）で日当が八〇銭。伝染病患者を看護する場合の日当は一円五〇銭、コレラとペストの場合には日当三円とあり、このうちから所属の看護婦会に手数料の二割五分が差し引かれるとなっている。(5)

また『婦人衛生雑誌』第一九六号（一九〇六年）掲載の「看護婦の相場」によると、「不染病看護婦」の日当は特等一円、一等八〇銭、二等六〇銭、三等四〇銭であり、また「伝染病看護婦」の日当は特等一円五〇銭、一等一円、二等九〇銭、三等七〇銭とある。後者の日当が高いのは危険手当が付いているためである。一八九七年に東京府から東京市に移管された常設の避病院である駒込病院（現在の都立駒込病院）でも、患者の増える夏季になると派出看護婦が雇用されているが、当直医の日誌によれば看護婦らの院内感染がしばしば生じている。(6)

二等看護婦を雇った相沢家の四月前後の状況をみると、三月半ばごろより子どもたちが相次いで麻疹《はしか》にかかっている。さとがその看病にあたっていたが、疲れが蓄積したようで四月二日にはさとも臥床している。それ以来、さとの発熱が続くが、悪いことに菊太郎も四月五、六日と風邪で臥床し、「在家看病外雑用」の日を送っている。九日にはどうしたわけか、「下女が逃走」とある。そのため妻の看病はさとの実家の母と長男の茂治の担当となっている。病気も好転した一九日、「病床看護に従事」した派出看護婦を帰会させ、その際、給料八日分として四円八〇銭、汽車・人力車賃として四二銭を支払ったとある。さとの「床揚げ祝」が五月一四日となっているから、看護婦は病の重い間だけの雇用であったようである。床揚げの日には病中に見舞いを受けた四十余家に対して赤飯を配り、看病にあたってくれたさとの実家の母と本家の母を招いて祝い酒を飲んでいる。

今回のことでは矢島の表立った行動はなく、薬を出すだけであった。いわば派出看護婦に任せっきりといったふうで、薬代のことについての記載もない。相沢家では医師への支払いを薬代・薬礼・薬価と呼ぶこともあれば、薬価と診察料を分けていることもあるが、いずれにしても支払いは一連の治療が終わった時点か、盆暮のまとめ払いとなっている。一九〇九年の矢島への支払いを例にとると、八月二九日に一月から八月までの薬代三円二〇銭が支払われている。その間の往診を含む診察は六回である。また、その前年の一二月二〇日には薬価五円六〇銭が支払われており、その年の診察の記録をみると六回ほどとなっている。薬だけを下男に取りに行かせていることもあるので、それを加えれば回数はもっと多くなる。この薬礼と比較するために当時の物価を日記から拾い出してみると、雇い男は月七円以上（雇い女は六円以上）、臨時日雇いの日当は二五銭から三〇銭、大工のそれは四〇銭、米は一円で七升二、三合、味噌は一円で五貫目、下級酒は一升で二、三銭（一八九七年五月）、糸取賃は四〇〇匁一釜七、八〇銭（一八九九年八月）であり、逃走した下女の後に雇われた一六歳の少女は「金十九円と夏冬着を与へる取極め」がなされており、九円の前渡し金を支払う証書が作られている（一九一〇年四月三〇日）。

さとの病も癒え、再び平穏な日々を送ることになった相沢家であったが、四年後の一九一四年一〇月、第一次大戦への参戦によって世の中が騒がしくなり始めたころ、さとは病死することになる。その年の八月下旬、さとが発病し、菊太郎は役場の仕事のかたわら看病にあたっている。九月になると、さとの実家の母が来て面倒をみるようになった。二三日、菊太郎は茂治（二五歳）を八王子に遣わして看護婦の雇い入れ方を尋ねさせ、「余は此頃毎日弁当なしにて昼に帰宅、病人を見廻」るといった生活を過ごしている。翌日、看護婦の片山秋子が来家。かわってこれまで看護のために帰省していた茂治が横浜に帰る。二七日菊太郎は矢島と何事かを相談していたが、「さと大患」のため二八、二九日と役場を欠勤する。二九日の朝、埼玉にいる河野医師に診察を要請する電報を打つ。同時に横浜市役所に勤務の茂治に「ヤマイオモシ、スグコイ」と打電。茂治は午後一時半に帰省。河野は午後八時半に到着し診察を始める。そのとき菊太郎は風邪を引いており、大熱のために臥床とある。三〇日も河野の来診があり、矢島との立会い診察が行なわれている。

一〇月一日、茂治は横浜に帰って請暇の申請をし、三男の保雄（二〇歳）は学校へ欠席届を出したあと、川崎大師に出かけ祈禱の依頼をしている。その日の午後、青木の来診があり、矢島との立会いのもとで浣腸が行なわれる。さとは「気分猶宜しきを覚えしめた」とある。二日、お見舞いとして卵二七個入り一箱をもらう。保雄はガーゼとタカジアスターゼの大瓶を購入するため八王子の肥沼薬店に出かける。三日も病気見舞いをうける。四日、保雄が休暇満期のため横浜の神奈川工業学校の寄宿舎に戻る。その夕方、さとの病状が急変する。矢島や家族・親族が見守る中で、「十二時過ぎより甚だしき不良を来たし、苦悶は少なきも漸次、精神心身共に昏睡状態に陥入り、三時迄は言語を通ぜしも、未明正四時に絶命」する。享年四三歳。保雄には電報を打ったが、「遂に間に合はず、残念至極」とある。「朝子（長女）一七才、栄久（四男）一一才、花子（次女）八才、美枝子（三女）三才、何れも枕頭に泣く。余と茂治も頭や手を押へ介抱し、親類中頸首身辺に見合す有様、何と云う因果ぞや嗚《あ》呼《あ》。茂治は看護婦と共に日夜付添い看護せり。」とあり、茂治を労《ねぎら》う気持ちが記されている。

　五日には来集の人びとと後始末をし、「村内戸毎に見舞に来り呉れ、病中見舞品を受けたるもの六十点に達するの名誉たり」と見舞客の多さを誇る気持ちも表わしている。六日は「在家雑用、午后、死体拭取《ぬぐいとり》を為し入棺す」とある。死後一日半が過ぎてからの湯灌である。七日の午後三時に出棺。本家の香福寺の墓地に埋葬。近親者は三人を除いて全員がそろい、そのほか村会議員・学務委員・学校職員・役場吏員・児分・講中など一八〇余人が会葬。膳部一八〇余人分を出し、「香料六七円余を受く。差引約一〇〇円の支出」となっている。夜は念仏にて過ごし、八日は一同

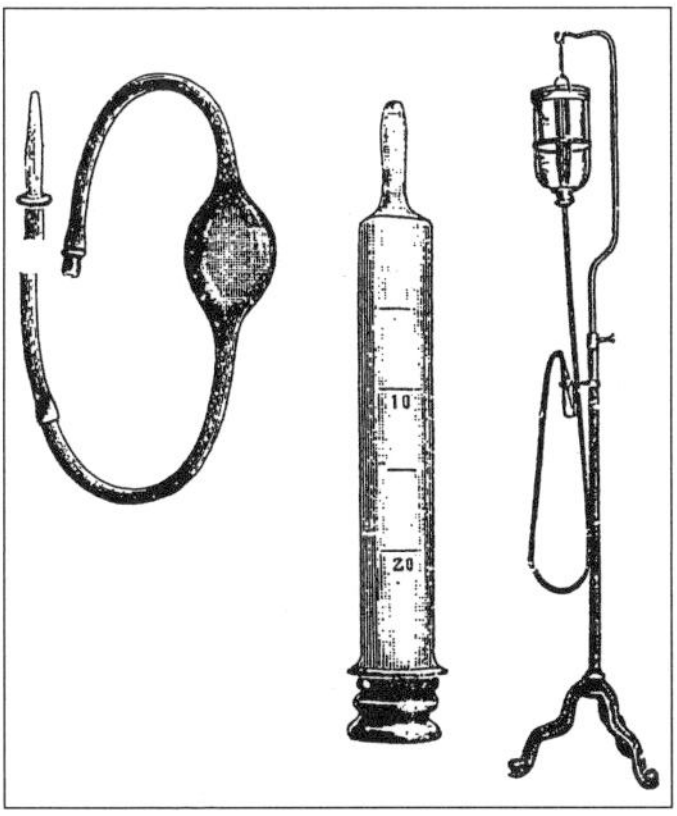

洗條・浣腸器（井口乗海『看護学教科書』下巻，1925年刊より）

が墓前に参集。家に帰って七日目の膳を一同に呈し、午後からは慰労の酒宴。九、一〇日と菊太郎は家にいて雑用。助役が軍事援護の団体である愛国婦人会の本会・支部・幹事部合わせて三通の弔詞をもって来訪。初七日となる一一日は二十余人が墓前に参集。茂治と保雄は横浜に戻る。一三日には「長々の看護より葬儀後、引続き居」て面倒をみてくれたさとの実家の母が帰っている。一一月八日、菊太郎はさとの墓参を済ませて「新仏壇へ先祖の霊を安置し、さとの位牌も入れ」たところで、さとに関する記事は終わっている。短い一生であったが、さとの一カ月半の療養生活は家族や親族、医師・派出看護婦らに看取られ、また多くの見舞い客に囲まれたものとなっていた。

派出看護婦は佐久間家においてもみることができる。一九一〇年九月には権蔵の妻の入院にあたって看護会より原看護婦を雇って付添わせており、同年一二月には母の急病に際して二等看護婦の木

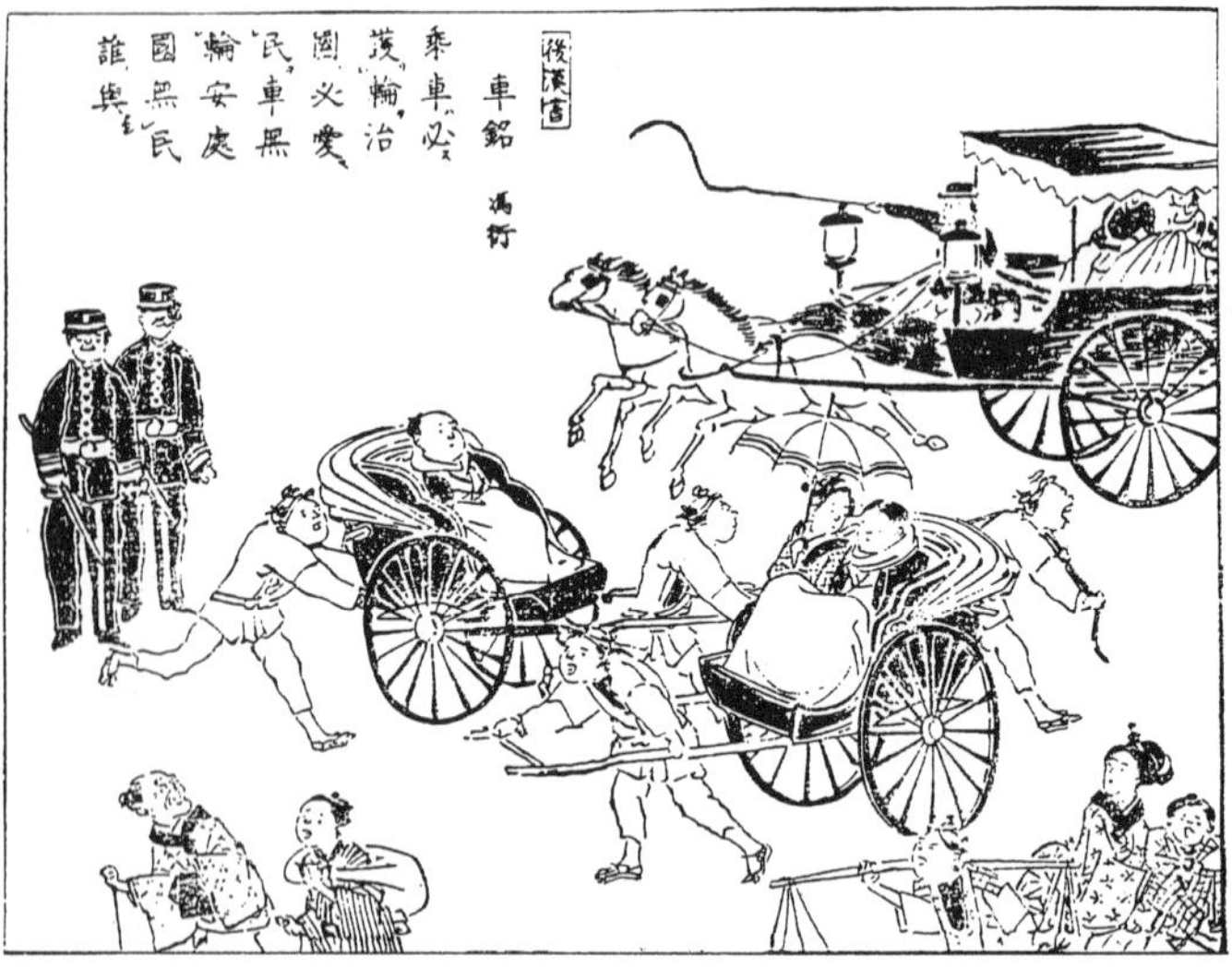

馬車と人力車（萩原乙彦『東京開化繁昌誌』一八七四年より）

ノ下を九日間雇用している。

関口家においては一九〇一年二月五日、昭知の長男英次と長女ひさの両人が「病気手後《ておく》レト混雑（昭房の死）ノタメ、殊ノ外、重病ニ相成」って、「流動喰」が続いていたとき二等看護婦の平田ウメ（二二歳）が雇用されている。それ以後の動きを追ってみると、八日に小木曾と特別来診の朝山義六（一九一二年神奈川県医師会長）が立会い診察を行なっている。朝山には鶴見ステーションまでの人力車賃二五銭、鶴見から横浜までの中等汽車賃一六銭が渡されている。同日、さらに「看護婦一人至急派出呉候様頼」むため神奈川へ人を遣わすとある。また小木曾からの申し出によって吉田之長の来診を乞い、夜八時に小木曾と吉田による立会い診察が始まっている。下男に氷を持って来させる。九日の一一時になって、吉田病院より看護婦清水キミ（二六歳）が来る。夕方の四時には吉田医師が来診。小木曾も頻繁に来診。一〇日には朝山が二時に来診。小木曾の来診はこの日三回。一一日は前日と同じ。一二日は小木曾のみ二回来診。一三日は朝八時に朝山が来診。小木曾は三回来診。一四日は二時に朝山が来診し、「腸窒扶斯《チフス》ノ様子ノ由」を告げる。一五日朝山の代診である豊田が来る。この日、清水看護婦が解雇され、かわって石黒キク看護婦が来る。一五、一六、一七日と小木曾が来診。病人の熱がやっと下がる。一八日は二時に小木曾が来診。一九日には「患者熱度三四日以来平温ニ復シ候ニ付、石黒看護婦今日限解雇」とある。小木曾は二四日まで毎日一回の来診。二六日には小木曾と豊田が来診。これ以後の来診はなくなる。英次とひさも快方に向かい、三月六日には二月五日から来ていた平田看護婦を横浜へ帰らせている。

父昭房の死と二人の子どもの病気という状況の中で、昭知はかかりつけ医の小木曾の求めに応じて三人の派出看護婦を雇い、危機を乗り切ることができたのである。当時、派出看護婦を斡旋するところとして派出看護婦会と病院の二カ所があったが、関口家が雇用した平田看護婦は横浜の派出看護婦会、また清水は吉田病院の所属である。石黒は子どもが腸チフスの疑いがあると診断された後に清水と交代しているところから、「伝染病看護婦」の力量をそなえた者なのであろう。子どもは避病院へ送られずにいるが、これは長尾折三が「最も打捨て置く可からざるは都門《ともん》（都会の）医師の伝染病隠蔽《いんぺい》也」と嘆じているように、(7)富裕な家では患者が出ても、それを隠して家で療養を続けさせていることが多かったようである。それは避病院の医療が低劣であっただけでなく、(8)肉親による看護も思うようにならなかったことに原因があった。(9)一般の認識としても「コレラ病人を避病院に送らるるを見て人身御供《ひとみごくう》にても遣《や》らるる如く思ふもの沢な」る状態で、(10)大正末でも「伝染病に対して極度の恐怖をなし、避病舎には近づかぬと云ふやうな、無意味な警戒は不必要である。」といった注意をしなければならない状況にあった。(11)

派出看護婦の派遣先には中流以上の家庭や病院のほか、赤痢・チフス・コレラなどの流行時に臨時に設置された村の避病舎・伝染病舎があった。その意味では派出看護婦は地主階級だけでなく村の人すべてにその存在が知られていた。『自渉録』には伝染病収容所・隔離病舎に派遣された看護婦武田、橋本、鶴岡、河合、小島、山崎らの名が一八九八、九九年にみられるが、いずれも数日から数週間といった短期派遣であったにもかかわらず、解雇に際して送別の宴などがもたれている。

相沢菊太郎は伝染病が流行するたびに、町村の負担とされている対策費・衛生費の捻出に頭を抱えているが、乏しい村の財政状況にあってはわずかな派出看護婦の人件費にも苦慮しなければならなかった。村に伝染病患者が出ると、まず派出看護婦会へ連絡をとり、看護婦を雇用することから対策が始まっている。つづいて人夫を雇い伝染病舎の掃除をさせ、衛生組合と巡査で患者の家の消毒をさせている。患者が入舎したあとは医師の矢島と派出看護婦に療養を任せることになるが、患者の療養費については一日一円五〇銭（一八九九年三月）、食費は一日四五銭（一九一九年七月）といったところである。患者がいる間は村長・助役が毎日のように巡視し、ときには看護婦に注意を与えている。矢島より全治届が出されれば、村長は患者に退院を命じることになる。看護婦には日当と食費などが支払われ、夕方には病舎を閉鎖している。患者が死亡したときは村長が焼場まで同行し、巡査の立会いのもとで火葬となっている。(12)

派出看護婦の雇用には費用がかかり、前の家政学書の言に則していえば「資産のある家」で、「重病人がいる場合」にかぎられることになる。資産家の

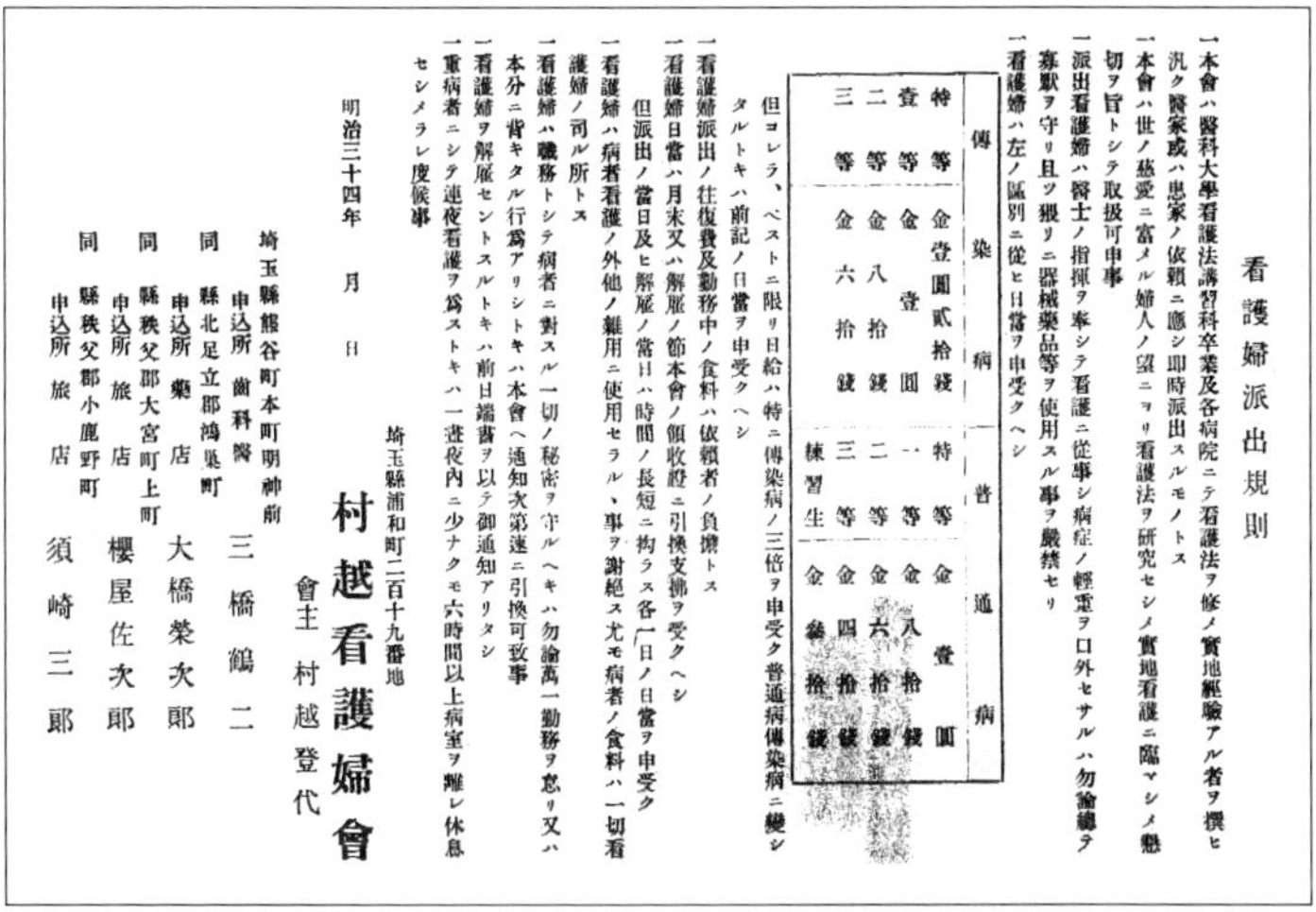

看護婦派出規則

一本會ハ醫科大學看護法講習科卒業及各病院ニテ看護法ヲ修メ實地經驗アル者ヲ撰ヒ汎ク醫家或ハ患家ノ依賴ニ應シ即時派出スルモノトス

一本會ハ世ノ慈愛ニ富メル婦人ノ望ニヨリ看護法ヲ研究セシメ實地看護ニ臨マシメ懇切ヲ旨トシテ取扱可申事

一派出看護婦ハ醫士ノ指揮ヲ奉シテ看護ニ從事シ病症ノ輕重ヲ口外セサルハ勿論總テ寡默ヲ守リ且ツ猥リニ器械藥品等ヲ使用スル事ヲ嚴禁セリ

一看護婦ハ左ノ區別ニ從ヒ日當ヲ申受クヘシ

傳染病		普通病	
特等	金壹圓貳拾錢	特等	金壹圓
壹等	金壹圓	一等	金八拾錢
二等	金八拾錢	二等	金六拾錢
三等	金六拾錢	三等	金四拾錢
		練習生	金參拾錢

但コレラ、ペストニ限リ日給ハ特ニ傳染病ノ三倍ヲ申受ク普通病傳染病ニ變シタルトキハ前記ノ日當ヲ申受クヘシ

一看護婦派出ノ往復費及勤務中ノ食料ハ依賴者ノ負擔トス

一看護婦日當ハ月末又ハ解雇ノ節本會ノ領收證ニ引換支拂ヲ受クヘシ

但派出ノ當日及ヒ解雇ノ當日ハ時間ノ長短ニ拘ラス各一日ノ日當ヲ申受ク

一看護婦ハ病者看護ノ外他ノ雜用ニ使用セラル、事ヲ謝絕ス尤モ病者ノ食料ハ一切看護婦ノ司ル所トス

一看護婦ハ職務トシテ病者ニ對スル一切ノ秘密ヲ守ルヘキハ勿論萬一勤務ヲ怠リ又ハ本分ニ背キタル行爲アリシトキハ本會ヘ通知次第速ニ引換可致事

一看護婦ヲ解雇セントスルトキハ前日端書ヲ以テ御通知アリタシ

一重病者ニシテ連夜看護ヲ爲ストキハ一晝夜内ニ少ナクモ六時間以上病室ヲ離レ休息セシメラレ度候事

明治三十四年　月　日

埼玉縣浦和町二百十九番地
村越看護婦會
會主　村越登代

埼玉縣熊谷町本町明神前
申込所　歯科醫　三橋鶴二
同　縣北足立郡鴻巣町
申込所　藥店　大橋榮次郎
同　縣秩父郡大宮町上町
申込所　旅店　櫻屋佐次郎
同　縣秩父郡小鹿野町
申込所　旅店　須崎三郎

看護婦派出規則（1901年）

相沢・関口家であっても派出看護婦を雇うことはまれであった。一方、それは看護のために「家中皆不眠」（一八八八年一一月二七日）とか、「看病徹夜す」（一九〇三年六月一七日）とか、「母は居通し看病しくれたり」（一九〇八年九月五日）といった『相沢日記』の記述にみられるように、家族や親族による強力な支えがあったから雇用せずに済ませることができたともいえる。『自渉録』をみても、石上の妻が重い病にかかれば、近隣の婦人たちが看護にあたり、鶏卵を持参した見舞い客がぞくぞくと集まり、また家から離れている子どもたちも電信で呼び寄せられている（一九〇五年四月一八、一九日）。

派出看護婦が派遣されている状況をみると、家庭看護の要となる主婦が病気であったり、専門的な看護知識や技術を特に必要とする伝染病などの場合となっている。家での看取りを支えていた派出看護婦も、大正末には表にみる看護婦全体のおよそ六割を占めていたが、一般病院が増えるにしたがって病院に定着する看護婦が優勢となり、病院に完全看護が導入された一九五〇年以降になると、派出看護婦のかつての職場は家政婦・付添い婦にとって代わられることになった。[13]

看護婦・准看護婦数

年次	看護婦	准看護婦
1910	11,574	—
1912	13,925	—
1916	22,551	5,163
1921	31.515	4,741
1926	47,980	3,145
1931	77,868	4,930
1936	110,143	3,844
1941	141,915	8,077

（1）土曜歴史部会『日本近代看護の夜明け』第一部、医学書院、一九七三年。看護史研究会『派出看護婦の歴史』一四―三四頁、勁草書房、一九八三年。亀山美知子『近代日本看護史』第四巻、一〇四―一二八頁、ドメス出版、一九八五年。

(2) 塚本はま子『実践家政学講義』第三講第六節、一六三頁、積文社、一九〇六年。
(3) 大江スミ『応用家事教科書』第二章、下巻九―一〇、一四頁、宝文館、一九一七年。
(4) 竹内洋『立身出世主義』二二〇―二二一頁、NHK出版、一九九七年。篠塚英子『女性と家族』八六―九〇頁、読売新聞社、一九九五年。
(5) 注1『派出看護婦の歴史』一一四―一一九頁。
(6) 磯貝元編『明治の避病院――駒込病院医局日誌抄』三三、四二、四三頁ほか、思文閣出版、一九九九年。
(7) 長尾折三『噫医弊』五一頁、医文学社(復刻版)、一九三四年。
(8) 立川昭二『明治医事往来』二六二頁、新潮社、一九八六年。
(9) 『朝野新聞』一八七七年一〇月一六日号、東京大学法学部明治新聞雑誌文庫編『朝野新聞縮刷版』第六巻、ぺりかん社、一九八一年。
(10) 『横浜毎日新聞』一八七九年八月三日号、『復刻横浜毎日新聞』第二五巻、不二出版、一九九〇年。
(11) 片岡重助『生活向上を基調としての田園家政学研究』三二八―三二九頁、教佑社、一九二五年。
(12) 『相沢日記』一九〇四年八月一四日、一一年八月二〇日、一五年七月一四日、一六年七月一七、二六日、一九年七月二七日、同年八月八日。
(13) 注1『派出看護婦の歴史』二〇〇―二〇一、二二三―二二五頁。厚生省医務局『医制八十年史』八一四頁、印刷局朝陽会、一九五五年。

第八章　看取りにおける終末期の認識とケア

一　終末期の認識

医師による死の確認は明治の初めに義務化されることになったが、それにともなって臨終の場はこれまで家族や親族が静かに見守るだけの場から、医師を迎えるための準備の場へと変わることになった。一方、幕末に翻訳され洋方医の間に大きな影響を及ぼしたドイツの病理学者フーフェラント（C. W. Hufeland）の『医戒』（杉田成卿訳、一八四九年刊）にも、「不治ノ病ニ値《あい》テ、其生命ヲ保全シ、其痛苦ヲ緩解スルハ、是医ノ職ニシテ又其一大勲労《くんろう》ナリ。」（「対病者之戒」）とあって、医師というものは死に瀕《ひん》した病人といえども見捨ててはならないとされており、臨終まで付添うことが医師の倫理としても求められていた。かつては神仏に明け渡されていた臨終の場は、死亡宣告の役割を担う医師の取り仕切る場となり、家族らによる死後処置なども医師の「検定」を受けた後にとりかかるものとなった。

大正期の家政学書である嘉悦孝子の『家政講話』（一九一六年）には、臨終が近づいたならば「先《ま》づ臥褥《がじょく》を整理し、見苦しい有様《ありさま》の無いやうにして、静かに臨終を遂げし」め、「医師の検定を請」い、その後に「衣服を脱がせ、消毒薬を以て全身を拭《ぬぐ》い清めなど」をせよとあり、(1) また大江スミの『応用家事教科書』（一九一七年）にも「呼吸されたる時は、医師の検診を受」け、その後に死者を「仰臥せしめ、先づ眼及び口を閉《と》ぢ、消毒薬にて全身を拭ひ、衣服を着換へしめ、白布を以て之を被《おお》ひ、その容態の醜《みにく》からざるやうに」し、「医師の診断書を添へて、死亡届を戸籍吏に差出し、二十四時間を経て葬儀を行」なうものと教えられている。(2)

死亡診断書を得るためには死亡の前か後か、そのいずれせよ、一度は医師に患者を診せなければならないわけだが、医師を呼ぶ時期は家の経済事情によって大きく左右されていた。寒村では医師が呼ばれるのは死亡後のことになるが、それを生前の時期に移行させる工夫として、「米麦等を近隣相集まりて貯蔵し、必要ある者に貸付けて後に返済せしむる方法、又は此の米麦を金銭に代へ郵便貯金と為し置く方法」をとっている村があった。(3) 福岡県では明治の初めに、「定礼（常礼）」と呼ばれた「加療の有無にかかわらず、資産等の負担力に応じて米を供出し、一括して医師に支払う医療請負制度」が昭和の半ばまで

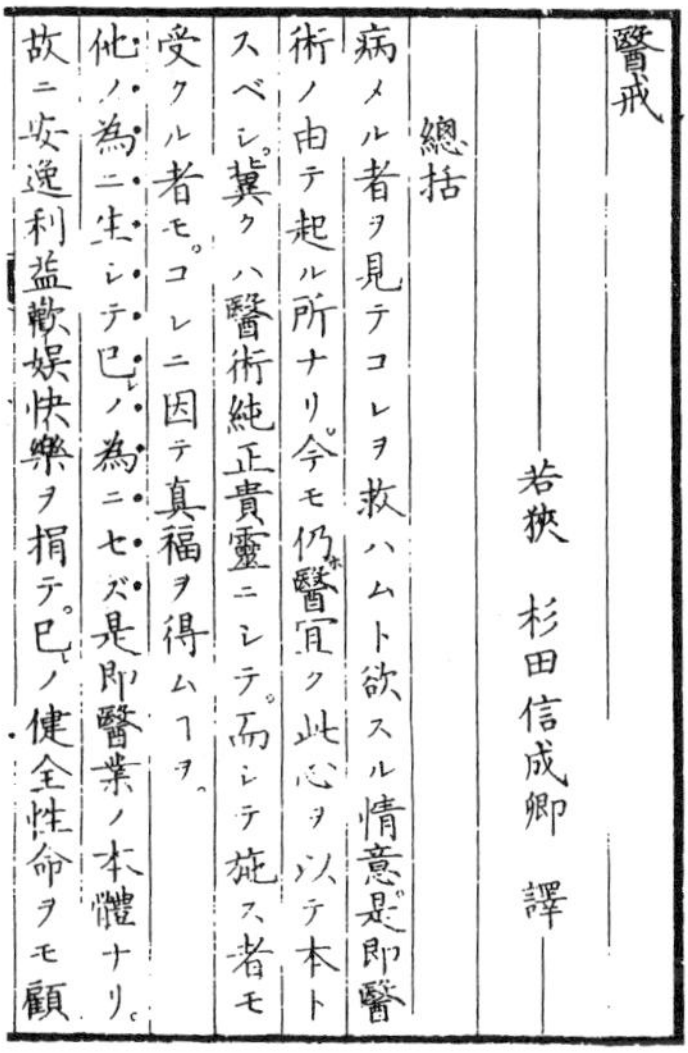
醫戒
總括
若狭　杉田信成卿　譯
病メル者ヲ見テコレヲ救ハムト欲スル情意是即醫術ノ由テ起ル所ナリ今モ仍醫冝ク此心ヲ以テ本トスベシ冀クハ醫術純正貴靈ニシテ而シテ施ス者モ受クル者モコレニ因テ真福ヲ得ムコトヲ
他ノ為ニ生シテ己ノ為ニセズ是即醫業ノ本體ナリ故ニ安逸利益歡娯快樂ヲ捐テ己ノ健全性命ヲモ顧

『医戒』（1849年，京都府立医科大学蔵）

機能していたが、(4)『関口日記』には「合力」という扶助の方法がみられる。一八六九年三月二九日の日記によれば、藤四郎という者がながらく眼病によって難渋しているため、村内で「少々宛勧化《かんげ》いたし眼医師へ遣し」たいと村の者が言って来たので「金壱分合力遣」したとある。同様なことが一八七五年八月五日にもみえ、「原町治郎兵衛儀、当節長々病気極難ニ付、町内有志之者申合、町内勧化合力いたし遣し度申入候ニ付、金二十五銭合力遣し候」とあり、村人が少しずつお金を出し合って医師に診させることが「合力」であった。

死が近づけば家族や親族、場合によっては講の人たちも加わって看取りが行なわれるが、そこで必要とされるものは、瀕死と呼ばれる臨終に近い状態から死に至るまでの身体的な変化に関する知識である。京都府看病婦学校の教員であったフレーザー(H. E. Fraser)(5)が著した『実用看護法』(一八九六年)によると、瀕死とは「四肢冷却し、容貌鋭く、顔面爪等は紫藍色に変じ、冷汗を発し、不眠症を呈し、筋痙攣《けいれん》、而して混迷の有様」となり、つづけて「角膜は光沢を失い、下顎《かがく》は重量に因て下垂し、呼吸息迫し、或は緩慢となり、又横隔痙攣により吃逆《きつぎやく》(しゃっくり)を発」する状態とある。(6)同時期の看護書によって瀕死の徴候に関する項目を補えば、「喘鳴《ぜんめい》(ぜいぜいといった呼吸音)を発現」「脈は細弱」「目瞼《まぶた》は下垂」「大小便は失禁」「眼球瞳孔は多少散大」「身体は時々床外に滑転」「神識は消失」となる。

ここには末梢《まつしよう》血管の循環不全によって引き起こされる四肢の冷却や蒼白《そうはく》、血圧の低下にともなう頻脈《ひんみやく》(脈拍・心拍が毎分一〇〇拍以上の状態)や不整脈の出現、呼吸間隔の遅延、鼻翼・下顎呼吸(下顎を上下に動かすことによってかろうじて呼吸をしている状態)、身体の支持力・筋力の低下によって生じる眼瞼や下顎の下垂、両便の失禁や尿閉、粘液の貯留がもたらした喘鳴、傾眠（刺激がなくなればすぐに眠ってしまう状態）、そして意識混濁・昏睡、瞳孔の散大といったことなどが指摘されている。これらの徴候に関する記述は大正・昭和初期の看護学・家政学書においても内容に変化はなく(7)、昭和初期のそれには「チアノーゼ（動脈血の酸素飽和度が低下して皮膚や粘膜が暗紫青色になった状態）」「ヒポクラテス氏顔貌（眼がくぼみ、頬が窩陥《かかん》し、口唇がゆるみ、顔面が鉛色となった死相）」といった言葉が使われている(8)。

『婦女新聞』（一九〇〇年五月九日号）の論説「看護婦——最も高尚なる女子の職業」には、「すべての女子は、ある場合に於て悉《ことごと》く看護婦なり。父母、良人、子女の病む時、一家の主婦たるものは必ず自ら看護の労を取らざるべからず……身の貧富貴賤を問はず、女子たるものは、必ず一通《ひととおり》の看護法を心得置かざるべからず。」と説かれているが、危篤時における身体的変化、死の転帰をとるプロセスに関する知識は看護に必須のものである。それらは特に学校で教えられなくても、かつては「看取りの文化」に包含されて伝えられていたものである。実際の看取りに加わる中で親や祖父母から教えられることもあれば、明治後期ごろより組織されるようになった農村青年女子を対象とした修養団体の処女会、あるいは講習会を通して次世代の人たちに伝えられていた。『相沢日記』一九二二年四月八日には「学校に午前青年団総会、午后処女会総会あり。敬老会を併行」するとあり、これ以後、処女会の動向が日記にときどき現われるようになるが、一九二四年一〇月三日をみると、「此日より四日間、旭校に開く家庭看護法講習会に花子出席す」とあり、次女の花子（一八歳）が家庭看護法の講習会を受けたと記されている。人びとは死が近づく徴候の一つひとつを確認しながら、だれをいつ呼んだらよいかの判断をし、その後に起こることを予想して準備をしていたのである。

危篤時における身体的変化に関する知識は、現代の家族および施設介護者にとっても不可欠なものである。実際に家で死を看取った経験のある者は、死の徴候をおおよそ次のように捉えている。すなわち、「経口摂取が困難になった」「終日うとうとしている」「床ずれができた」に始まり、ついで「やせていく」「手足が冷える」「大声やうなりごえを出す」「痰がなかなかとれない」「むくみがとれない」「尿失禁をする」「便がでない」「息が苦しそうにみえる」「むせて飲み込めない」「発熱しやすい」「気力がなえる」「他の病気を併発する」と続き、「周囲の人の顔を見分けられない」「水分をほしがらない」「痛みが増強する」「尿が出にくい」「吐き気がある」「仲直り（一時的に治るようにみえること）がある」「皮膚の出血斑、便出血がある」「自分の手をじっと見ている」「腹部が異様に腫《は》る」「しゃっくりが止まらない」「けいれん発作をおこす」といったところである。死の近いことを予感するようになるのは、多くの場合、当日から一週間前であり、病院ではその期間に職員が家族に対して臨終時の説明をしている[9]。

身体的精神的にも重篤な諸症状が顕在化する危篤時を除いて、一般に終末期といわれる時期を特定することは難しいと考えられている。厚生省の終末期医療に関する報告書によれば、「末期状態とは治癒の見込みがなく、およそ六か月以内に死が訪れると予測できる場合である」と定義されているが[10]、実際には個体差もあり、患者が亡くなってみなければ、いつから終末期に入っていたのかを知ることはできない。

悪性腫瘍以外では在宅療養の期間は比較的長く、特に高齢者の死へのプロセスはゆるやかで、死の時期を予測することはきわめて困難である。[11] 終末期については、一般には口から物が食べられるかどうかが一つの目安となっており、[12] 経口栄養であらゆる努力をしても全身状態が悪化してゆくときをもって終末期の始まりと考えられている。[13] そのほか臨床経過の中での痛み・倦怠《けんたい》感・食欲不振・便秘・不眠・呼吸困難・不穏《ふおん》といった身体症状の出現頻度から終末期を判断するもの、[14] 体重の減少率によって判断するもの、[15] 手術や放射線・化学療法などあらゆる治療法を組み合わせた集学的治療をしても治癒に導くことができず、延命処置に意味がなく、かえって患者の尊厳を傷つける状態になったと感じられる時期、[16] あるいは全面介助を必要とし、コミュニケーションが困難で人格感も希薄化している時期の到来をもって判断するもの[17]などがある。

人は突然死を除けば、終末期をだれかにケアしてもらわなければならないが、発症から二四時間以内の予期せぬ内因性死亡といわれる突然死は、総死亡のおよそ一〇から二〇パーセントといわれている。[18] したがって、たいていの人は看取ったり看取られるという関係を経験することになる。看取る側としては病人の終末期がもっとも充実した人生の一時期であってほしいと思う。いわゆる患者の生活の質を確保するという視点に立つならば、終末期は介護だけでなく、ときには患者の体力の消耗を軽減させるためのリハビリテーション、[19] 疼痛の緩和や偶発的な合併症（気道閉塞や肺炎）の治療、酸素吸入や喀痰の吸引、そして輸液といった医療処置も必要となる。[20]

山形県と京都府の農村部において行なった調査によれば、在宅死した高齢者の死亡前一、二カ月間の医療処置として「点滴」「薬剤」「喀痰の吸引」「酸素吸入」「検査」「膀胱留置カテーテル」「経管栄養」などがあり、病院死の場合にみられる「二四時間の持続点滴」「人工呼吸器の装着」「心臓マッサージ」「気管切開」「モニター管理」「腸のガス抜き」はほとんどなく、また主治医との話し合いのもとで、心肺蘇生・気管内挿管・人工呼吸器の装着については行なわれていない。抑制的によく管理された状態にあったといえる[21]。終末期医療も患者の意識レベルが低下して不可逆的な状態になれば、医療を継続するかどうかの判断を迫られることになるが、そこでは患者本人や家族の死生観、そして医療経済が決断の鍵を握ることになる。後期高齢者といわれる介護リスクの高い七五歳以上の高齢者が急増するこれからの社会においては、医療・介護保険の財政面からの圧力が強まることは避けられないであろう[22]。

二　終末期のケアと死亡判定

ターミナルケアといわれている行為は、一般には予後の不良が明確になった時点から始められているが、家で最期まで看取った経験のある介護者によれば、死亡前一、二カ月の時期に行なった行為として、「身体の清拭・洗髪」「排尿・排便の介助」「寝具・寝衣の清潔」「体位の変換」「話しかけたり話を聞くこと」「医療者への連絡」「身体の観察や検温」「背中や手足をさすること」「保温」「食べやすくするための工夫」「室温・湿度への配慮」「床ずれの手当て」「熱を下げる手当て」「家族・親族への連絡」「服薬の介助」「座薬・軟膏の塗布」「臭気に対する配慮」「入浴サービスなどの利用」「医療・介護経費の捻出」「専用の部屋の確保」をあげている。そして、死亡の確認を「心臓が止まる」「呼吸が止まる」「呼んでも返事をしない」「意識がない」といったことで判断しており、「脈拍がない」「体が冷たい」「瞳孔が開いたまま」などは少ない(23)。

終末期のケアに関しては、前掲の『実用看護法』では「最早《もはや》生くるの望絶えたるときは寧《むし》ろ静かにすべし」とあり(24)、また大関和《ちか》の『派出看護婦心得』（一八九九年）には「閑静になし」「医師の命ぜらるる時は薬を与へ、注射を為し、冷水を与ふる」「親愛を盡《つく》し、安然の終命を遂《とげ》しむる」としている(25)。すなわち、ケアの基本の第一は静穏な環境をつくり出すことであった。そのための措置として同時期の看護書によれば、臨死者の周囲に屏風《びょうぶ》を繞《めぐ》らす、臨死者を別室に移す、近親者以外の者の入室を禁ずる、カやハエを駆除するといったことを命じている。ケアの第二は医師の指示に従って投薬などの介助にあたること。第三は臨死者に冷水（または清涼飲料・氷片・興奮剤）を与えるか、口唇を湿らせること。また冷汗を拭い、喀痰を除去し、四肢を温保し、新鮮な空気を部屋へ入れること。第四は臨死者に死が迫っていることを告げず、精神の慰安に努めることとなっている。これらは大正期や昭和初期の看護書・家政学書においても同じである。

死というものは財産だけでなく、権利や義務といった一切のものを個人から奪い取ると同時に、死後の処置や相続に付随して他者に諸種の権利や義務を発生させるものである。その意味において死を確定する行為はきわめて重要なものであるが、死そのものについての法律的な定義はない。死に関して『実用看護法』は「心臓、肺臓、脳髄官能の閉止此等の内、何れか原因するなり」と述べているが(26)、『陸軍看護学修業兵教科書』（一八

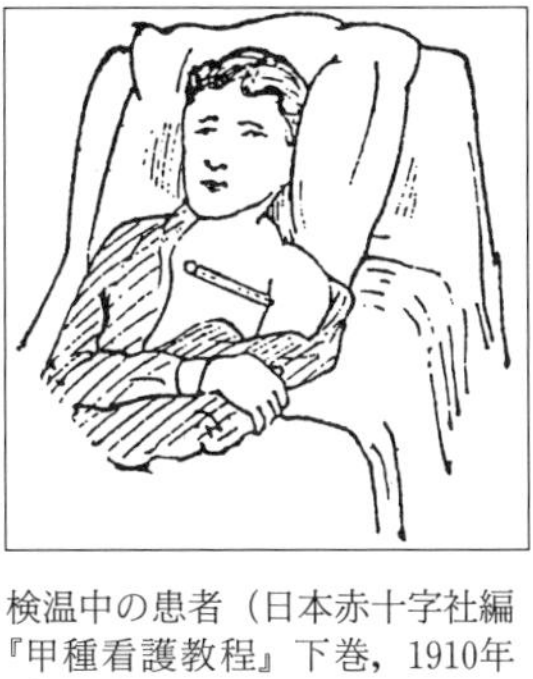

検温中の患者（日本赤十字社編『甲種看護教程』下巻，1910年刊より）

九〇年）には、死とは「血液循環廃絶」「呼吸廃絶」「心動、脈搏共に遏絶《あつぜつ》」した状態とある。そして、その事実は「前膊《ぜんはく》（上肢の肘関節と腕関節の間）ヲ固縛スルモ手背ノ静脈怒張セス、又唇縁ヲ斜刺スルニ一点ノ出血ヲモ見サル」こと、「死者ノ口前ニ清浄ナル玻璃《はり》（ガラス）鏡ヲ翳《かざ》スニ毫《すこし》モ曇翳《どんえい》ヲ生セス、或ハ羽毛、若クハ燭火ヲ保持スルモ動揺セサル等」のことをもって確認し、さらに「腐敗機ノ萌発」である「死亡ノ確徴」は「死後強（硬）直」「死斑」の出現であると述べている(27)。

内務省警保局が編集した『警務要書』（一八八五年）第九章第一三には、真死の徴候とは「呼吸・脈拍・心動等全ク絶滅シ、全身厥冷《けつれい》シテ下顎下垂シ、肢体強直シ、皮膚蒼白色トナリ、眼窩陥没シテ眼球光輝ヲ失ヒ、眼瞼半開シテ手指半屈」した状態とし(28)、清水耕一の『新撰看護学』（一九〇八年）では死の確徴を「呼吸及び脈拍廃絶」「瞳孔散大」とする、いわゆる三徴候という物差しを持ち出している(29)。大正期や昭和初期の看護書も三徴候を基本にしており、角膜の乾燥と皺襞《しゅうへき》（しわ）の形成、対光反射の消失、皮膚における生活反応の消失、死相などの特徴について述べている。

真死と仮死との見分け方といった項目が多くの看護学・家政学書にみられるが、この中には早すぎる埋葬（生き埋め）を回避するための知識として古くから言い伝えられているものも含まれている。たとえば、一五世紀半ばの漢和字書『下学集《かがくしゅう》』下には、臨終のことを「属紘《ぞくこう》」というのは臨死の人の鼻穴に紘（新しい綿）を属《つ》け、呼吸の有無をみることからきているとある。綿毛が揺れるかどうかで絶息の確認をしたとする記事は他書にもあるが、近代の看護学・家政学書における真死と仮死との見分け方の要点は、①呼吸の停止、②脈拍の停止、③血流の停止、④瞳孔・皮膚反応の消失、⑤死相・死斑の出現、死後強（硬）直である。その確認の方法として、中川恭次郎の『一般救急法』（一九〇七年）の記述をみると、①に対しては口や鼻の前においた鏡が曇るか否か、羽毛やロウソクの炎が揺れるか否かをみる。②と③に対しては動脈・静脈を切開するか、指や腕を緊縛したときの反応をみる。④に対しては瞳孔に光をあてる。鼻のなかへ筆でニラ・ワサビ・カラシなどの刺激物を塗る。皮膚に焼火針をあてるか、熱したロウや熱湯を注ぐ。身体の各部に吸角《すいだま》を付ける。爪と肉の間に針などを刺すといった、いわば拷問の際に用いるような手段をとってその生活反応をうかがうとしている。(30)

幕末の蘭学者である緒方洪庵の訳書『扶氏経験遺訓』（一八五八―一八六一年）巻八の「昏冒」の項によれば、「脈動呼吸とも全く欠如」した状態を卒死（アスピキシア）といい、体内腐壊の始まる真死に対して、卒死では死相がことごとく備わっていても「神髄うちに存し、よく体外の事を聞知」するものがあるとしている。それまでの社会においては死の判定を急ぐ必要がある場合を除いて、一般には三日から一週間におよぶ死の猶予期間とも呼ぶべきものが設けられている。そこでは第一段階として「鼻気」が絶え、体の色が変わり、四肢全身が冷えるといった状況の確認がなされる。その後、身体から遊離していると考えられている霊魂を呼び戻すための招魂・魂呼《たまよばい》といった蘇生を願う儀礼に時を過ごし、やがて体が崩れ、腐臭を発する第二段階を迎えて死を最終的に確認している。(31)仏家でよく読まれている『摩訶止観《まかしかん》』巻七には「出入息を寿命と名づく、一息還らざるを即ち命終と名づく」とあって絶息即命終としているが、民俗的には死はかなりの時間をかけて捉えられるものとなっていた。(32)

招魂・魂呼の儀礼は近代においても行なわれており、民俗調査の報告書によれば、神奈川県北部の藤野町や南部の茅ヶ崎市では、死にかけた人が出るとお百度参りをしたり、屋根に登ってその人の名前を呼んだり、男親が井戸に向かって名前を呼ぶとあり、また東部の川崎市では竹筒に米を入れて死にかけている人の耳もとで振るとある。[33]

前近代までの社会、あるいは近代においても意識のうえでは生と死の境を、いわゆる三徴候というような限局化したポイントで見分けるのではなく、肉体の崩壊によって蘇生の可能性がまったく失われるまでの期間とみており、長い時間の経過の中で社会的にも公認されるかたちで死の確定がはかられていたのである。それが死の私化へと大きく変化するのは明治末から大正の初めである。日露戦争後から第一次大戦にかけて急増した病院がもたらした入院医療の浸透、重化学工業の進展にともなう農村から都市への人口移動、[34]新中間層と呼ばれる俸給生活者（サラリーマン）の増加、[35]さらには大正モダンといわれるような都市的な暮らし方の受容[36]が死を捉える意識を変えることになり、農村から急速に治病や死にかかわる民俗儀礼が失われていくことになった。

（1）嘉悦孝子『家政講話』二六二頁、婦人文庫刊行会、『復刻家政学叢書』第六巻所収、第一書房、一九八二年。
（2）大江スミ『応用家事教科書』下巻、六八頁、宝文館、『復刻家政学叢書』第七巻所収、第一書房、一九八二年。
（3）清水玄『国民健康保険法』二二一―二二三頁、羽田書店、一九三八年。
（4）石川正泰「村の保険制度」『福岡地方史研究』三七、一九九九年。
（5）徳川早知子「日本訪問看護制度前史の研究（その一）」『仏教大学大学院紀要』二六、一九九八年。
（6）成瀬四寿訳『実用看護法』三三六頁、警醒社書店、『近代日本看護名著集成』第五巻所収、大空社、一九八八年。

(7) 大正期のものとして嘉悦孝子『家政講話』第六章第二節、大江スミ『応用家事教科書』下巻第二章第一〇節、長尾折三『新纂看護婦学』第一〇節、南江堂、一九一七年、碓居龍太『新撰看護学全書』第八章第一五節、南山堂、一九二〇年、昭和期のものとして佐藤邦雄『看護学』第一二章、吐鳳堂、一九三五年、懸田克躬編『模範看護学』第一五章第二節、南山堂、一九三七年など。

(8) 山口県立大学看護学部の田中愛子氏による御教示。

(9) 福本恵ほか「高齢者の終末期の看取りに関する研究」、『高齢者のターミナルケアをめぐる学際的研究報告』(代表新村拓)所収、京都府立医科大学、一九九九年。

(10) 厚生省・日本医師会編『末期医療のケア』四頁、中央法規出版、一九八九年。

(11) 横内正利「高齢者の終末期とその周辺」『社会保険旬報』一九七六号、一九九八年。

(12) 鎌田ケイ子ほか「ケアのサポートと自然な死」『ターミナルケア』四—六、一九九四年。

(13) 秦敬和ほか「在宅療養患者死亡例一八一名の検討」『京都南病院医学雑誌』一二、一九九三年。

(14) 恒藤暁ほか「末期がん患者の現状に関する研究」『ターミナルケア』六—六、一九九六年。

(15) 時田純「施設における高齢者のターミナルケア」『別冊総合ケア』一九九七年。

(16) 村井淳志ほか「高齢者の終末期医療とは何か」『第三八回日本老年医学会学術集会記録』一九九六年。

(17) 室伏君士「老年期痴呆のターミナルケア」『GERONTOLOGY』五—三、一九九三年。

(18) 藤井潤「老年者の急死」『老化と疾患』六—六、一九九三年。

(19) 大川弥生「がんのリハビリテーション」『ターミナルケア』六—六、一九九六年。

(20) 石井暎禧「老人への医療は無意味か」『社会保険旬報』一九七三号、一九九八年。同「みなし末期という現実(上)(中)(下)」同一九八三、一九八四、一九八五号、一九九八年。

(21) 注9に同じ。

(22) 広井止良典『ケアを問い直す』九一頁、筑摩書房、一九九七年。
(23) 注9に同じ。
(24) 注6同書、三三七頁。
(25) 大関和『派出看護婦心得』四四—四五頁、中庸堂書店、一八九九年。
(26) 注6同書、三三六頁。
(27) 『陸軍看護学修業兵教科書』一四四—一四七頁、小林又七刊行、一八九〇年。
(28) 由井正臣・大日方純夫編『日本近代思想大系』第三巻「官僚制・警察」、岩波書店、一九九〇年。
(29) 清水耕一『新撰看護学』一一四—一一五頁、南江堂、一九〇八年。
(30) 中川恭次郎『一般救急法』一〇一—一〇七頁、博文館、一九〇七年。
(31) 拙著『死と病と看護の社会史』二六七—二八九頁、法政大学出版局、一九八九年。
(32) 波平恵美子『脳死・臓器移植・がん告知』五二—五九頁、福武書店、一九八八年。
(33) 『神奈川県史』各論編第五巻・民俗、五一五頁、神奈川県、一九七七年。『茅ヶ崎市史』第三巻考古・民俗編、四五五頁、茅ヶ崎市、一九八〇年。
(34) 中村隆英『日本経済その成長と構造』九八—九九頁、東京大学出版会、一九九三年。
(35) 石塚裕道『東京の社会経済史』二五六—二五八頁、紀伊国屋書店、一九七七年。南博『大正文化』一八三—一八八頁、勁草書房、一九六五年。
(36) 南博監修、社会心理研究所編『社会心理史』四七—四九、六〇—六九頁、誠信書房、一九六五年。

第九章　死後の処置

死に臨んだ者の口にそっと水をふくませること、あるいは死者の唇を水で湿らせることは「末期《まつご》の水」「死に水を取る」と俗に言われている死者儀礼であるが、現代の病院死の時代では看護婦や葬儀社の社員、明治・大正生まれの年配者がかかわらなければほとんど忘れ去られた状態になっている。

この行為がいつごろから始まったものなのか詳かでないが、近世後期の『誹風《はいふう》柳多留《やなぎだる》』には「死に水」を詠んだ句がいくつか収められている。たとえば、第五篇にある「死水のそばで母おや碁のいけん」とは、囲碁に夢中になって親父の死に目にあえず、母親から意見されている息子を詠んだものであり、また「死水をもも引でとる本望さ」とは、呼び寄せられた勘当の息子がもも引きの旅装をとく暇もなく「死に水」を取ったというもので、いずれも「死に水」は今生の別れを象徴する大事な儀礼と捉えられている。

ところが、近世後期の浄土宗の僧法洲《ほうじゆう》は臨終看護について記した『臨終用心講説』第一四条において、世間の人は末期の水といって「命終《みようじゆう》の節は喉かわく故、清き紙に水をしたし、少しづつあたへ申べし」としているが、病人の望まない水を無理に飲ませるようなことは無用にすべきであると述べている。[1]同書の種本ともいうべき鎌倉中期の僧良忠が著した『看病用心鈔』では、臨死の者に対する看護として「常に紙を水にそめて喉をうるへて念仏をすすめ給へく候」とあって、[2]法洲とは逆になっている。

法洲がなぜ「死に水」を否定したのかわからないが、極楽往生のためには意識のあるかぎり唱名《しょうみょう》念仏が求められていた臨死の者に対して、喉を水でうるおさせる行為は大事な看護となっていたはずである。それが後世になると、唱名念仏のないままに臨終を迎える人が多くなり、やがて「死に水」もただの慣習に化したものと推測される。しかも現代では死後の行為として家族の手で、あるいは親族・知人らが弔意を示す作法として行なわれるようになっているわけだが、川端康成の自伝小説『葬式の名人』（一九二三年）によると、「(私は) 記憶しているだけでも人間の臨終を五六度は見ている。末期の水の最初の一筆で死人の唇を潤ほしたのも三四度覚えている。」とあるから、明治・大正期にはすでに死者に対する行為となっていた。[3]なお、民俗学のほうでは水がもつ霊力を重くみて、「死に水」は死者から遊離した魂を呼び戻すための呪法と解釈されている。[4]

病院では患者が死亡すると、まず患者の体を清潔にし、死によって起こる外観の変化をできるだけめだたせないようにするための処置をする一方で、死者儀礼についても霊安室での行為を含めるならばほとんどのところで実施されている。[5]患者の死亡後になされる処置として看護業務の中に組み込まれているものには、およそ次のような処置がある。すなわち、㈠患者の身体に装着されているチューブ・器具などを外す。㈡口腔や胃の内容物を膿盆に吐かせ、便器・尿器を当てて下腹部を圧迫し内容物を排出する。㈢全身を消毒薬・石けん・湯で清拭する。㈣鼻・口・耳・肛門・膣に脱脂綿・弾綿を詰める。㈤衰弱の激しい人には両頰の内側に「含み綿」をし、創部には包帯などでカバーをする。㈥T字帯（股間に用いるT字形の繃帯）や下着をつけ、着替え用の衣服を着せる。㈦着物を左前合わせにし、ひもを縦結びにする。㈧整髪してひげをそり、女子には薄化粧をする。㈨下顎を圧して口を閉ざし、眼瞼も閉ざす。(一〇)手を前胸部で合掌させる。(一一)「死に水」をとらせる。(一二)顔に白布をかけ、全身にシーツをかぶせて霊安室に移送または自宅へ帰す、といったところである。ここに掲げたすべてが行なわれているわけではないが、実施されている割合の高いものは㈨㈥㈣㈧(一二)㈠(一二)㈦である。医療は死によって終了するため、これらの行為には健康保険が適用されず、平均して八〇〇〇円程度の負担が遺族に求められている。(6)

他方、一九六〇年ごろから地域性を払拭《ふっしょく》して規模の大型化を進めている葬儀社が実施している死後処置においては、体腔への詰め物や排泄物の処理といったことなどはほとんど行なわれず、死者儀礼にかかわることが多くなっている。ただ最近は湯灌やエンバーミング（embalming 遺体の保全美装）を専門にする業者や納棺師と称する人も現われて、死後処置も専門化の道をたどり始めている。(7)

死後処置が湯灌と呼ばれていた時代には、たとえば、近世後期の随筆『耳囊《みみぶくろ》』に「頓死同様にてありしを、念仏講中間《なかまども》抔寄合て寺へ遣し葬《ほうむり》ける」（巻五）とか、「念仏講なかま或は店請《たなうけ》など寄て、早桶といへるものへ死骸を入れんと、沐浴し頭を僧形に剃りしに」（巻八）とあるように、(8)それらはそれぞれの家において家族や親族、あるいは近隣組合・講の人たちによって営まれるのがふつうであった。

一九七二年に発表された有吉佐和子の現代小説『恍惚《こうこつ》の人』でも、姑の突然の死に出会って何をしたらいいのか、ただおろおろするばかりの嫁を救ったのは近所の人であった。駆けつけた人たちによって「仏さまは北を枕に、布団のまま全員で持ち上げて向きを変え、二枚折の腰屏風を逆さにして頭を囲い、線香を立て」、魔除けの小刀、顔をおおう白手拭、お供物、二本の箸をまっ直ぐに差した山盛りの白いご飯、白菊、経帷子《きょうかたびら》、お客に出すお茶や菓子、通夜ぶるまいの煮物といったものがそろえられ、たちまちに通夜の体裁が整えられている。葬儀屋による納棺、祭壇の設定の前にこれらを行なえたのは、「どの家にも人を見送った経験者がいた」からであり、また「作法がすごく日本的」で、それは覚えなければならないものとされていたからであった。それゆえ嫁にとって二回目の葬儀となった舅（恍惚の人）のときには、本人も「怖ろしくなるほど冷静」に死装束を整え、「梅酒を作ったときの残りのホワイトリカー」で夫と息子に指図しながら湯灌をし、肛門に箸を使って脱脂綿を押しこみ、おむつを当て、カバーをかけている。親族や近所の人たちが来たときには、「もう夜食に出すための稲荷鮨まで取り寄せ」、読経の僧への包み金まで用意している。[9]

今日に続く湯灌という「日本古来の死者を潔める」行為（『恍惚の人』）は、他方では死を確認する行為でもあり、また故人を生者の世界からあの世へ送り出し、そこに安住させるといった文化的・社会的な意味を担うものとなっていた。だが、最近では人びとの死生観も大きく変わり、死者を送り出すべき三途《さんず》の川もあの世もなくなりつつある。それに加えて、親族や地域社会の解体、血縁・地縁関係の希薄化が湯灌を成り立たせなくしている。看護婦や葬儀社の社員による湯灌の代行が進むなかで、処置は慣れた専門の方に任せたいという意識も増えている。しかし、その一方で看護婦や葬儀社の社員に促されるかたちで死後処置にかかわったことのある遺族は、「敬虔な気持になった」「介護の総決算をして満足した」「故人に愛しさを感じた」「自分の死を考えた」「死を納得することができた」「故人を労《ねぎ》らいお礼を言うことができた」といった感想を漏らしている。死後処置は故人の死を受容し、また自分の死を考える機会となっていることが知られる[10]。

看護業務としての死後処置は明治期に始まり、その枠組みは西洋の看護書のそれに準拠したものとなっている。日本赤十字社編纂の『看護学教程』（一八九六年、日本赤十字社）第一四章には、「死後強直ノ発セサル前」に「身体ノ位置ヲ正シ納棺ニ便ナラシム」「眼ヲ閉チ」「口ヲ収閉セシム」「布ニテ顔ヲ被」うとあり、『派出看護婦心得』（一八九九年、中庸堂書店）第一〇においては、「屍体は他の患者に見せざる様、顔面は直に白布にて被ひ」、「屍室或は別室に移す」、「屍体は死後強直を発せざる前に、其位置を正し」、「納棺前に全身を石炭酸水にて能く拭ひ」、「陰部肛門には消毒綿花を固く詰め」、「衣服の上より石炭酸を度々散布し、乾かざる様にすべし」と記されている。また山上歌子の『看護婦の友・看護日誌摘要字引』（一九〇七年、至誠館書房）をみると、眼を閉ざす、口を閉ざす、鼻孔・口・肛門に脱脂綿を挿入する、全身を清拭する、といった項目があげられている。大正・昭和期の看護書においても処置内容に変化はみられず、㈠死者を別室・屍室へ移し、㈡清水または湯・消毒薬・アルコールにて身体の諸部を清拭し、㈢鼻・口・肛門・膣などの孔穴に脱脂綿・消毒綿を充塡し、㈣清浄な白衣に着換えさせ、㈤納棺に際して不便のない姿勢に正し、㈥眼瞼を軽く圧して閉眼させ、下顎を上げて口を閉ざし、㈦手を合掌させ、㈧顔面または全身を白布で被覆するとなっており、死者儀礼に関する部分がほとんど含まれていない。伝統的な湯灌とは切り離されたものとなっている。

湯灌については『自渉録』に二件の記載がある。ひとつは旧藤沢宿で旅館を営んでいた煙草屋の矢野茂惣次の場合で、彼は一八八六年一〇月一〇日、医師小笠原鐘（東陽の子）によって「死病」となる中風・卒中との診断を受け、療養の身の上となっていたが、翌年の五月には危篤に陥り、六月三日に死亡。「病症ハ胃腫癌」。その翌日、「夜ニ入リ死体ニ沐浴ヲ施」され、五日に出棺となっている。もうひとつは石上の娘照の義父にあたる人の死である。一九一一年一〇月一四日、死去の電報を受けた石上は翌日、東京に向かい、その夜一

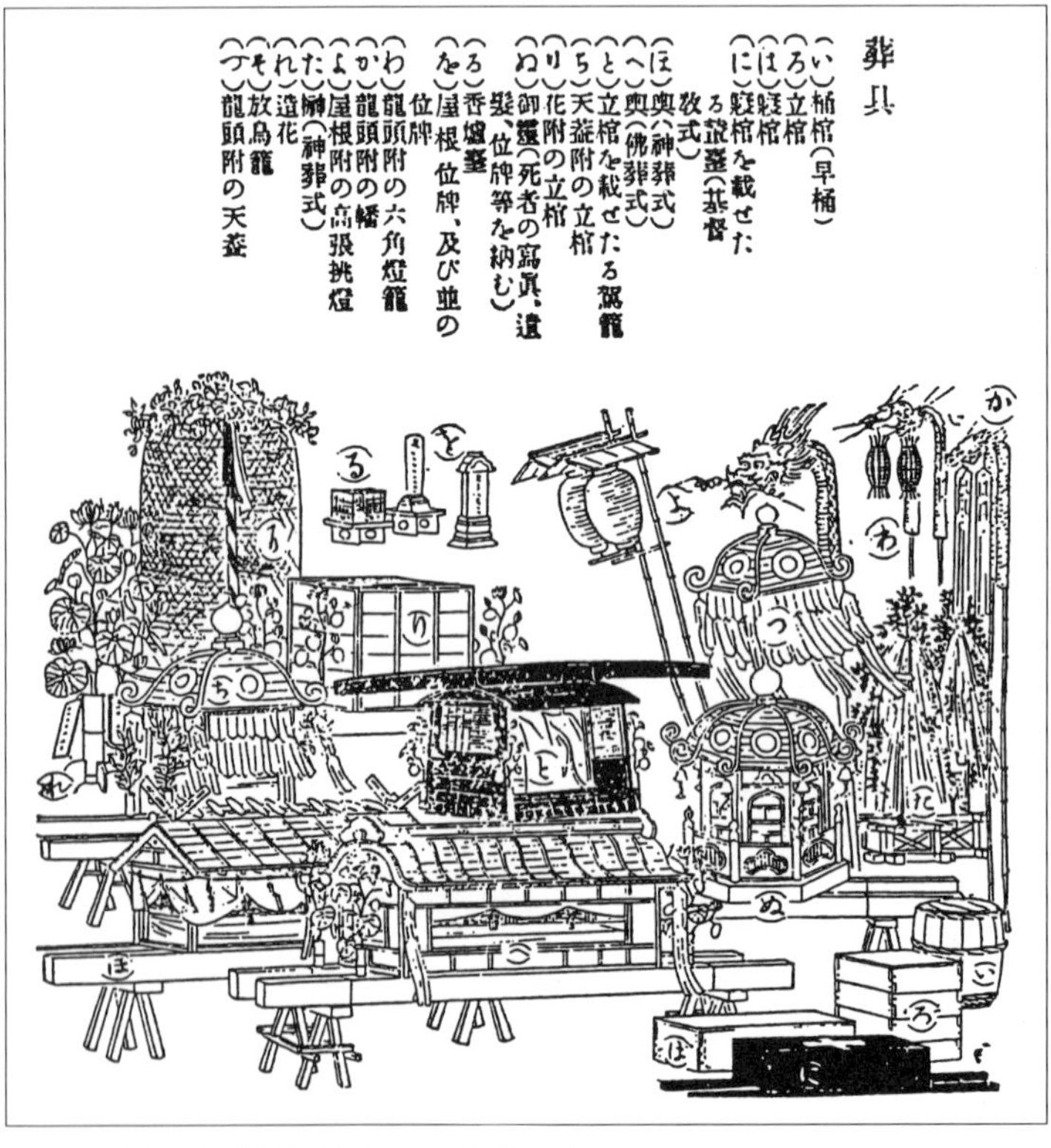

葬具（平出鏗二郎『東京風俗志』1899年刊より）

○時に行なわれた「湯灌ヲ死体ニナス」ところに立会っている。一六日野辺送りとなり、一七日石上は「火葬場へ骨揚」に行くが、壺に入れようとした「火葬セシ死体ノ骨ハ滅茶苦茶」となっていたとある。火葬場人足の不手際なのであろうか。なお、一九〇六年一二月二六日に死亡した石上の実母の葬儀では、火葬場まで家族が「棺桶ヲ担行」し、一〇銭を火葬場人足に渡したことが記されている。

『佐久間権蔵日記』の一九一〇年一二月二二日には、午前一二時四〇分に死去した権蔵の実母の湯灌のことが記されている。遺骸は小座敷に移され、権蔵の実姉や妻、派出看護婦らが「アルコールニテ総身ヲ拭」うとある。

『相沢日記』には一九一四年一〇月六日に「死体拭取を為し入棺す」とみえるだけで、湯灌の内容に立ち入った記事はなく、またその他の日記も同様である。これは湯灌が行なわれていなかったわけではなく、わかりきった内容であったから記さなかったのであろう。明治・大正生まれの方を対象とした神奈川県での聞き取り調査によれば、湯灌から埋葬までの手順は次のようになっていたという。すなわち、㈠臨終時あるいは死亡後に「死に水」を取る。㈡僧を呼んで枕経を読んでもらい、その後に釈迦の涅槃《ねはん》の姿をとらせる「枕直し」「枕かえし」をして、北枕西向きに寝かせる。手は胸の上で合掌させる。㈢枕元あるいは枕の下、ふとんの下に刃物を置き、邪悪な霊が死者に近寄らないようにする。さらに枕元には線香・ロウソク・香木・枕水、そして外かまどで炊いた飯で作った枕飯・枕団子を供える。㈣着物を逆さにかけたり、座敷箒《ほうき》を逆さに置いたり、逆さ屏風にして生者の世界との境界を明らかにする。㈤通夜の前に湯灌をする。まず座敷や納戸の畳を上げてむしろやわらを敷き、その上に大きなたらいを置く。たらいには先に水を入れ、次に湯を入れる。死者をたらいに入れ、左杓《ひしゃく》で湯をかけ、手ぬぐいで足から頭の上に向かってふく。一九三〇年代半ばになると、アルコールを用いた清拭がみられるようになる。㈥着物を左前合わせにして着せ、その上に麻糸で縫った経帷《きようかた》子《びら》（単衣の白い着物で経文などが書かれている）を着せる。『自渉録』一八九四年八月四、六日の記載によれば、東京に住む石上の父親が胃癌末期の状態にあるとき、石上は「父カ病死ノ后、着スル衣裳ニ経文ヲ書キ貰」うために、菩提寺の和尚のところへ出かけ、二日後にそれを受領して東京へ持参している。㈦入棺のときに六文銭を入れた頭陀袋《ずだぶくろ》を首にかけ、手甲《てつこう》、脚半《きやはん》、裏返しの足袋《たび》、草履《ぞうり》をはかせる。㈧明治の初めには早桶を、大正から昭和の初めまでは底に桟俵《さんだわら》を敷いた座棺（立棺、足を二つ折りにして腹に抱え込ませる）を、それ以降は葬具屋や荒物屋から購入した寝棺を使用し、棺の上には天《てん》蓋《がい》、または故人の良い服（掛け無垢）をかける。服は埋葬後に寺へ納め、古着屋が引き取る。㈨葬具は五、六軒の組合で準備し、葬式の手伝いや穴掘りなどは講中・組合が担当する。㈩身内や故人と縁の深い人の喪服は、大正から昭和の前半までは白い着物・裃《かみしも》を用いたとある。[11]血縁の者（忌掛りの親族）が白い喪服を着用する風習は近世以来のことで、これは同じ白装束の死者と血縁の者とが同じ状態にあることを象徴的に示すものと考えられている。[12]

今日と変わらぬ葬送儀礼が庶民の間に生まれ、その執行が講・組合の手に任されるようになったのは近世中期以後のことといわれているが、[13]入棺以後のことに関して『関口日記』に記載のある四つの事例について、その概略をみることにする。第一は一八七八年五月七日、午前八時三〇分に死去した昭知の長女知衛である。彼女は同年二月五日に誕生したばかりの乳児で、寺での「虫加持」や中村・吉田・伊沢の三医師による懸命な治療にもかかわらず、命終におよんだものである。葬式は小児のことであるから内輪のことで収めると記されているが、八日の葬式には手伝いの近所の者が一一人、ほかに村惣代・町世話人・講中の者が来ており、午後八時に出棺。日記には講中らの送り人、穴掘りの三人、棺持ちの二人の名前が記されている。

第二は一八八六年一一月一一日、午後一一時三〇分に死去した昭房の妻多恵（四八歳）である。翌日の午前中は葬式に必要な物の買い出しがあり、料理人二人、働き人一〇人ほどの名前が記されている。大工の熊吉ほか職人三人が午前一一時ごろに来て、夜の一一時ごろまでかかって棺、蓮台、盛台（二脚）、天蓋、腰枠をこしらえている。提灯《ちょうちん》屋根（一対）、小前机、煙草盆（八箇）、外位牌《いはい》、香炉《こうろ》、膳などは出来合いのものを購入。夜には昭知ほか六人が遺体の沐浴（湯灌）をし納棺を行なっている。一三日は講中の者が来て葬儀の支度をし、午後四時に出棺。袴着用の者は家族・親族・戸長・議員らの二九人、白無垢《むく》着用の者は六人、それに棺舁ぎの四人、穴掘りの三人の名前が記されている。一四日には取り片付けの手伝人が五人来ている。一五日は講中の者へお礼に回り、一六日は初七日のための回し文を出し、一七日は初七日の法事となっている。日記には招待客の名前、料理の献立表、お布施を差し上げた寺名と金額・物品（布・鏡・餅）が詳記されている。

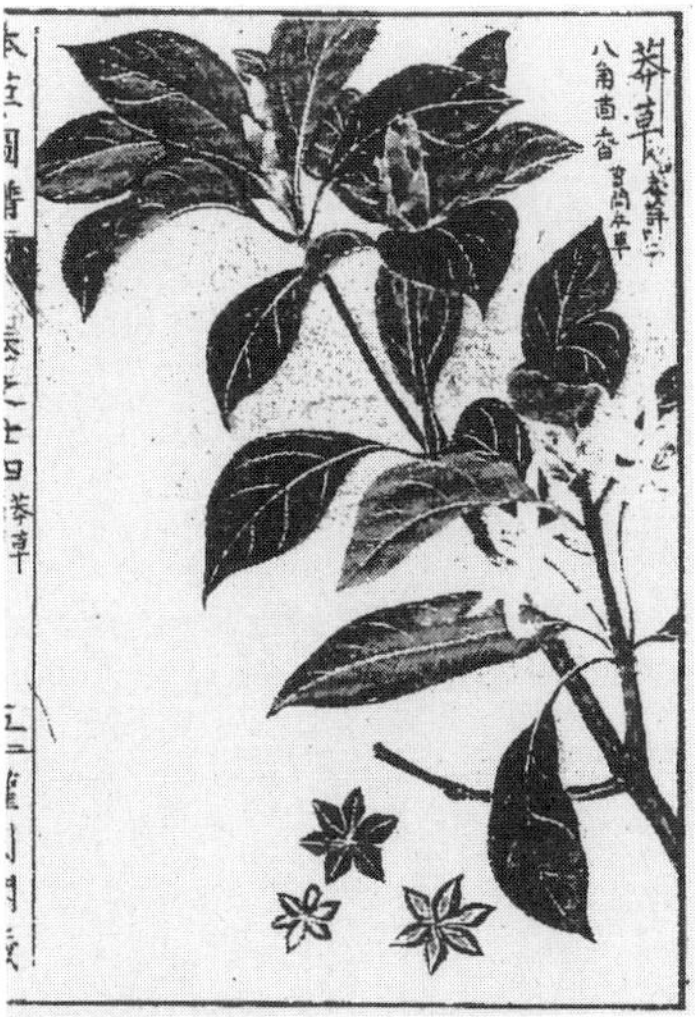

線香の薫香料として用いられる莽草(しきみ)
(『本草図譜』1830年より)

第三は一八八九年一二月三〇日、午前一一時四五分に死去した昭房の母とく（七九歳）である。翌日の午後二時に和尚が回向のために来ている。大工熊次郎ほか三人が来て、夜八時ごろまでかかって葬具を作り、昭知とその兄弟ら三人、そして手伝いの者によって午後八時に沐浴（湯灌）がなされている。明けて元日、二日は正月の出入りと葬儀の準備があり、通夜となった三日には料理人二人、近所の手伝い人一〇人、葬具拵《こしら》え手伝い人三人の名前が記されている。四日の午後三時四〇分に出棺。ここでも料理人、講中の者、裃着用の家族、親族、村長、役場書記、議員、収入役、白無垢着用の者、棺舁人、穴掘人の名前が記されている。初七日の法事は五日となっている。

第四は一九〇一年二月一日に死去した昭房（六九歳）である。その前日の様子をみると、衰弱をしていた昭房が夜明けの五時ごろ、少し気分も良いように昭知にはみえたので、いろいろな話をして「御安堵被〻下候様申上」たところ、その後は「格別御話シモ出来」ない容体となったとある。午前九時、小木曾を招き、また諸所に危篤を知らせたが、午前一〇時「全ク絶命相成候」とある。死亡を知らせるために人を雇い、また電報を打っている。悔やみに来た者の中に「印半天《しるしはんてん》」を遣した大工や左官らの名前もみられる。二日は終日通夜となり、寺僧が来家。三日は写真師を呼び遺影について相談。夕方には葬具師から品々が届けられる。夜に入って昭知とその兄弟、昭知の子、親族ら合わせて七人が沐浴（湯灌）に従事。四日の午前一〇時四七分に出棺し、一二時に埋葬。帰宅して家族や親族、僧五人、講中の者二八人に中食を出すとある。これまで会葬者には膳部を出していたが、今回はそれを取り止め葬儀を簡略化する話し合いを前日にもっている。「講中へ更ニ手数ヲ掛ケズ、近所ノ者懇意ノ者ノ手伝ヲ受ケシノミナリ」と記されている。

正岡子規の小説『死後』（一九〇一年）には、「死人を棺に入れる所は子供の内から度々見てをるが、いかにも窮屈さうなもので厭《いや》な感じである。窮屈なといふのは狭い棺に死体を入れるばかりでなく、其死体をゆるがぬやうに何かでつめるのが厭なのである。余が故郷などにてはこのつめ物におが屑《くず》を用いる。半紙の嚢《ふくろ》を二通りに拵《こしら》へてそれにおが屑をつめ、其嚢の上には南無阿弥陀仏などと書く。」とあり、東京の下宿で死んだ友人のときには朋友が集まり、おが屑のかわりに樒《しきみ》の葉を使って入棺させた記憶が語られている。(14) また前掲の『葬式の名人』には、「祖父の葬式には少し誇張すると全村五十軒が私を哀れんで泣いてくれた。葬列が村の中を行く時辻々に村人が立つていて棺の直ぐ前に進んだ私が前を通ると女達が声をあげて泣き、可哀さうに可哀さうにと言ふのがよく聞えた。」「翌朝親戚や村の人六七人と御骨拾ひに行つた。山の焼場には覆ひがない。灰を掘り返すと下は一面火が残っていた。火気を受けて暫《しばら》く骨を拾っていると、再び鼻血が出て来た。竹火箸を投げ出し……」と、(15)明治・大正期における野辺送りや骨上げの様子が語られている。

小説や日記にみるように、人は生まれてくるときと同様、死ぬときも多くの人の世話にならなければならない。それが家族であったり、親族や友人・知人あるいは講の者であったりする。特に、葬式の際には講の働きがめだっているが、『関口日記』をはじめとして『相沢日記』『大街堂日記』には、その講と名のつくものがいくつもみられる。阿弥陀仏の名号や本尊図を掛けて南無阿弥陀仏を唱和し、先祖の供養をする念仏講のほか、日待・月待講、伊勢講、大山講、地神講、稲荷講といった参詣のための講や自然神を対象とした講、また頼母子《たのもし》のような金銭を融通しあうための無尽講などである。葬式の手伝いを担当する講は、これらとはちがって、近世以来の地縁にもとづき冠婚葬祭をともにする講（組合部落）である。この講は昭和に入って機能を低下させてゆくことになるが、それは市制町村制の施行による新たな行政区の誕生や住民の都市への移動、また農村恐慌による小作人の没落と寄生地主による支配の進行、生活改善運動にともなう冠婚葬祭の簡素化、専業化した葬祭業者の進出、あるいは前の『関口日記』にみたような、講中の者にあまり負担をかけさせたくないといった心理などが背景にある。また他の講においても宗教心の希薄化や地域密着型の金融機関の進出によって衰退している。

ところが、大正から昭和期にかけて弛緩してゆく一方であった講にもとづく互助が、日中戦争が拡大されるにつれて見直されている。新たに隣組が組織され、「交隣相助、共同防衛」が推し進められている。これは従来の伝統的な講や部落会・町内会というものではなく、それらを解体したうえで組織化されたものであった。[16] この隣組は一九四七年のポツダム政令によって廃止されるまで続くが、五一年一〇月の『朝日新聞』に掲載された世論調査によれば、隣組の禁止を解除する動きに対して賛成する者が六五パーセント、反対する者が一八パーセントとなっており、「隣組の良かった面を認識する傾向が国民の間に生まれている」とした論評がみられる。[17] しかし、その後の展開をみると、高度経済成長にあわせて生まれた六〇年代の団地族の間には、隣近所や親族との交際はなく、また国民経済を支えていた猛烈社員に地域を顧みる余裕はなかった。企業コミュニティは栄えても地域コミュニティの育つ環境は失われてしまったのである。[18]

相沢・関口・大街堂の三つの日記がうつし出した湯灌や葬儀の状況は、全有業人口に対する第一次産業人口の割合が六、七〇パーセントを占めていた明治・大正期のことである。一九五〇年にはその割合も五〇パーセントになり、六〇年には三三・八パーセント、七〇年には一九・七パーセントと下がっている。[19]　農業離れとともに共同体的な慣行とそれを支える心性は、神武・岩戸景気の到来によって解体し始めることになる。近世以来、庶民の間で行なわれていた湯灌や葬儀の意味についてまとめるならば、およそ次のようなことになるであろう。すなわち、清拭や詰め物などによって穢の拡散を防ぎ、逆さ屏風などによって日常の生活空間とは異なる環境を作り出して死者を特定の区域に封じ込め、左前に着物を着せるといった通常とは異なる作法によって生者との違いを際立たせ、旅装を身に着けさせて早く生者の社会から死者の世界へ旅立たせようとする装置であったということになる。これに対して、他界の観念も共同体の営みといった性格も希薄となった今日の葬儀は、もはや死者との単なる個人的な「別れ」にすぎないものとなっている。[20]　取り扱いに厄介な遺体を葬った後の霊魂も、その存在自体が否定され、法要も行なわれないケースが増えている。故人は単にかかわりのあった者の記憶の中にだけ居場所を定める果敢《はか》ないものになりつつある。

（1）拙著『ホスピスと老人介護の歴史』一八頁、法政大学出版局、一九九二年。
（2）拙著『死と病と看護の社会史』二三八頁、法政大学出版局、一九八九年。
（3）『日本近代文学大系』第四二巻「川端康成集」四四頁、角川書店、一九七二年。
（4）井之口章次『日本の葬式』三七―三九頁、筑摩書房、一九七七年。
（5）片野裕美「死後の処置はどう行われているか、そして看護婦は何をすべきか」、藤腹明子「死後の処置に関するナースの意識の移り変わり」『エキスパートナース』一一―九、一九九五年。
（6）注5同。藤腹明子「看護における死後の処置」『看護学雑誌』四六―五、一九八二年。川島みどり編「死後の処置マニュアル」『看護学雑誌』五四―一〇、一九九〇年。藤腹明子ほか『看取りの心得と作法』医学書院、一九九四年。野沢浩江ほか「死後の処置への家族参加に関する調査」『死の臨床』一九―二、一九九六年。滝下幸栄ほか「在宅における死後の処置に関する調査」『高齢者のターミナルケアをめぐる学際的研究報告』(代表新村拓)所収、京都府立医科大学、一九九九年。

(7) 佐藤友之『図説・死んだらいくらかかるか』五〇、九五―九六頁、講談社、一九九五年。注6「在宅における死後の処置に関する調査」。

(8) 谷川健一編『日本庶民生活史料集成』第一六巻所収、三一書房、一九七〇年。

(9) 有吉佐和子『恍惚の人』二八―四四、三〇八―三一一頁、新潮社、一九七二年。

(10) 注6「在宅における死後の処置に関する調査」。

(11) 『神奈川県史』各論編第五巻・民俗、五一五―五二九頁、神奈川県、一九七七年。『茅ヶ崎市史』第三巻考古・民俗編、四五五―四五七頁、茅ヶ崎市、一九八〇年。『綾瀬市史民俗調査報告書』第二巻、一四六―一五一頁、綾瀬市、一九九三年。同第三巻、二五八―二六三頁、一九九四年。同第四巻一八三―一八六頁、一九九五年。

(12) 新谷尚紀『日本人の葬儀』七六、二一〇―二一一頁、紀伊国屋書店、一九九二年。

(13) 大藤修『近世農民と家・村・国家』三三六―三四二頁、吉川弘文館、一九九六年。

(14) 『現代日本文学大系』第一〇巻「正岡子規・伊藤左千夫・長塚節集」四八頁、筑摩書房、一九七一年。

(15) 注3同書、四七―四八頁。

(16) 間宏『経済大国を作り上げた思想』四四頁、文真堂、一九九六年。雨宮昭一「総力戦体制と国民再組織」、『シリーズ日本近現代』第三巻所収、岩波書店、一九九三年。

(17) 林文「国民意識の動向」、中村隆英・宮崎正康編『過渡期としての一九五〇年代』所収、東京大学出版会、一九九七年。

(18) 篠塚英子『女性と家族』二三八頁、読売新聞社、一九九五年。間宏「男性ホワイトカラー」、間宏編『高度経済成長下の生活世界』所収、文真堂、一九九四年。
(19) 大川一司ほか編『長期経済統計』第二巻「労働力」二〇四―二一一頁、東洋経済新報社、一九八八年。総務庁統計局『日本長期統計総覧』第一巻、三八九頁、日本統計協会、一九八七年。
(20) 山田慎也「地域社会における葬儀の変化(一)(三)」『葬儀』五―一、五―三、一九九五年。

第十章　変革期にある現代医療

医療の歴史を振り返ってみると、往診という名の在宅医療（戦前の救護法・医療保護法では居宅医療）に始まり、つづいて病院医療の時代を迎え、そして再び訪問診療・看護という名の在宅医療に戻りつつある。現在の在宅医療は病院機能を分散化させると同時に、これまで福祉施設に集中していた介護機能も合わせて分散化させようとするものである。患者を病院に閉じ込めておくことは、患者の生活背景を医療者に見えなくさせるだけでなく、生活それ自身が持っているリハビリテーション機能を患者から奪うことにもなる。生活に密着したところでなされる往診はその意味で重要な医療の提供形態であり、それは長い間、主に診療所の医師によって担われてきた。

医療法第七、八条によれば、病院の開設は知事の許可を必要としているのに対し、診療所のほうは開設後に知事へ届け出ればよいとあって、明治から最近まで診療所は、いわゆる自由開業医制のもとで数を増やしてきた。しかし、一九六〇年前後になると、診療所を病院に建て替える動きが盛んとなり、医療供給の主体は診療所から病院へ移行し、往診を取り止めるところが続出している。表に見るように、戦前における病院数のピークは一九四一年の四八五八で、病床数は人口一〇万人当たり二七

四、一病院当たり四一であったが、朝鮮戦争後には病院も立ち直り、一九五五年には病院数五一一九、病床数は人口一〇万人当たり五七四、一病院当たり一〇〇となって、病院の規模は二・五倍にまで拡大している(1)。

その後、病院の建設は一九七〇年代前半に一時的な停滞をみるものの、九〇年までは増加の一途をたどり、病院医療の全盛期となっている。だが、九一年には地域医療計画の策定にもとづく病床規制(一九八五年の第一次医療法改正)が進められた結果、戦後一貫して右肩上がりの増加を経験してきた病院に初めて転機が訪れ、減少に向かわせることになった。かわって規制を受けることのなかった診療所のほうは八五年以降、減少から増加に転じている(2)。通院者も最近では病院から診療所に移ってきており、九二年には診療所への通院者の割合が三六・四パーセントであったものが、九八年には四一・七パーセントとなっている(厚生省「国民生活基礎調査」)。

病院の開設は、明治一四(一八八一)年の政変で大

病院・病床数の推移

年次	病院数	増減率(%)	病床数	増減率(%)	1病院当たりの病床数
1913	2,662	—	37,861	—	14.2
1920	2,972	11.6	39,465	4.2	13.3
1930	3,716	25.0	121,945	209.0	32.8
1941	4,858	30.7	199,831	63.9	41.1
1950	3,408	△29.8	275,804	38.0	80.9
1955	5,119	50.2	512,688	85.9	100.2
1960	6,094	19.0	686,743	33.9	112.7
1965	7,047	15.6	873,652	27.2	124.0
1970	7,974	13.2	1,062,553	21.6	133.3
1975	8,294	4.0	1,164,098	9.6	140.4
1980	9,055	9.2	1,319,406	13.3	145.7
1985	9,608	6.1	1,495,328	13.3	155.6
1990	10,096	5.1	1,676,803	12.1	166.1
1997	9,413	△6.8	1,660,784	△1.0	176.4

蔵卿に就いた松方正義の財政金融政策がもたらした激しいデフレーションの影響を受けて、明治中期まで続いた官主導型の体制が崩れ、民間資本に依存した体制、すなわち医療法人（一九五〇年創設）が主流を占める状況が今日まで続いている。[3] 国民の生存権を実質的な意味で保障することになる医療は本来、国が責任をもってその供給体制を整えるべき性格のものである。それを民間に任せてきたのは、川上武氏のいわれる低医療費政策によるものであり、[4] 国民皆保険体制が遅れたのも同じ理由にもとづいている。

病院医療の時代は、前に見たように病院数と病院規模の拡大をみた一九六〇年前後に始まっているが、その背景にあるものは第一に疾病構造の変化である。死因において結核・肺炎といった感染症が退いて、脳血管疾患・悪性新生物（癌腫・肉腫）・心疾患という三大生活習慣病が完全に上位を占めたのが一九五八年のことである。[5] 四〇年代後半に生産が始まったペニシリン、五〇年代初めのストレプトマイシン、五〇年代半ばのカナマイシンといった抗生剤・抗結核薬による療法が著効を示した感染症とちがって、生活

開設主体別の病院数

年次	総数 (A)	国公立 (B)	その他	B/A (%)
1875	63	41	22	65
1885	490	251	239	51
1895	589	174	415	30
1905	744	104	640	14
1915	1,057	84	973	8
1925	1,746	92	1,654	5
1935	2,925	114	2,811	4
1945	431	83	348	19
1955	5,119	1,449	3,670	28
1965	7,047	1,602	5,445	23
1975	8,294	1,504	6,790	18
1985	9,608	1,486	8,122	15

一般診療所数の推移

年次	一般診療所数	増減率 (%)
1941	36,177	—
1950	43,827	21.1
1955	51,349	17.2
1960	59,008	14.9
1965	64,524	9.3
1970	68,997	6.9
1975	73,114	6.0
1980	77,611	6.2
1985	78,927	1.7
1990	80,852	2.4
1997	89,292	10.4

習慣病への対応にはより高度な医療、すなわち検査のための機器や診療設備、社会復帰・機能回復のための設備、またそれを稼働させる多数のスタッフが必要となる。それらを満たす空間として病院が求められるようになったこと。

第二に診療科の数と対応範囲の広さからいって、病院のほうが効率・安心の面で優れていると患者に思われたこと。病院のほうでもなるべく多くの病床と診療科を備えて自己完結型の大型病院をめざす動きが活発化している。第三に高度経済成長にともなう人口移動の活発化によって、六〇年代に核家族化が進行（八〇年代以降は停滞・減少）するとともに、(6)血縁・地縁関係にもとづく助け合いもなくなり、また女性の社会進出によって家族介護力は低下し、入院医療に依存する傾向が生まれたこと。同時期、女性の働き方はこれまでの自営・家族従業というかたちから雇用されるかたちへ大きく変わっている。(7)これは技術革新が進んで熟練・重労働が減ったことに加えて、サービス産業の伸びによって就業の機会が増えたことによるものである。この時期、家事省力型の耐久消費財が急激に普及して家事労働に余裕が生まれているが、(8)その時間は常勤・パートの労働やレジャーに向けられ、いつ起こるかわからない非日常的な病人看護や介護は医療者任せとなったのである。

第四に一九五八年制定の国民健康保険法によって六一年に達成された国民皆保険体制が医療需要を急増させ、病院病床の供給を増やしたこと。第五に六〇年代から七〇年代初めにかけて住宅建設が急増し、一戸当たりの居住面積が拡大するとともに（貸家は横ばい）、(9)一戸当たりの畳数も少子化と同居率の低下もあって良好となったが、(10)融通性のない洋風個室化に象徴されるように意識の面で個人主義化が進み、家での看取りが敬遠される傾向にあったこと。厚生省の「厚生行政長期計画基本構想」

世帯数と構成割合

年次	世帯数 (万人)	平均世帯人員 (人)	単独世帯 (%)	核家族世帯 (%)	その他の世帯 (%)
1955	1,896	4.68	10.8	45.4	43.8
1960	2,248	4.13	17.3	44.7	37.9
1965	2,594	3.75	17.8	54.9	27.3
1970	2,989	3.45	18.5	57.0	24.5
1975	3,288	3.35	18.2	58.7	23.1
1980	3,534	3.28	18.1	60.3	21.6
1985	3,723	3.22	18.4	61.1	20.5
1990	4,027	3.05	21.0	60.0	19.1
1998	4,450	2.81	23.9	58.6	17.5

入院および外来患者数

年次	入院 (千人)	増減率 (%)	外来 (千人)	増減率 (%)
1953	378.5	—	2,290.0	—
1960	608.8	60.8	3,879.6	69.4
1970	971.6	59.6	6,275.7	61.8
1980	1,247.2	28.4	6,768.0	7.8
1990	1,500.9	20.3	6,865.4	1.4
1996	1,480.5	△1.4	7,329.8	6.8

女性の就業上の地位の構成割合（%）

年次	雇用者	自営業主	家族従業者
1955	33.2	11.7	55.1
1960	41.9	13.5	44.7
1965	49.2	12.1	38.6
1970	53.2	13.9	32.9
1975	59.7	12.0	28.1
1980	63.8	11.5	24.6

1戸当たりの居住面積（m²）

年次	面積	持家	貸家
1963	55.9	77.9	32.5
1968	65.9	89.7	41.0
1973	76.9	104.2	50.3
1978	87.9	113.8	54.3
1983	87.5	124.0	49.3
1988	79.9	131.1	47.1
1993	88.6	137.4	50.4
1996	96.1	140.8	52.8

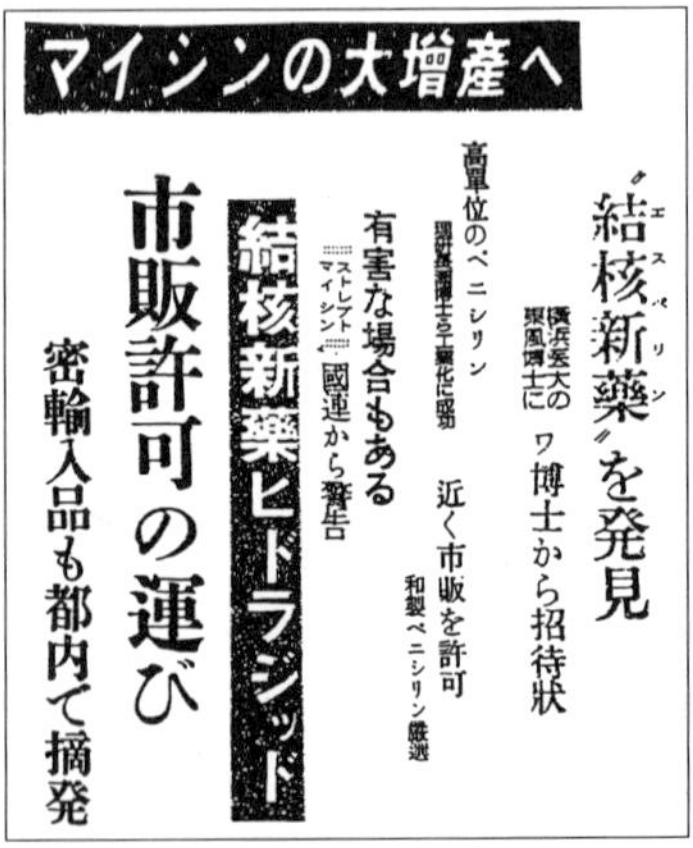
マイシンの大増産へ
〝結核新藥《エスパリン》〟を発見
横浜医大の栗風博士に
ワ博士から招待状
高単位のペニシリン
近く市販を許可
和製ペニシリン厳選
有害な場合もある
〝ストレプトマイシン〟國連から警告
結核新藥ヒドラジッド
市販許可の運び
密輸入品も都内で摘発

抗生剤・抗結核薬の報道見出し
（『朝日新聞』1946，52年）

（一九六一年七月）にも、所得倍増計画の進行にともなって「大家族形態の源泉となっていた農村人口の絶対的減少や、個人主義的生活意識の比較的高い都市人口の増大」という事態になり、それが扶養意識の低下を招いていると指摘されている[11]。私的扶養が困難になれば、介護・看護は社会化せざるをえず、不足する福祉施設に代わって病院が老後の生活の場として選ばれることになったのである。

一九六〇年代が過ぎ、病院の大型化も進んだ七〇年代には老人医療費無料化（老人の自己負担分を老人福祉法にもとづき公費負担とするもの。一九八二年老人保健法の成立によって廃止）という施策に乗って、高齢者を病院に集める動きが活発化するようになる。この時期の病院医療の特徴といえば、それまで医療の対象とされていなかったものが医療の中に取り込まれたこと、患者が生活の場から切り

1人当たり居住室の畳数別構成割合（%）

年次	-2.9畳	3-4.9	5-6.9	7-9.9	10-
1963	22.2	35.3	20.3	12.5	9.8
1968	14.2	33.9	23.5	15.6	12.9
1973	7.5	26.8	25.0	20.5	20.2
1978	3.8	19.0	23.0	24.1	29.8
1983	2.5	14.0	21.4	24.5	37.3
1988	1.5	10.1	18.5	24.2	44.5
1993	0.8	7.1	16.7	23.2	50.4

国民医療費および国民所得

年次	国民医療費A（億円）	国民所得B（億円）	A/B（%）
1955	2,388	69,733	3.4
1965	11,224	268,270	4.2
1975	64,779	1,239,907	5.2
1985	160,159	2,602,784	6.2
1990	206,074	3,457,390	6.0
1997	290,651	3,903,767	7.5

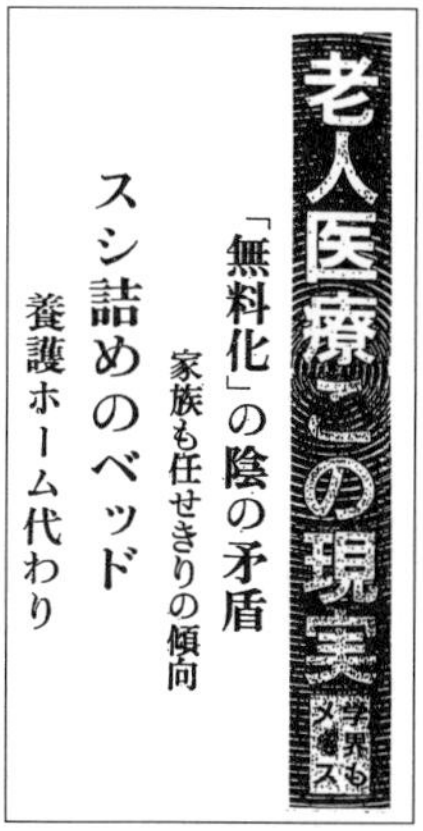

老人医療この現実
「無料化」の陰の矛盾
家族も任せきりの傾向
スシ詰めのベッド
養護ホーム代わり

老人医療費無料化の光と陰
（『朝日新聞』1974年9月）

離されて病院という特殊な空間に囲い込まれたこと、非営利事業とされる医療の周辺に営利企業（医療関連サービス業）が進出し始めたことである。[12] すなわち社会の医療化、病院化、産業化の進展であり、国民医療費の急増である。[13]

そうした病院周辺の動きに対して診療所のほうはといえば、高度経済成長期に生じた激しい人口移動が診療所の顧客を流動化させるとともに、人口の集住地区においては新規開業の医師たちと地区医師会との間に適正配置をめぐるトラブルを生じさせており、[14] これまでのかかりつけ医としての安定した経営や患家との人間関係にも大きな変化をもたらしている。さらに一九六〇年以降にみられた高度な医用機器の開発は診断精度を著しく高めた反面、機器の導入にあたって資本と施設規模の大型化が不可欠となった。[15] 診療所は六〇年創設の医療金融公庫から長期低利の融資をうけて医療法人の病院に建て替え（医療機関の過剰地区では公的病院の新設・増設を規制[16]）、前にふれたように地域医療の核となっていた往診を取り止めている。厚生省の「患者統計」によれば、五〇年代には受療者の四・七パーセントを占めていた往診が、六〇年代には急速に減じて二・四パーセント、さらに七〇年代には一・三パーセント、八〇年代に入ると〇・八パーセントにまで落ち込んでいる。往診の減少は医師の勤務医志向、開業医の高齢化、患者の通院を容易にさせた交通手段の発達などによるものである。

在宅医療を推し進める政策が本格化した八〇年代、そして「居宅等を医療提供の場」とした九二年の第二次医療法の改正、九四年の健康保険法の改正は往診に代わる訪問診療・訪問看護を導入させることになったが、往診がおもに患家の求めに応じて救急的な医療、夜間の緊急な処置を対象としているのに対し、訪問診療のほうは身体および精神の障害のために通院できない患者を対象に、一医療機関が計画的な医学管理のもとで定期的に訪問し、おもに慢性疾患の診療にあたるものとされている。(17)訪問診療には診療報酬のうえで在宅患者訪問診療料、寝たきり老人訪問診療料、在宅時医学管理料のほか多くのものが点数化されており、在宅医療機器の開発と技術進歩にあわせるかたちで病院医療から在宅医療への誘導が積極的にはかられている。「社会医療診療行為別調査」をみても訪問診療・看護の伸びは著しい。

在宅では鼻腔栄養（鼻から胃・腸へチューブを通して栄養を補給）や中心静脈栄養（大静脈にカテーテルを留置して高浸透圧液を投与）、胃瘻《いろう》（体表に誘導された胃内腔を通して栄養を補給）、気管切開（頸部気管を切開して気道を確保）、腹膜灌流（尿毒症治療のため腹腔内にカテーテルを留置して透析）といった医療処置を施された患者が増え、その管理に素人の介護者が困り果てているといった話も聞く。病院機能の分散化にも歯止めが必要ということになるが、在宅医療のよいところといえば、患者が住み慣れた生活の場で個別的な医療・ケアが受けられ、患者の耳に家の物音や家族・近所の話し声が聞こえてくることである。

しかし、現実には病気を抱えた高齢者の多くは症状に応じて機能別に分化した病院の間を、さらには福祉施設や自宅の間を転々と移動させられている。(18)経済効率の面ではすぐれていても、頻繁な移動は見当識障害（ボケ）を生じさせる恐れがあるだけでなく、折角なじんだ人間関係を断絶させることにもなり、また生活自体も落ち着かない。したがって、高齢者が生活の場として望んだ所に、医療・ケアの側が出向く態勢がもっともよいことになる。現状ではおよそ八割の高齢者は自宅を「終《つい》のすみか」として希望しており、(19)重い疾患のために回復が望めない状態にある受療中の高齢者であっても、病院での死を望むものは三、四割にすぎず、在宅医療・ケアは終末期においてもっとも需要が高くなっている。[20]

終末期のケアは現状の在宅医療・ケアのスタッフだけでは支えきれず、家族らの協力が不可欠であるが、その家族の側に急変事への対処や死に対する不安が高いと、最期の場面で救急車を呼んで入院させてしまうことにもなる。これは特別養護老人ホーム（以下、特養と略す）などにおいても同様である。[21] 医療施設ではなく生活の場となっている特養では、入所者が入院加療を要する病態になると、あらかじめ定められている協力病院へ行くことになっており、訪問診療は認められていない（老人福祉法・厚生省令「養護老人ホーム及び特別養護老人ホームの設備及び運営に関する基準」）。したがって、入所者が特養での死を選んだとしても、いざというときの不安が生活指導員にあれば、入所者は病院へ送られ、そこで死を迎えさせられることになる。京都府と山形県の小さな町での調査においても、病院で死亡した高齢者の四割強は入院の一週間前まで自宅で過ごしていたとある。[22] そこは同居世帯が多く在宅死の多い農村部であったが、病状の急変に対する不安と介護疲れが在宅死をあきらめさせていたのである。

多くの高齢者が望んでいる「終のすみか」でのふつうの生活と死を可能にさせるには、第一に介護者の不安を取り除くシステム、すなわち「必要なときに必ず援助がうけられるという安心感と信頼に立つ二四時間のケア体制と、必要な時には短期間でも入院できるという体制」を築くこと、[23] しかもそれが経済的に大きな負担とならない体制であることが必要である。[24] そのためには地域医師会は責任をもって診療所間の、また診療所と病院との間の、さらには福祉との連携をはからなければならない。

また一九五九年三月の「医療保障委員最終答申」においてすでに指摘されていることであるが、「家庭のよき相談相手となり、必要な場合には直ちに専門医にさしむけることを主な任務」とする「家庭医」を養成し[25]、その位置づけをはかることが必要である。第二には看取りの文化というものを復活させることである。

在宅死に関する調査研究によれば、訪問の主治医が事前に予想される臨終の状況やケアの方法、死亡時の連絡方法などに関して家族に充分な説明をしていれば、死に臨んで救急車を呼んだり、緊急の往診を依頼することもなく、家族だけでの看取りも可能になるという[26]。ここで家族らに伝えられている情報というものは、新しい装いをしていても、かつて家や地域社会において伝えられていた看取りの文化と重なるものである。

看取りの文化の核をなしていた死の臨床はすでに平安・鎌倉期の仏教界においてマニュアル化されており、中世・近世になると一般向けの教訓書・家政指南書・医書の中にそれが取り込まれ、よりよき死を迎えさせるための作法として庶民の間に定着をみたものである。しかし、明治中期に至るとそれが大きく変質し、やがて戦後の高度経済成長期に消失してしまうが、これについては別著にて論じたのでふれないことにする[27]。

看取りの文化が失われたあとの看取りの場は、医師・看護婦ら専門家のリードするところとなり、家族は後方へと退かされている。治療も物質としての身体にのみ目が向き、心とか救いとか死後の世界といったものは視野の外に追い出されてしまう。その結果、死は大きな不安となって病人を襲い、看取る人も含めて孤独感と疎外感に看取りの場が支配されることになった。

（1）総務庁統計局『日本長期統計総覧』第五巻、一七四―一七七頁、日本統計協会、一九八八年および厚生省保険局調査課「医療施設調査」より作成。
（2）右同。
（3）菅谷章『日本医療制度史』四二九―四三〇頁、原書房、一九七六年。表は注1同書、一七〇―一七三頁より作成。
（4）川上武・小坂富美子『戦後医療史序説』六四頁、勁草書房、一九九二年。
（5）厚生省大臣官房統計情報部『人口動態統計』上巻、一四〇頁、厚生統計協会、一九九九年。
（6）総務庁統計局『日本長期統計総覧』第一巻、一六八―一六九頁、日本統計協会、一九八八年および厚生省人口問題研究所『日本の世帯数の将来推計』一〇―一九頁、同研究所、一九九五年より作成。
（7）注6『日本長期統計総覧』三八八頁。
（8）経済企画庁編『国民生活白書』六三―七八頁、経済企画庁、一九九二年。労働省編『労働白書』一六二―一六九頁、労働省、一九九八年。
（9）注8『国民生活白書』一二七、四二〇―四二二頁。
（10）総務庁統計局『住宅統計調査報告』各年版より作成。
（11）社会保障研究所編『日本社会保障資料』第一巻、四〇一―四〇三頁、至誠堂、一九八一年。
（12）川上武・小坂富美子『医療改革と企業化』第二、三章、勁草書房、一九九一年。
（13）経済企画庁編『国民経済計算年報』、同『経済白書』、厚生省『国民医療費』一九九八年より作成。
（14）北原龍二「高度成長と開業医」、間宏編『高度経済成長下の生活世界』所収、文真堂、一九九四年。
（15）川上武『現代日本病人史』五六四―五六六頁、勁草書房、一九八二年。
（16）厚生省五十年史編集委員会『厚生省五十年史』（記述編）一〇四五―一〇四九頁、財団法人厚生問題研究会、一九八八年。

(17) 健康保険法の規定にもとづく療養に要する費用の額の算定、すなわち保険診療報酬に関する厚生省告示による。
(18) 厚生省大臣官房統計情報部による一九九五年度人口動態社会経済面調査報告によれば、死亡前三年間の生活場所は自宅のみが二〇パーセント、病院のみが五パーセント、自宅・病院間の往復が一三パーセント、自宅から病院が五一パーセントで、実際の在宅死は三三パーセントとなっている。
(19) 田中愛子「看取りや看取られることに関する調査」『高齢者のターミナルケアをめぐる学際的研究報告』(代表新村拓) 所収、京都府立医科大学、一九九九年によれば、七九・七パーセントの高齢者が在宅死を望んでいる。
(20) 注18同書によれば、自宅死を望む者が五二・一パーセント、病院等が三五・九パーセント、福祉施設が五・七パーセント、親族の家が一・〇パーセントとなっている。
(21) 長寿社会開発センター「福祉のターミナルケアに関する調査研究」では、「極力最期まで施設内でケアをする」は三二パーセントにすぎない。
(22) 福本恵ほか「高齢者の終末期の看取りに関する研究」注19報告書所収。
(23) 紅林みつ子「在宅老人の終末ケアの可能性に関する研究」『老年社会科学』五—四、一九八二年。
(24) 厚生省健康政策局「末期医療に関する意識調査等検討会報告書」二二頁、一九九八年。
(25) 注11同書、六二三—六三七頁、至誠堂、一九八一年。
(26) 大井玄『終末期医療』七三—七四頁、弘文堂、一九八九年。雨森正記「無床診療所での在宅ターミナルケアの現状」『プライマリケア』一六—三、一九九三年。室生勝ほか「開業医による在宅ターミナルケアについての一考察」同一七—一、一九九四年。蘆野吉和「消化器がん患者の在宅ホスピスケア」『ターミナルケア』六—五、一九九六年。
(27) 拙著『死と病と看護の社会史』二〇三—二四二頁、法政大学出版局、一九八九年。拙著『医療化社会の文化誌』二九七―三一〇頁、法政大学出版局、一九九八年。

付論　告知の歴史

告知とは真実を告げること、telling the truth といわれているが、告知が問題になるのはガンだけでなく、エイズをはじめとするさまざまな難病、初老期のアルツハイマー病などでも同様である。また、戦前では結核患者に対する告知が問題となっている。いずれもその時代の医療水準に照らして治せない病、死に至る病と判断される疾患において告知が問題となっている。それぞれの時代において告知の問題がどのように扱われ、また現代ではそれがどのようになっているのか、その歴史をたどってみることにする。

「ヒポクラテスの誓い」で有名な、古代ギリシャの医師であるヒポクラテス（Hippokrates）の全集（一六世紀の編集）をみると、「治療の間は成るべく何事も患者に知れぬ様に、冷静に巧者に行はねばならぬ……苟《いやしく》も治療の結果に就て患者に恐怖を来さしむる様なことを打開けてはならぬ。」（第六編「品位」）(1) とあって、告知を否定している。また医師が病を治癒させることができるのは、患者のもつ自然治癒力と医術の両者を手中に収めたときだけであり、「実に医師が何物の手段を以つてするも病を征服し得ぬ時には、罪は病其のものにあつて医術にはないのである。全く絶望の重病に対して医師が手を下さぬことを非難する人々よ、御身等は先《ま》づ可測的のものよりは不可測的なものに対して心眼を開くの要がある。」（第三編「術に就て」）[2]と述べて、治せない病に医師がかかわることについても否定的であった。ヒポクラテスの医療行動は全体としてヒューマニズムに満ちたものであったが、現代の眼からみれば、パターナリズム（paternalism 医師が患者の幸福や利益になることだと考えて、父親的な立場から患者の自己決定に干渉し否定すること）として批判される内容となっている。全集も誓いも、彼の手になるものかどうか疑わしいが、長い間、ヒポクラテスの言葉として医師の間では信奉されてきたものである。ヒポクラテスへの崇敬は近世末の蘭方医に始まるが、それ以来、洋方医の間では告知をしないことが基本となったのである。

一方、臨終の現場はヒポクラテスの言葉にあるように、医師は関与せず、ヨーロッパにおいては神父が呼ばれている。日本でも一五九一年版の『どちりいな・きりしたん』第九、一一にみるように、「死ぬるに臨んで病人」は「こんひさん（告白）」をし、「さからめんと（終油の秘跡）」を受けなければならないとされている。死ぬ前に罪の悔い改めをし、神父に神へのとりなしの祈りをしてもらい、終油の秘跡をしてもらわなければ天国へ行けないと考えられていたためである。[3]その際、当然のことながら死が迫っていることを本人が承知していなければ、一連の宗教行為を始めるわけにはいかない。すなわち、告知が必要となるが、同時に神父によって慰めが与えられ、遺族も支えられることになる。このように臨終の場では告知に消極的な医師と告知に積極的な神父という、医療と宗教がせめぎあうような場面が生じていたのである。

告知をめぐって宗教者と医師とが対立する構図は日本においても同様にあった。前近代社会では、医師は死の臨床に関与せず、死が近づくと「あとは神仏に祈りなさい」と言って立ち去るのが常であった。それは死の訪れとともに発生する穢《けが》れに染まりたくないという気持ち、あるいは患者の家族から挙がる責任追及の声をかわしたいという気持ち、評判をおとして患者が集まらなくなったら困るといった気持ち、などによるものである。一般に医師の社会的地位は低く、それゆえ身分の高い患者を死なせた場合には窮地に立たされることにもなった。したがって、予後が悪いと思えば診療を辞退しており、告知に対しては消極的とならざるをえなかった(4)。

平野重誠の『病家須知』(一八三二年)第六には、危篤になって医師が診療を辞退したあと、覚悟のよろしくない患人には告知をしてはならない。それは家族との離別を悲しみ、本心を取り乱す者が多いためであると記されている(5)。これに対して、仏教における死の看取り(臨終行儀《ぎょうぎ》)では、告知をすることが前提となっている。臨終行儀そのものは平安中期においてすでにマニュアル化され、明治中期ぐらいまでの間、広範囲の人びとに受容されていたものだが、そこでは看取る人も看取られる人も、極楽世界への往生という共通の目標をもって協力しあう関係となっている。死はマイナスではなく、極楽世界に生まれかわるために必要な通過点としてプラスの意味で捉えられているため死を告知

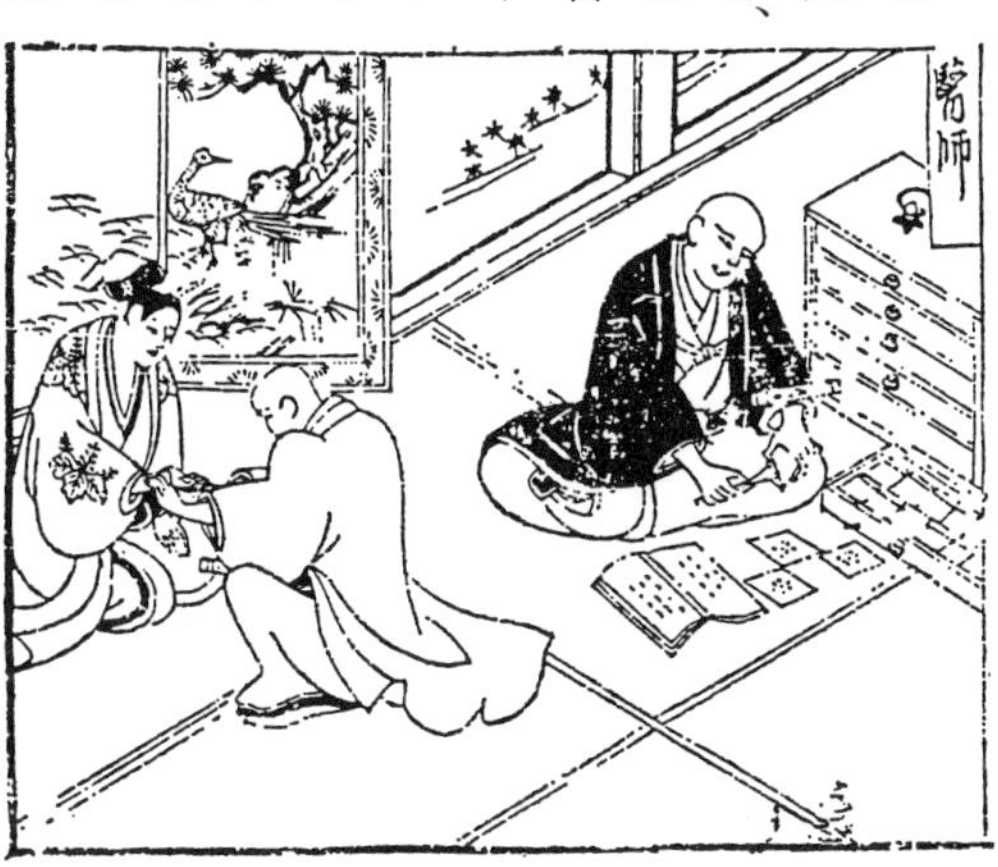

近世の医師(『人倫訓蒙図彙』巻2)

することに不安はなく、良好なコミュニケーションが維持される。病人に死期を知らせ死ぬための心構えを作らせること、安らかな死に向けての環境整備に尽くすことが看護人に求められていた。

近代を迎えて医療水準の向上とともに、死の臨床の場は告知に消極的であった医師が主導権を握り、告知に積極的であった宗教者は人びとの宗教離れもあって姿を消していくことになる。また人びとの間にも死後の世界観の共有という、告知をするための前提が崩れつつあった。一方、明治政府は医師による死亡診断と、それを証明する書類がなければ埋火葬を許可しない方針を打ち出したため、これまで死を避けるようにしていた医師も死とかかわらざるをえない状況となった。

ドイツの軍医によって指導され、エリート集団となった明治の資格医の間では、ドイツの病理学者フーフェランド（C. W. Hufeland）によって著された『医戒』（杉田成卿訳、一八四九年）が倫理面での規範となっていたが、そこには「ソレ人ノ生ヲ保全シ、務《つと》メテコレヲ長カラシムルハ、是医ノ最大目的ナリ。故ニ凡《およ》ソ人ノ生ヲ短縮スル所ノ事ハ、医タル者誓テコレヲ為《な》サザルナリ……医或ハ病者ニ其病ノ険ナルヲ告ゲ、或ハ其当《まさ》ニ死スベキヲ告ゲテ匿《かく》サザル者アリ。豈悪《あににく》ムベキノ甚シキナラズヤ……凡ソ予《あらかじ》メ生死ヲト《ぼく》スルハ医ノ関リ知ル所ニアラズ。ソレ死ヲ告グルヲ死ヲ与フルト名ヅク。医モト生ヲ保全スルノ業ニシテ、安《いずくん》ゾ死ヲ与フルコトヲ為スベケンヤ。」とあって、告知は否定され、パターナリズムに徹した行動をとるように説かれている。そして、患者が死に近づけば近づくほど「患者ヲシテ望ト勇トヲ失ハザラシムル」ように努め、むしろ「病ヲ軽易」に思わせるように仕向け、医師の「内情ヲ現スコトナカルベシ」とある。ただし、後になって患者が死んだのは医師が「病ヲ視《み》ルコト軽キニ過」ぎ、誤診をしたためであるといった訴えを起こされない用心として、患者の家族にだけは真実を伝えておくべきであるとも書かれている（「対病者之戒」）。

本人には言わず、家族それも年長の男性にだけ真実を伝えるという告知のあり方は、たとえば奥劣斎の『回生鉤胞《こうほう》秘訣』（一八一八―一八二九年）に、「其病家の主人或姻族なと、何分にも高年の人を閑所へ招き、如何にも危篤のよしに云なし、娩後変証のことなとも説ききかせ、少々ても不承知の様子ならは、必取りかかるへからす……女は謀《はか》るはあしき也。果敢《かかん》（決断力）のなきもの也故、兎角《とかく》、狐疑《こぎ》（疑いためらう）して決し難きもの也。」（「回生撮要」(6)）とあるように、さらには近世中期の医師山脇東門の『東門随筆』に、強い薬を用いるときは「其趣ヲ病家へ談シテ会得《えとく》ノ上施スベシ(7)」と、家族の了解を取り付ける必要を述べているように、近世以来の伝統的なあり方であったといえる。患者の了解を得ることなく家族にのみ告知することは、厳密に言えば患者のプライバシー権（自分の秘密を漏示されない権利、自分自身に関する情報を自分でコントロールできる権利）を侵害することになる。理想的には患者の同意を得たうえで家族に知らせるべきものであるが、現実にはそれはたいへんむつかしいこととなっている。医師小川泰堂の日記『四歳日録』には、神倉文右衛門の女子まちの病を訪ねて「一診し不治を断ず」（一八七三年七月一四日）とか、「風と中気を発し」た老人を一診して「七十六歳なれば多分は不治に属するか」（一八七四年四月二五日）といった記事がみられるが(8)、その場ではおそらく家族にのみ予後不良のことが告げられていたものと思われる。

東京医学校（東京大学医学部）の御雇い教師ベルツ（E. Baelz）も基本的には告知をしない立場をとっており、彼の日記には「松田（道之）東京府知事は胃癌と肝臓癌を病み、絶望である旨、その近親や友人に宣告せねばならなかった……夫人は苦悩に打ちひしがれんばかりの有様で、眼には一杯の涙をうかべていたが、なおかつ取乱さないで、品位を保つことを忘れなかった。それどころか、夫君が見ている間は、涙でその運命を案じさせないために、微笑をすらたたえていたのである……重体の身内のものに、その運命をはっきり悟らせるようなことのないように願いたいものだ。」(『ベルツの日記』一八八二年七月六日)といった記事がみられる。その一方で、「岩倉(具視《ともみ》)公はわたしから包み隠さず、本当のことを聞きたいと要求した。『お気の毒ですが、ご容体は今のところ絶望です。こう申し上げるのも、実は公爵、あなたがそれをはっきり望んでおられるからであり、また、あなたには確実なことを知りたいわけがあることを存じておりますし、あなたが死ぬことを気にされるような方でないことも承知しているからです。』……病勢悪化の徴候は見るまに増大した。公はほとんど飢え衰えるがままに任された形だった……わたしは公に、最後の時間が迫ったことを告げた。」(同、一八八三年)といった告知の事例もあるが、これはもっとも例外的な対応となっている。[9] なお、岩倉具視の死について佐久間権蔵は、「午前七時四十分岩倉前右府薨《こう》ス、享年六十一歳、廿六日品川駅海晏寺ニ葬ル、但シ葬式ハ神葬祭ニテ国葬ノ由」と日記に記している(一八八三年七月二〇日)。

軍医制度の整備に努めた軍医総監石黒忠悳《ただのり》の『懐旧九十年』には、図書出版博文館の創業者である大橋佐平が自己診断で胃癌を疑い、数人の名医の診断を仰いだものの明快な回答が得られず、そのため旧知の仲であった石黒を訪ねて、真実を知りたいと申し出たときのことが綴られている。石黒は診察をしたうえで、余命一〇カ月ぐらいであろうと腹蔵の無いところを言っている。告知された予測のとおりに症状が進行していくので、大橋は石黒を大層信用したとある。大橋は「臨終間際の注射は止めることに決めて、今から家の者にも聞かせておきます。注射で一年二年と(寿命が)保てるなら宜しいが、一日や二日では何一つ仕事が出来るでなし、そんな生命はむだです。」と遺言して自宅にて没したが（一九〇一年一一月）、この記事は大学病院の名医たちにおいても告知を避けようとしていた様子が知られて興味深い(10)。

当時の看護学書をみると、たとえば、有終会の『通俗看病学』（南江堂書店、一八九九年）には「看病婦たるものは、決して患者の面前に於て、事態の切迫せることを口外すべからず。患者人事不省の状あるも、固く之を禁ず。」とあり、また清水耕一の『新撰看護学』（南江堂書店、一九〇八年）でも「其臨終に際し患者の面前に於て事態の切迫せるを語る可らず」とあって、いずれも告知が否定されている。明治の医界を厳しく批判した長尾折三も、「吾人は或程度に於ける医師が業務上に用ゆる虚言虚辞は之を是認す……善意の虚言虚辞は患者に対する慰安也……神経家ヒステリー家其他必死の病苦に呻吟《しんぎん》する者に向て予後の不良を直截《ちよくせつ》に宣告するが如きは、病勢を増悪し益々苦悶を与ふる者なれば也。」と述べて告知を否定している。虚言も「療病の方便」であるというのである(11)。

大正期には告知について悩む医師も現われているが、基本的には告知をしないという立場が貫かれている。『婦人衛生雑誌』三二八号（一九一六年五月）に掲載された「医者と患者」（医学士S・S生）の記事をみると、「ここに一人の患者があつて、それが医師の診察を受けに参りましたと致します。其の時、医師は明に其患者が、軽度の肺結核に罹《かか》つて居る、と云ふことを発見しました際には、直に之を患者に告知する方がよいか、又は直接、患者には知らさない方がよいか、と云ふことは、頗《すこぶ》る重要な問題かと存じます。何となれば、凡ての病気に対して、精神作用は極めて重大なる関係を有するものであります。」「元来、医師は病気を治療すと云ふことが大目的であります。夫故斯《それゆえかか》る場合に於きまして、患者に事実を告げて其為に病気をわるくする様なことがあつては其本旨に反《そむ》くことになりますから、自然病名の告知を躊躇《ちゅうちょ》する次第であります。」「一般に医師はたとへ患者には直接之を知らせないでも、家族から聞かれた時には多く之を知らせるものでありますけれど、時としては之を知らせないことがあります。」と述べて、患者および家族に対する告知にためらいをみせているが、最終的には「患者に対する治療さへ充分に施せば、たとへ病人に病名を告げても告げないでも病勢にはさしたる変わりのある筈《はず》はないから、治療だけは充分にせねばならぬけれど、病名は寧《むし》ろ告げない方が得策であると考へらるるも強《あなが》ち無理からぬことではないでしょうか。」と、告知に否定的な言い分となっている。

　そのような医療のあり方に対して病人はどのように考えていたのであろうか。結核カリエスに苦しみ続けた正岡子規が死の前年より書き始めた『仰臥《ぎょうが》漫録』（一九〇二年）には、「医者ガ期限ヲ明言シテクレレバ善《よ》イ、モウ三ケ月ノ運命ダトカ、半年ハムツカシイダラウトカ、言フテモラヒタイ者ヂヤ」とある。告知をしてくれれば、病人はわがままやぜいたくが言えて大いに楽になるであろうと記している。(12)

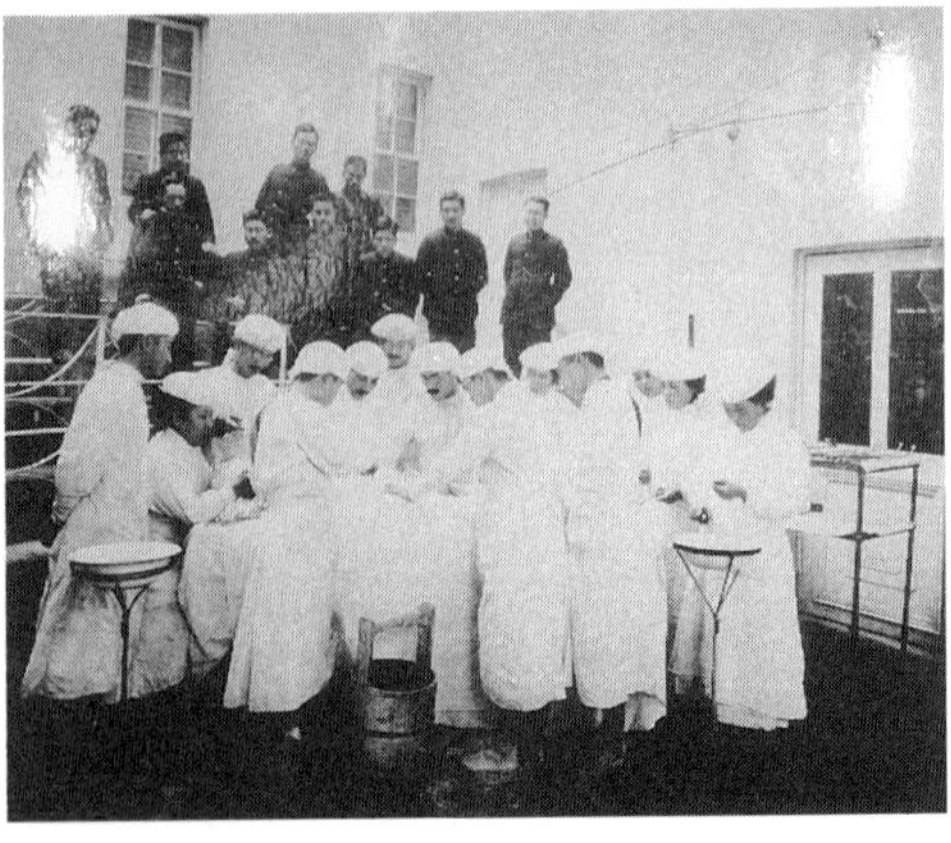

外科手術（1911年，京都府立医科大学蔵）

市村光恵の『医師ノ権利義務』（宝文館、一九〇六年）第一巻第三篇第一章は告知そのものにふれたものではないが、民法の六四三、六四四、六四五、六五六条を示しながら、医師と患者との間には準委任契約が成立するとし、受任者である医師は善良なる管理者の注意をもって委任事務を処理するとともに、患者に対して委任事務処理の状況を報告する義務があると記している。契約違反があれば民法四一五、七〇九条の債務不履行、不法行為の要件に関する規定にしたがって、医師は損害賠償を求められるが、パターナリズムが支配的な当時の医療環境は、その法理とかけ離れたところにあったといえる。そのことは手術承諾書の文言のなかに、「手術中および手術後に不測の事態が生じましても、病院に対して苦情などの申し立てをしません」といった病院の免責を求める誓約を患者に書かせていたことからも推し測ることができる。(13)

医療行為を契約とみなし、医師に医療内容の説明を求めるようになるのは一九七〇年代になってからのことである。六〇年代末にはじまるアメリカにおける人種差別撤廃運動、公民権運動、ベトナム反戦運動、消費者の権利保護の運動がもたらした既成の文化や秩序に対する懐疑、自由や権利に対する意識の高揚が医療の世界にも影響を与え、医療をサービスと捉える意識を生み出しているが、それらはやがて日本に持ち込まれることになる。そこでは医療という商品を購入する患者は、消費者としてその権利を保障し尊重されなければならないとし、医師に診療内容についての十分な説明と同意を求める行動をひき起こすとともに、説明義務の違反を理由とする敗訴を回避しようとする医師側の積極的なインフォームド・コンセント（informed consent）を引き出すことになった。インフォームド・コンセントが求められた背景には、侵襲的な検査やリスクをともなう医療や治療法の選択肢が増えたこと、一九四七年の「ニュールンベルグ綱領」の制定以来、患者の権利を保障する宣言や章典がいくつも作られているといった事情もある。[14] 医師法第二三条には「医師は診療をしたときは、本人又はその保護者に対し、療養の方法その他保健の向上に必要な事項の指導をしなければならない。」とあって、患者に対する説明指導は義務とされていたが、それは条文にもあるように、必ずしも患者本人にしなければならないというものではなかった。しかし、患者の承諾を得ないで行なう医師の専断的な治療行為は傷害罪にあたると主張するような、患者の自己決定権を単なる倫理としてではなく、法的にも保障されなければならないとする動きは告知のあり方にも大きな影響を及ぼしている。

一九九五年四月、最高裁判所はガンの告知をしなかった医師の行為（一九八三年当時）は診療契約上の債務不履行にあたらず、医師の裁量の範囲にあるとの判決を下して告知のあり方に一石を投じたが、[15] 最近は告知を望んでいる人のほうが確実に増えている。厚生省健康政策局の「末期医療に関する意識調査等検討会」報告書（一九九八年六月）によれば、非医療職の一般集団においては七二・六パーセントが告知を望んでおり、そのうちの九〇・三パーセントは本人に直接告知してほしいと答えている。それに対して医師の側は、「患者本人に説明する」が三・四パーセント、「患者本人の状況をみて判断する」が三五・六パーセント、「家族に説明する」が五八・八パーセントとなっており、告知には慎重な対応をしている。

一方、下級審での判例においては、患者本人の同意を得ることなく医療行為をしてはならないという患者の自己決定権を保障する方向となっており、[16] その原則にしたがって告知のできる環境作りが医療職に求められている。また社会状況としても核家族化、個人主義化が進んで、患者にかわって医師の説明を聞いてくれる家族が少なくなっていること、生活改善についての説明を要する生活習慣病・慢性病が増えて、インフォームド・コンセントが不可欠になっていること、早期の退院を患者に同意してもらうためには十分な説明をしなければならないこと、入院時に治療計画を提示したり、カルテやレセプト（診療報酬明細書）をはじめとする医療情報・個人情報の開示がすすめられていること、また「医師、歯科医師、薬剤師、看護婦その他の医療の担い手は、医療を提供するに当たり、適切な説明を行い、医療を受ける者の理解を得るよう努めなければならない。」というインフォームド・コンセントを義務づける文言が医療法第一条の四の第二項として設けられたこと（一九九七年一二月医療法改正）など、告知を支える方向に進んでいる。

死を避けえない運命として受容したとき、人は生きることの意味や自分という存在について考えさせられる。これを「成長の最終段階」と位置づける人もいるが、告知はその機会を与えるものである。告知を受けたうえで残された時間をどこでどのように過ごしたいか、患者自身が生き方や死に方を選べる環境を作っていかなければならない。

（1）今裕訳編『ヒポクラテス全集』五一頁、岩波書店、一九三一年。
（2）注1同書、一五頁。
（3）拙著『ホスピスと老人介護の歴史』二一―三五頁、法政大学出版局、一九九二年。
（4）拙著『死と病と看護の社会史』一四―一八頁、法政大学出版局、一九八九年。
（5）拙著『老いと看取りの社会史』二二九頁、法政大学出版局、一九九一年。

(6) 京都大学付属図書館蔵。
(7) 『杏林叢書』第三所収、吐鳳堂書店、一九二四年。
(8) 『四歳日録』藤沢市文書館、一九九八年。
(9) トク・ベルツ編、菅沼竜太郎訳『ベルツの日記』岩波書店、一九七九年。
(10) 石黒忠悳『懐旧九十年』三六二—三六三頁、岩波書店、一九八三年（底本の初版は一九三六年）。
(11) 長尾折三『噫医弊』一八二頁、医文学社、一九三四年（復刻版、初版は一九〇七年）。
(12) 『現代日本文学大系』第一〇巻「正岡子規・伊藤左千夫・長塚節集」七六頁、筑摩書房、一九七一年。
(13) 拙著『医療化社会の文化誌』一八八—一九〇頁、法政大学出版局、一九九八年。
(14) J・アナス、上原鳴夫・赤津晴子訳『患者の権利』二〇七—二一〇頁、日本評論社、一九九二年。
(15) 『判例タイムズ』八七七号、一七一—一七六頁、一九九五年七月。
(16) 門田成人「インフォームド・コンセントと患者の自己決定権」、大野真義編『現代医療と医事法制』第四章、世界思想社、一九九五年。

第二部　看病を職業とした人びとの系譜

第一章　看護と介護

むかし介抱とか看病という言葉で表わされていた病人や機能障害者に対する援助が、今日では伝統的な職種である看護婦（士）に加えて、介護福祉士・社会福祉士・精神保健福祉士（精神科ソーシャルワーカー）、さらには保健婦（士）・栄養士・管理栄養士・理学療法士・作業療法士・視能訓練士・義肢装具士・言語聴覚士・臨床工学技士などといったさまざまな名称独占の職種によって担われるようになっている。これは医療の技術的な進歩が職種の分化と独立化を招いたものともいえるが、他面、分業化によって生産性の向上をはかりたいという医療経済上の動機も大きい。さらには、急激な人口の高齢化と核家族化が、病人や障害者に対する援助を社会化せざるをえない状況にまで追い込んでいるといった事情もある。また生活習慣病への変化にもとづく対応といった側面もある。

社会の要請によって順次、生み出されたこれらの職種は、その独自性専門性を確保しようとしてひたすら資格修得に要する修業年限を長くする傾向にあるが、医療や介護の現場ではチームワークを保ちながら援助行為を手際よく進めてゆく必要がある。そのためには、それぞれが保健医療福祉の職能体系において自分の占める位置を明確にさせておくこと、医師が行なっている医学診断・治療技術とは異なった視点に立つそれぞれの診断・治療技術を確立させておくこと、同時に専門職であることの社会的な認知を得る努力が不可欠である。

志自岐康子氏によれば、専門職であることの要件として、①体系的な理論があること、②その活動が公共への福祉を志向していること、③自分の行動を自分で統制し、選択することのできる自律性を有していること、④その職業独自の倫理規定があることとしているが[1]、さらに付け加えるならば、その職が導入されることによって確実に入院日数が減少するといった経済効果に対する評価、あるいはADL（日常生活動作）が向上して患者の満足度が高まるといったアメニティに対する評価を得ることも大事な要件となるであろう。

戦後、資格化された多くの職種が現状において、これらの要件を十分に備えているとはいいがたく、また職種の細分化にともなって、それぞれの業務の間でのオーバーラップもみられる。今日、一部に問題となっている看護職と介護職とのあつれきも基本的にはそうした背景にもとづくものであるが、在宅療養者の中には褥創《じょくそう》（床ずれ）の手当や摘便（硬結した便を指でかき出す）、痰の吸引といった類の医療行為は介護職にも担わせるべきであるとする声もある。

看護職といえば、保健婦助産婦看護婦法（一九四八年）に規定された「診療補助」と「療養上の世話」を業務とするものであるが、一九八九年に生まれた介護福祉士はその業務の一端を担うものであり、さらに老人福祉法（一九六三年）に規定されている老人家庭奉仕員を引き継いだホームヘルパー、あるいは労働省告示五四号「介護サービス技能審査」（一九七三年）にもとづいて財団法人介護労働安定センターが一九九〇年以降、認定を始めた介護アテンドサービス士も同領域において働くものとなっている（介護保険法の施行にともない廃止の予定）。では、なぜ競合する職種を作る必要があったのかといえば、それは第一に、医療法の改正（一九八六年）にもとづく地域医療計画の策定がいわゆる病院の駆け込み増床を、ついで圧倒的な看護婦（士）不足の状況をもたらし、その結果として「療養上の世話」がないがしろにされ、看護婦（士）に代わる要員が求められていたこと。第二に、国民医療費に対する抑制策のひとつである病院の機能分化が生んだ介護力強化病院において、准看護婦（士）よりもさらに人件費の安いスタッフが求められていたこと。第三に、現代医療のゆがみを是正する全人的な医療、退院後の継続看護というコンセプトを具体化するためには、生活や福祉の視点を導入する必要があったこと、などによるものである。

さらにいえば、戦後のＧＨＱ（連合軍総司令部）による占領政策の中で、医療機関における患者雇用の付添い看護婦・付添い婦の解消、すなわち「療養上の世話」は医療機関に所属する専業の看護婦に任せるように求めた看護改革が、一九五〇年の完全看護（付添いを廃止し、医療法施行規制第一九条にしたがって患者対看護要員の割合を四対一とし、三交代勤務制をとれば診療報酬を四点加算するもの）、一九五八年の基準看護（看護要員の八割以上を看護婦・准看護婦としたうえで、患者対看護要員の割合を四対一、五対一、六対一の三段階に分け、それぞれに応じて診療報酬を九、六、四点加算するもの[2]）、一九七二年の看護料の新設（入院基本診療料の中に埋没していた看護に対する診療報酬を新たに独立させる措置）というかたちで進められながらも、一九九六年三月まで改革の柱ともなっていた付添いの廃止ができないままになっていたことがあげられる[3]。すなわち長年の懸案であった付添いを解消した新看護体系を作るための、また准看護婦（士）を廃止するための装置として、介護職の導入とその有資格化が必要とされたのである。そして、その中で出てきたのが介護の専門性についての論議であった。

一般に、介護についての関心が国民の間に広がるようになったのは、総人口に占める六五歳以上の人口が七・一パーセントに達し高齢化社会に入った一九七〇年、そして老人性痴呆と介護の実態を描いた有吉佐和子の小説『恍惚《こうこつ》の人』がベストセラーになった一九七二年のころである。「日本の平均寿命世界一」の報道もほろ苦く感じた一九七七年を経て、「ぼけ老人を抱える家族の会」が結成された一九八〇年のころになると介護の問題も深刻化し、それを反映するかのごとく、新村出の『広辞苑』も第三版（一九八三年）に至って初めて「介護」の用語を採録している。

公的な文書に介護の用語が初めて現われるのは、老人福祉法の制定を求めた中央社会福祉審議会の「老人福祉施策の推進に関する意見」（一九六二年）であるといわれているが、[(4)]完全介護を導入する際の承認基準をみると、検温・身体清拭・摂食介助・病衣交換などは直接的看護、室内清潔保持・患者の身辺の整頓・痰コップの始末などは間接的看護とよばれている。介護の用語が登場した後も、看護と介護の概念に関して十分な議論はなされないままであった。一九八七年公布の社会福祉士及び介護福祉士法では、「専門的知識及び技術をもって、身体上又は精神上の障害があることにより日常生活を営むのに支障がある者につき入浴、排泄、食事その他の介護を行い、並びにその介護者に対して介護に関する指導を行う」となっているが、看護婦（士）の業務規定については前述の保健婦助産婦看護婦法のままである。日本看護協会が検討した看護業務基準というものもあるが、それは法文化されたものではない。[(5)]

二〇〇〇年四月施行の介護保険法第七条によれば、看護は「看護婦その他厚生省令で定める者により行われる療養上の世話又は必要な診療の補助」をいい、介護は「介護福祉士その他の厚生省令で定める者により行われる入浴、排せつ、食事等の介護その他の日常生活上の世話」をいうとなっているが、看護職と介護職の違いといえば、介護職には医療処置行為が法的に認められておらず、したがって医師と看護職との間にみられるような指示系統が医師との間にないこと。また養成カリキュラムからみれば、介護職は生活全般を援助し機能の悪化防止をはかるという家政学や福祉学の視点を持っていても、医学の視点、とくに急性期のそれについてはほとんど期待できないこと。そのためMRSA（メチシリン耐性黄色ブドウ球菌）などに感染した患者や身体レベルの低い患者などを在宅でケアする場合、医学的な判断をつけることができず、健康管理やケアのむずかしさを感じることにもなっている。

工藤禎子氏によれば、介護福祉士の誕生には特別養護老人ホームの寮母職が蓄積してきた知識や技術を認めて、現任者の職位と業務を社会制度として認知させたいという強い世論にもとづくものであったという(6)。この成立の背景からすれば、介護福祉士の担う業務というものは主に経験を頼りとするもので、少なくとも出発の時点では専門技術的な裏付けをあまり必要としないものであったということになる。現に、実務経験三年で介護福祉士の資格が取得できるコースも用意されている。

本論は看護と介護の線引きという現代の問題を前にして、看護が職業化する歴史的過程の中で看護あるいは介護がどのように考えられていたのか。幕末から明治初中期という近代看護の出発前夜における病院看護のあり方、そこでの看護と介護の住み分け、それらを担った人たちの系譜について考えようとするものである。

（1）志自岐康子「看護職の専門職的自律性：その意義と研究」『看護』四八―七、一九九六年五月。
（2）木下安子『看護史』一三八―一四〇、一四九頁、メヂカルフレンド社、一九七六年。
（3）大山正夫「看護政策の地殻変動」『社会保険旬報』一八四一・一八四二号、一九九四年六・七月。杉山章子『占領期の医療改革』八四―八五頁、勁草書房、一九九五年。
（4）印南一路・中田実穂・堀真奈美「高齢者介護に関する研究の現状（1）」『社会保険旬報』一九〇五号、一九九六年三月。
（5）井部俊子「看護業務基準に関する検討――日本看護協会業務委員会報告より」『看護』四八―二、一九九六年二月。
（6）工藤禎子「介護と看護の共働を視野に入れた教育を」『看護』四七―一〇、一九九五年八月。

第二章　病院と看護人

古代・中世社会には看病禅師（内供奉《ないぐぶ》十禅師）とか、僧医とよばれる職業的看病人たちによって「祈療」や「医療」、それに加えて「看病人戒」（看病人の法、瞻視《せんし》の法）にもとづく「癒し」と一体となった看病が行なわれ、平安中期以降にはターミナルケアに関する高度な議論と実践が[1]、また近世社会には「医者三分に看病七分」の看病論がそれぞれ展開されており[2]、人びとは古くから看護のあり方というものに対して高い関心を示してきた。

そのためか、看病を意味する言葉は古代以来いろいろとあり、「看病外護《げご》」「看養」「介抱」「瞻視」「瞻病」「侍養」「看侍」「取り見る」「あつかふ」「あつかひ殺す」（死ぬまで看取る）などが知られている[3]。「看護」の用語は虎関師錬《こかんしれん》の仏教史書『元亨釈書《げんこうしゃくしょ》』（一三二二年）[4]や頼山陽《らいさんよう》の史書『日本外史』（一八二七年）[5]にみられるが、平尾真智子氏によれば、一八七五年に陸軍が看護要員のために作成した『陸軍病院扶卒須知』に用いられたものが最も早い例といわれる[6]。管見では、喜多村鼎の医書『吐方論』（一八一七年、京都大学付属図書館蔵）の治験例（赤阪街近江屋某妹）に、心気を患って自殺を企図する娘の傍で、家人が片時も離れず丁重に「看護」していたとあるのが早く、また一八五七（安政四）年から翌年にかけてオランダ軍医のポンペ（Pompe van Meerdervoort）が病院設立の件で長崎奉行所宛に差し出した文書の中で使われている例もあり[7]、さらに萩藩が下関の防備強化の際に設けた赤間関病院に関する一八六四（元治元）年の記事には「看護人」の記載がみられる（『萩藩記録』）[8]。字類では「看病」「看護」の両語を採録した一八七三（明治六）年官許、翌年刊行の湯浅忠良編『広益熟字典』が最も早いものといえるであろう[9]。「看護」の用語が一般に用いられるようになるのは、西南戦争とコレラ流行の年である一八七七年以後のことで、同年一〇月一六日付の『朝野新聞』には患者が避病院に入院するにあたって、「父母妻子兄弟等看護の為め入院致度段懇願する者あらば、篤《とく》と取調べの上、事情難止《やむがたき》ものは入院聞届け申すべく」といった記事が掲載されている[10]。

ナイチンゲール（F. Nightingale）は『看護覚え書』（一八六〇年）の序章において、看護とは「新鮮な空気、陽光、暖かさ、清潔さ、静かさを適切に保ち、食事を適切に選択し管理すること、すなわち、患者の生命力の消耗を最小にするようすべてを整えること」と述べているが[11]、同書の一部を「患者の特異性及看護婦の監督に関せるナイチンゲール女史の訓戒」という表題で引用している『普通看護学』（一八九五年、佐伯理一郎訳、吐鳳堂）には、「如何にして痛苦を助くへきや」（誘導編）ということが看護の意味として論じられている。

看護といえば病院と考えるようになるのは、高度経済成長のもとで病院の建設が進んだ一九六〇年代以降のことで、それまでは「私宅看護」（『普通看護学』誘導編）が主流であった。施設内看護の場としては、古代には官立の施薬・悲田院があり[12]、また寺院付設の無常院・延寿堂・重病閣・省行堂・涅槃堂といったホスピス施設や「療病院」（一三六七年）が古代・中世にみられ[13]、また近世の江戸には道心者が街中の窮老病人を収容し療養させていた「病人養ひ所」「男病人家」「女病人家」「癩《らい》病人養ひ所」があり[14]、また病囚のうち宿預《やどあずけ》（町役人・家主に命じて被疑者をその自宅に拘禁しておくもの）・村預（村役人・親類・五人組に命じて自宅に拘禁しておくもの）を非人《ひにん》頭《がしら》に預け、健康な囚人を「介抱役」に撰定し看護にあたらせていた浅草溜《だめ》・品川溜・養生揚屋《あげや》[15]（牢）、のちにふれる小石川養生所などがあったが、最後の二カ所を除けばいずれも小規模で、仏教の慈悲行・福田《ふくでん》思想とのかかわりの強い施設である。

病人を収容する「病院」という言葉は、近世中期の蘭学者で戯作《げさく》者でもあった森島中良（森羅万象）の『紅毛雑話』（一七八七年）巻一にある「ガストホイス」の訳として現われるのが初見とされているが[16]、同書の挿絵にもかかわった蘭学者であり洋画家でもある司馬江漢は、『おらんだ俗話』（一七九八年）において、ポルトガルという国は「教道師数百人をおくり、金銀財宝をもたらし来りて諸民に施し、病院を建て貧人に施

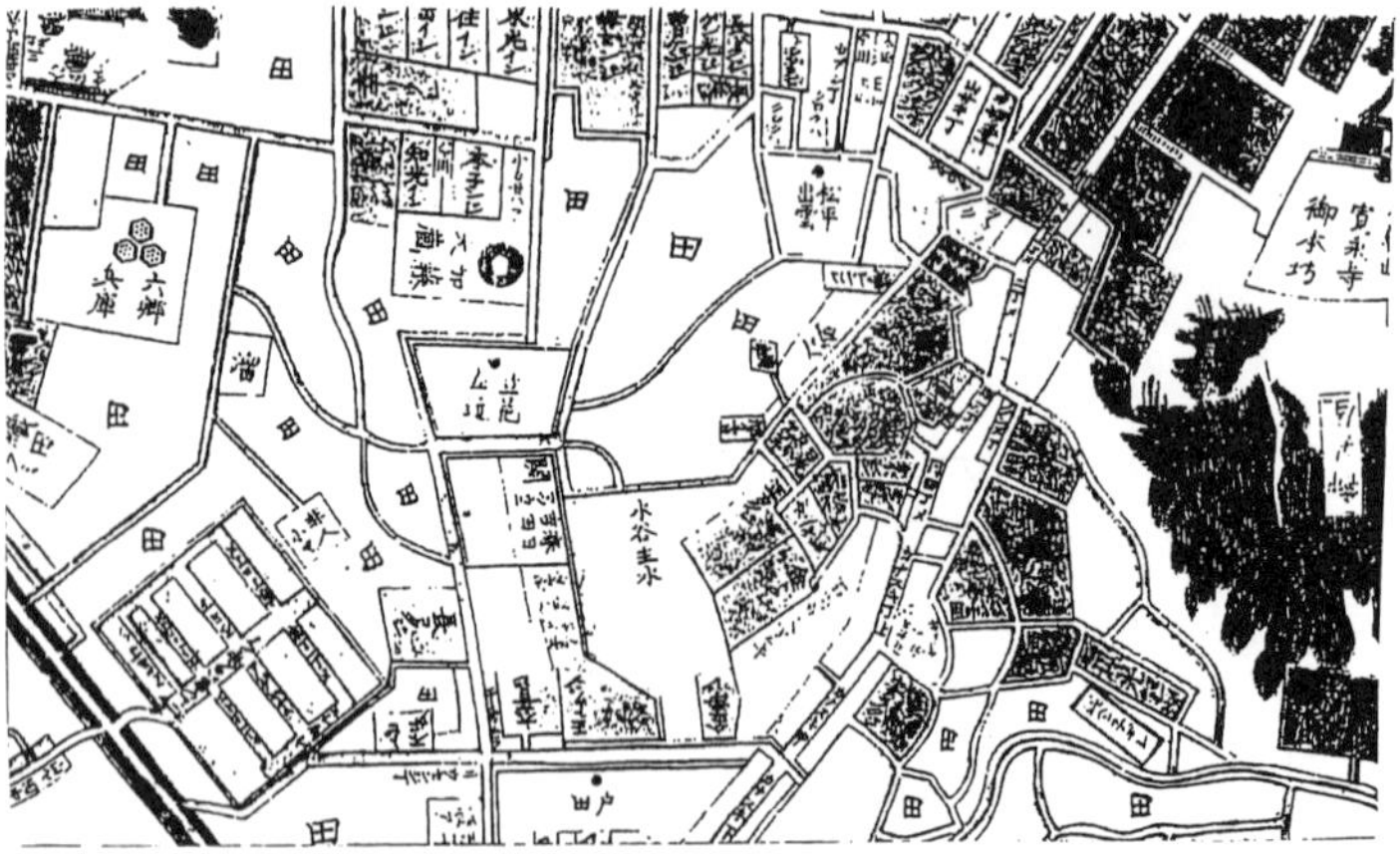

非人小屋・溜（『天保改正御江戸大絵図』1843年，早稲田大学図書館蔵）

薬し、皆奇薬を以て難病を治し」、恩沢《おんたく》を施して属国にしようとたくらんでいると述べ、つづいて『和蘭《オランダ》通舶』（一八〇五年）巻二では、払良察《フランス》国には貧院や幼院のほか、国内に三〇カ所の「病院」があって、貧窮病人や行旅病人などを収容している。そこには「診視」をする名医と「看病人」とがいて彼らの療養にあたっており、治癒して退院する病人には金銀衣食が与えられている。そして、「看病人」には老女が用いられていると記述している。[17]

外国の病院をイメージしていた蘭学者に対して、経世済民家の佐藤信淵《のぶひろ》は文政から天保にかけての時期（一八一八―四四年）に著した一連の著書の中で、独自の病院構想を記述している。すなわち、貧困より生ずる社会問題を解決するには、国家の建て直しが必要であるとし、統治のための国家機構（三台・六府および小学校）の概要を提示する。小学校についての記述を『垂統秘録』（一八三三年ごろに口授[18]）によってみると、「諸国諸郡ノ郷村、凡ソ其高二万石有余ノ土地」に必ず「小学校」を建てて衆民の教化にあたらせ、その「小学校」の配下に広済館（罹災・老廃疾者の救助機関）、慈育館（貧民の赤子養育機関）、遊児廠《しょう》（小児を遊楽させる機関）、教育所、そして療病館を置けとある。[19]療病館は『経済要略』（一八二二年）では「養生所[20]」、『混同秘策』（一八二三年）では「病院[21]」、同書「泉原法略説」では「療病館[22]」と名称が異なっているが、『垂統秘録』の説明によれば、高一万石の土地に二カ所設け、内・外科の医師を三〜四人、「世話役」を五〜六人配置し、「病者ニ薬ヲ与へ、且ツ食物ヲモ作リ、此ヲ持養看待」する。病人が増えれば医師らも増やし、経費一切は官府から支給する。難病、不治の患者を家に置くときは、「下民等其介保ノ為メニ職業ヲ妨グルコト多キヲ以テ、皆此ノ館ニ集メ世話人ヲ付テ、此ヲ保護」するとなっている。

蘭学者にしても佐藤信淵にしても、病院には医師のほかに看病人（世話役）を置くことが考えられているわけだが、一八七一年一一月、条約改正の交渉と諸外国の制度・文物などの調査を目的として派遣された岩倉使節団の報告書『特命全権大使米欧回覧実記』（久米邦武編、一八七八年）をみると、カリフォルニア州ストックトン邑癲狂《むらてんきょう》院の視察では「看病男女ヲ付」した男女の病人の様子が記されており（七一年一二月）、またパリの軍病院では病院の構造と「看病婦人ニテ看護ス……又男看病人」による看護のことが（七三年一月）、ベルリンの大病院では「看病人」の給料のことが、また「空気ハ、人ノ健康ニ於テ、第一ノ功用ヲナスモノニテ、病ヲ療スル力モ、薬剤ニ超越」し、「疾病瘴毒《しょうどく》ノ流布モ、此気（炭酸瓦斯《ガス》）ヨリ生ス、病ノ伝染モ、此気中ニ感ス」との考えのもとで、清浄な空気を取り入れる工夫をした病院の構造が詳しく記されている（七三年三月）[23]。使節団には近代日本の医療衛生行政の基礎を築くことになる長与《ながよ》専斎が随行しており、彼の見聞がその後の病院建設や運営に生かされたことと思われる。なお、視察ではこのほかにワシントンの癲狂院（七二年五月）、ロンドンの海軍病院（七二年一一月）、セントペテルスブルクの医学校・病院（七三年四月）、スウェーデンの病院（七三年四月）も訪れているが、これら病院・医学校の視察は外交・教育・法律の政府顧問であったフルベッキ（G. Verbeck）の教示にもと

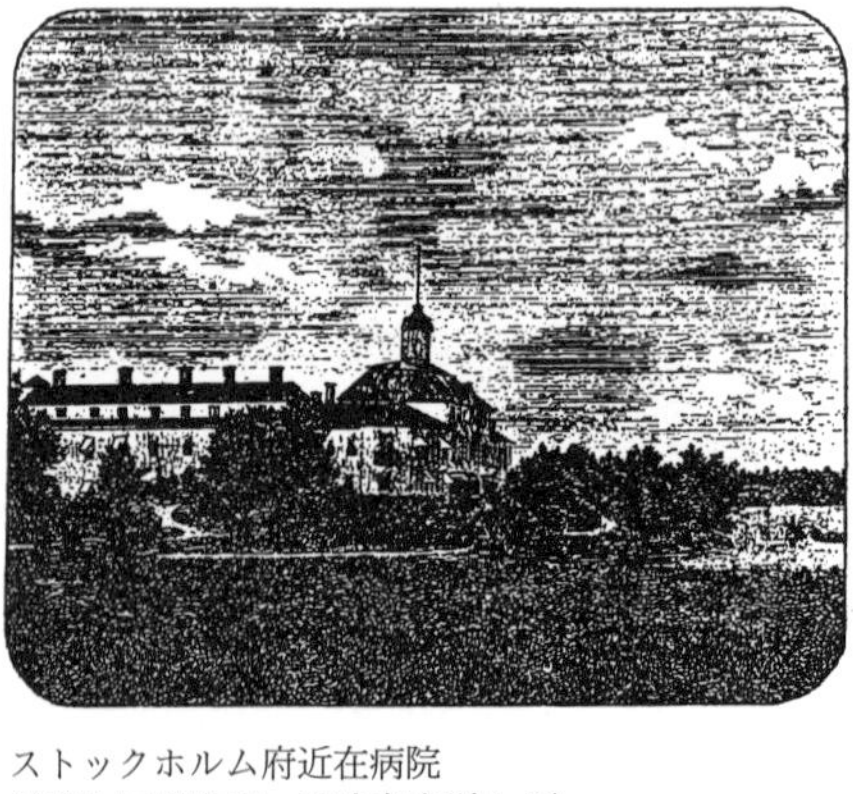

ストックホルム府近在病院
（『米欧回覧実記』岩波書店刊より）

づくものであった(「フルベッキより内々差出候書」)。[24]『特命全権大使欧米回覧実記』は民間においてもよく読まれていたようで、『佐久間権蔵日記』には「東京銀座ナル博聞社ヨリ、岩倉全権大使ノ欧米回覧実記予約発兌《はつだ》ノ方法書郵着」(一八八三年一月一九日)とある。

このほか、諸外国の病院構造や運営に関する紹介としては、福沢諭吉の『西洋事情』(一八六六年)がある。その初編の病院の項をみると、フランスの病院の通法として、病男には男子の介抱人が、病婦には女子のそれが、それぞれ病人五人に対して一人の割合で置かれ、またノンと呼ばれた尼のごとき婦人が男女を弁ぜず看護にあたっているとある。[25]森鷗外が一八八九年から九四年にかけて『衛生新誌』『衛生療病志』に発表したものをまとめた『衛生新篇』(一八九七年)では、さらに詳細な記述がみられ、掲載の病院図には「看護人詰所」「看護婦室」「看護人室」「看護吏室」も書き込まれている。彼によれば、看護とは「病人ハ身已《すで》ニ意ノ如クナラズ、心モ亦蒙晦《もうかい》ナルガ故ニ、他人代リテ其自衛ノ事ニ注意スルヲ謂フ」ものであり、その看護にあたる人には、「教育アル男女ナルコトヲ要ス、女子ハ用意周到ニシテ清穏ナルガ故ニ男子ニ優ル」としている。[26]

近世末以来、病人を収容する施設には医師とともに看病人・看護人・世話人の配置が不可欠であると認識されていたが、病院に正規の教育を受けた看護婦が登場するようになるのは、看護婦・看病婦学校の開設をみた一八八〇年代半ば以降のことになる。その遅れは看護が科学的な裏付けをもった学問としての体裁を整えていなかったことによるものと思われる。

(1) 拙著『死と病と看護の社会史』法政大学出版局、一九八九年。

(2) 拙著『老いと看取りの社会史』『ホスピスと老人介護の歴史』法政大学出版局、一九九一、一九九二年。
(3) 注1、2同書。
(4) 中里龍瑛「東大看護八十年の創業記(1)」『看護』二一—一二、一九六九年一二月。
(5) 諸橋轍次『大漢和辞典』。
(6) 平尾真智子「『看護』という言葉の使用のはじめ」『日本医史学雑誌』四二—二、一九九六年。
(7) 長崎大学医学部編『長崎医学百年史』六四—六五頁、同学部刊、一九六一年。
(8) 田中助一『防長医学史』上巻、二四五頁、防長医学史刊行後援会、一九五一年。
(9) 『明治期漢語辞書大系』第一一巻所収、大空社、一九九五年。
(10) 東京大学法学部明治新聞雑誌文庫編『朝野新聞縮刷版』第六巻、ぺりかん社、一九八一年。
(11) フローレンス・ナイチンゲール、湯槇ますほか訳『看護覚え書』一〇頁、現代社、一九六八年。
(12) 拙著『日本医療社会史の研究』第一章、法政大学出版局、一九八五年。
(13) 注1同書、第三部第二章。
(14) 『閑談数刻』第二、森銑三ほか編『随筆百花苑』第一二巻所収、中央公論社、一九八四年。氏家幹人『殿様と鼠小僧』一五四—一五七頁、中央公論社、一九九一年。
(15) 大原虎夫編『日本近世行刑史稿』上巻、三五五—五一九頁、財団法人刑務協会、一九四三年。
(16) 大鳥蘭三郎「近世日本病院略史」『中外医事新報』一二二一号、一九三五年。酒井シヅ『日本の医療史』四〇四頁、東京書籍、一九八二年。
(17) 『司馬江漢全集』第三巻所収、八坂書房、一九九四年。
(18) 『日本思想大系』第四五巻「安藤昌益・佐藤信淵」の解題(島崎隆夫)、岩波書店、一九七七年。
(19) 右同書、五一三頁。
(20) 右同書、五六五頁。

(21) 右同書、四四四頁。
(22) 右同書、四七九頁。
(23) 久米邦武編・田中彰校注『特命全権大使米欧回覧実記』岩波書店、一九七七年。
(24) 『日本近代思想大系』第一巻「開国」所収、岩波書店、一九九一年。田中彰「『黒船』来航から岩倉使節団へ」『日本近代思想大系』第一巻解説。高田誠二『維新の科学精神』一八〇―一八三頁、朝日新聞社、一九九五年。
(25) 『福沢諭吉全集』第一巻所収、岩波書店、一九五八年。
(26) 『鷗外全集』第三二巻「衛生新篇」二四二―二七五頁、岩波書店、一九七四年。

第三章　小石川養生所の看病人

イエズス会の宣教師によって編纂され、一六〇三（慶長八）年から翌年にかけて刊行された『日葡《にっぽ》辞書』には、「看病」すなわち「病人の世話をすること」とある。そのころは職業的看病人という存在をまったく想像していなかったせいか、「看病人」の語は採録されていない。イエズス会のイルマン（助修道士）であったポルトガル人のアルメイダ（L. Almeida）が一五五六（弘治二）年、豊後国府内に建てた病院には、信者組織であるミゼリコルディア（Misericordia）の兄弟姉妹が看病にあたっていたとあり、職業的看病人は配置されていなかったようである[1]。

職業的看病人の存在を意識し、それを記載した字類として最も早いものは一八六二（文久二）年、幕府の洋書調所（蕃書調所を改称）より刊行された堀達之助編『英和対訳袖珍《しゅうちん》辞書』である。そこにはNurseの訳語として「乳母、看病人、老婆、産婦ノ介抱人」があてられている。ナースがわが国の伝統的な職業人である乳母や産婆として捉えられていることは興味深い。幕末の和英辞書といえば、アメリカ長老教会宣教師であり医師でもあったヘボン（J. C. Hepburn）が、一八六七（慶応三）年に上海で印刷し横浜で刊行した『和英語林集成』が最もよく知られているが、その初版の英和の部をみると、名詞のNurseの訳語には「守、介抱人、看病人、伽《とぎ》、乳母、穏婆《おんば》」があてられており、動詞のそれについては「守りをする、介抱する、看病する、乳を飲ませる」となっている。同書の増補改訂版（一八七二年）の和英の部では「看病」「介抱」「看病人」「介抱人」が、また同書の第三版（一八八六年）にはそれに加えて、初めて「看護」が採録されている。(2) ついでに、第三版と同じ年に出版された伊地和英太郎・新宮涼園編『袖珍《しゅうちん》医学辞彙』では、Nurseの訳語に「看護人」が使われている。(3)

近世において職業的看病人といわれる者の第一は、幕末の英和・和英辞書にあったように、産婆（穏婆）と乳母である。(4) たとえば、尾張藩士朝日重章の日記『鸚鵡《おうむ》籠中記《ろうちゅうき》』一六九四（元禄七）年九月、一七〇七（宝永四）年一〇月、その他の記事をみると、彼女らは呼び出されて「介抱」の役にあたり謝礼を受ける身となっており、(5) また乳母業は井原西鶴が『世間胸算用』巻三において叙述しているように、女の賃仕事の中では割りのよいものであった。(6)

職業的看病人の第二は、江戸の小石川養生所における「看病人」である。同所は一七二二（享保七）年、小石川伝通院前の町医（市井医）小川笙船《しょうせん》が「町町ニ罷在《まかりあり》候極貧ニ而薬も給兼候体《てい》之もの」「独身ニ而相煩看病人も無レ之もの」のために、あるいは大病のために奉公先から請人《うけにん》方に返されたものの請人も親類も看

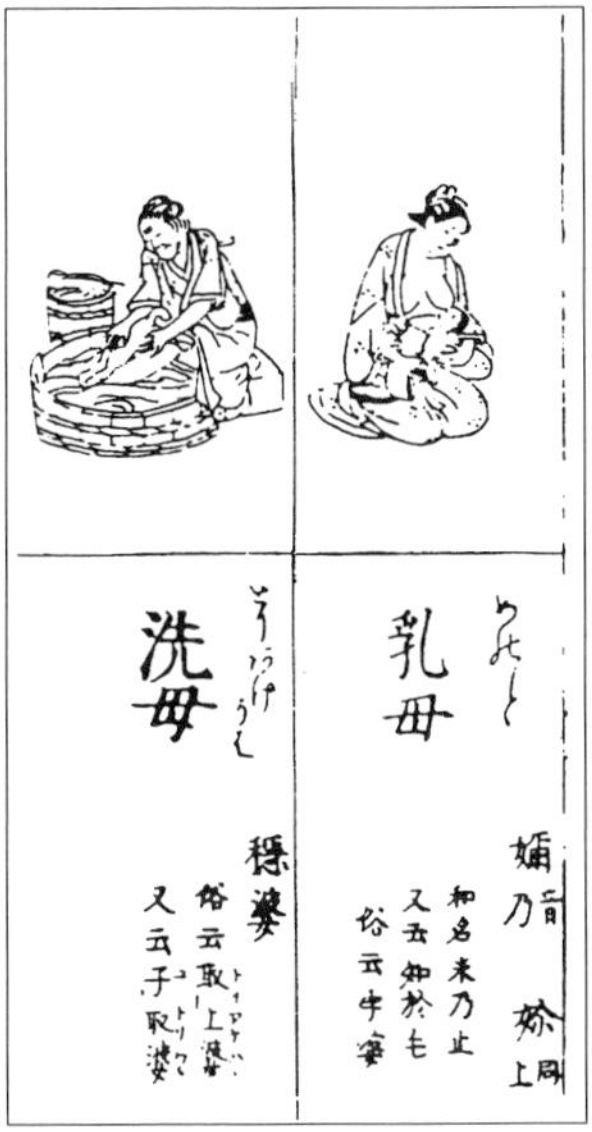

乳母と穏婆（『和漢三才図会』）

病を厭い、たらい回しされ見殺しに遭うような者のために、無料の施薬院を設立したいという「目論《もくろ》見《み》」にもとづいて始められた施設である。江戸には同所のほかに、天災・飢饉などに際して臨時に建てられた御救小屋・介抱小屋のほか、無宿・行倒《ゆきだおれ》人・非人《ひにん》を収容した非人寄場《よせば》・人足寄場がある。前者の罹災病人に対しては幕府直轄の医学校であった医学館から医師が派遣されており、後者の寄場には薬煎役小屋頭が置かれ派遣医師による医療も行なわれていたが[7]、これらの施設には「看病人」にあたる者はいない。家庭で治療や看護を受けることのできない貧しい病人を対象とした純医療施設である小石川養生所は、同年一二月小石川園内に設置され、男病人長屋、女病人長屋、薬煎所、薬調合所、台所、中間《ちゅうげん》部屋、役人詰所、物置より構成されている（『享保撰要類集』[8]）。同所は町奉行の支配下に置かれ、与力二人、同心一〇人が病人の出入り改め、見廻り、諸色請払いの吟味役を、そして寄《より》合《あい》医師（若年寄の支配下で不時の用を勤める熟達の医師）・小普請《こぶしん》医師（小普請組の支配下で武士・町人の治療にあたる修行中の医師）が施療にあたっている（享保八年以降は本道二、外科二、眼科一の計五人を基本とし、それに見習医師が加わる）。職員構成については、その後いろいろと変遷があるが、一八六五年には同所は町奉行所から医学館への支配替えがあり、さらに明治新政府の軍政機関である江戸鎮《ちん》台《だい》の管轄を経て、一八六八年に廃されている。

　設立時の「逗留病人」（入院患者）の定員は四〇人で、ほかは「通い療治」となるが、その病人の世話にあたる下男八人、女三人が雇用されている。下男の内訳は「食焚《めしたき》」一、「汁焚（野菜拵共）」一、「水汲《みずくみ》」一、「小遣」二、「病人扱、薬煎」二、「門番」一となっており、仕事は「賄《まかな》い」「門番」「病人看病」「火事之節、足弱之病人ニ付添罷出」ることであった。女のそれは「女病人看病」「洗濯」となっている（『享保撰要類集』）。「病人看病」の具体的な記載は少ないが、「小石川養生所定書」にある与力・同心の職業規定の中に、「看病人之中間、下女」が与薬、給食をする際、見廻るべきこととなっており、また病人の入湯は月三度に限るという規定（男病人の入湯終了後に女病人が入湯する）がみられるところから、与薬と給食、入浴介助、そして前記の病衣洗濯、移動介助が当初、「病人看病」の業務として考えられていたものと思われる。

病棟については男病人長屋が四棟、女病人長屋が一棟となっているが、女病人長屋は「暮六ツ前より錠口おろし、夜中、男一切出入申間敷候」となっている。そのため「看病之下女をも内ニ差置」いて、薬湯水の用事があるときは、錠をあけずに戸のある小窓で用を足すように定められている。

一七二三年になると逗留を望む病人も増えたため、同年一一月、下男・下女の増員が認められ、「中間」一二人、「看病女」二人となっている。一七二五年には逗留治療を受けている病人の中で、二〇カ月を経ても好転しない者に対しては、宿へ帰すという方針がうち出されているが、一七二六年中の病人動静に関する報告をみると、全快にて帰る者一三四人（うち女一〇人、小児一人）、難病にて帰る者八二人（うち女一二人）、願いにて帰る者二二人（うち女一人、盲人一人）、病死の者二〇人（うち小女一人）、越年の者一〇〇人（うち女一〇人）といった状況になっている。そのため一七二九年には「逗留病人」の定員が一五〇人にまで増員され、病人五〇人および看病の「中間」四人に対する一年分の諸色入用も二六九両三分となっている。なお、一七三三年以降は「逗留病人」の定員が一一七人、逗留期間も八カ月に定められている。

幕末に近くなると、養生所の規律も緩みがちとなったようで、一八三二（天保三）年の「小石川養生所御取締之儀取調申上候書付」「御下ヶ之風聞書」などによれば、新入りの病人は「親方」「介抱人」「看病人」に銭四〇〇文を持参するのが風儀となっていたとあり、また「介抱人」の中で「膏薬番」「中親」などと呼ばれる者が病人を相手に食物や煎茶を商い、無理やり買わせるといった悪弊も蔓延していた。養生所の「中間」である「介抱人」「看病人」は、中部屋・新部屋・北部屋に合わせて六人が配置されており、重病人を収容する九尺部屋に関しては、病人が少ないので北部屋の「看病人」が兼務し、女部屋には「看病女」二人が置かれていた。しかし、看病の質は低く、病棟内の環境は相当にひどいものであった。組廻りの同心らの書付けや聞書きによれば、部屋を口・中・奥の三段に分け、大病人を奥に寝かせていたが、臭気が強く、そのため無病の者であっても、同場所に来ると気分が悪くなるほどであったという。それは「介抱人共も差構《さしかま》へず手当せず」というのが理由であった。また「逗留病人」の多くが瘡毒を患っており、その膿汁などから発する臭いが、特に陰曇の節(曇空の日)などではひどく、さらにノミやシラミも多くて「不浄の体」となっていたが、役人は「看病人」「介抱人」に対し「精々心付け、厚く世話」をすれば褒賞を出すと言うのみで、一向に改善される様子はなかった。

手当ても行き届かず、病人が悪臭の中に放置されるような状況を生み出している大きな原因は、書付けや聞書きによると「看病人」の質の悪さと低賃金にあった。すなわち、「看病人」と申すのも名目だけで、病人の中から選んだ三人の「内役掛り」「役懸《やくがかり》」と申す者どもに世話を任せ、「看病人」は薬を煎じたり、それを病人の所まで持ち運ぶことだけをしている。したがって、「勤方は等閑《とうかん》」となり、夜中は病人どもと博打《ばくち》をし質使や買物使に出廻っているような始末であり、そのほか「不埒《ふらち》の儀」に関するこまごまとした報告がみられる。

たとえば、「看病人」は薪を吝《おし》んで掠《かす》め取り置いて、それを「役掛り」の病人に売ったり、あるいは湯をぬるめに沸かし部屋の火炉《かろ》の炭を掠め取っている。そのため病人は炭を買わざるをえず、極貧の病人は寒さを凌《しの》ぎかねている。また「看病人」は薪を惜しんで消炭を使って薬を煎じているので、「煮立たず薬気も出兼ね」る。油も配給量を減らし、余分を外で売りさばいて「徳分《とくぶん》」としている。養生所からは病人に対し飯鉢・膳・椀・茶椀が渡されているが、その洗役である女部屋の「看病人」は残飯を取り集め、「辻番その外」に売却している。「看病女」は薪を吝んで代わりに明俵《あけだわら》で粗末に飯を炊くので、飯はよく煮えず芯《しん》が残ってしまう。そのため病人どもは出銭をして粥にしてもらっている。余った米は「看病女」の「徳分」となっている。また病人には髪結《かみゆい》賃銭が支給されているが、「看病人」はそれを病人に渡さず「徳分」としている。髪結については病人の中でその職を心得ている者にやらせ、病人からは銭を取っているといった状況である。

　このような「看病人」「看病女」の「不埒の儀」に対して、組廻り同心らは非法なことであると言いながらも、一方で次のような理解を示している。すなわち、新・中・北部屋に二人宛置かれた「看病人」は、養生所において召し抱えたものであるが、給金は二両一分宛となっている。「武士方中間ども」に比べて給金は少なく、そのうえ「不浄の場所故、ひと通りにては勤めかね申すべきところ、少々宛は内々の徳分がある故、勤めて居」る次第なのであると。

　養生所役人の意向としては、「看病人」「看病女」を残らず差し替えにしたいところであるが、後に住み込む者もない状態であるため、「看病人」の中で町方店《たな》持ちの者には暇を出し、その他の者には今後、「不埒の儀」がないように申し付けるということで収拾がはかられている。

この一八三二（天保三）年の改革も結局は実が上がらず、つづけて三七年に実態調査をしたうえで四三年に再度の改革に至っている。三七年の調査報告である「小石川養生所取締方之儀ニ付改革同様ノ心得ヲ以取調申上候書付」によれば、部屋に「看病人」と唱える者が六人、台所に働く者が五人いるが、そのうち「賄方相心得もの」を「親方」と唱え、その者と「飯焚」と申す者の四人および「女部屋看病人女」の二人、そのいずれも以前は給金も安く、それゆえに私欲を働いていたのであるが、三二年の改革後は給金も増え、私欲も相成らざるように厳しく指導してきた。しかし、今日みるところによれば、また以前の状態に立ち戻り、めいめいが私欲に心掛け、一人につき金一〇両から一五、六両ぐらいの役得《やくとく》を得ているようである。このことについて「看病人」が申すには、北・中・新部屋の三つに二人ずつ、あわせて六人の「看病人」が配されている。二人のうち一人を「親方」、一人を「番子」と唱え、「病人の出入、薬煎、その外部屋内の儀は諸事世話」をし、一年に一〇両くらいの役得もある。また「台所働弁小遣のもの」が五人いる。そのうち一人は「台所親方」と唱え、「月々雑用仕払等いたし、諸事取扱」うので役得も多く、一年に一五、六両くらいになる。以前は彼らのうち町屋を借り受けて妻子を養う者もいたが、改革後は残らず暇を出され、現在は妻子持ちはいない。しかし、夜分になると裏門より内々で二人ずつ交替で外出しているようである。「女看病人」二人のうち一人は近ごろ暇を出されて入れ替わっている。一人は小石川指ヶ谷町一丁目金兵衛店《だな》の豊七妻ふみ（通称そて）と申す者で、病人の世話をし、病人より頼まれた諸買物をしているほか、病人の給食の残飯をもらい集めて、これを持ち帰って困窮人に内々で売り払い、一年に四、五両の役得を得ている由という。

彼らの給金に関する報告によれば、「台所親方」と唱えるものは「賄中間世話役」のことであり、一人の給金は二両三分二朱で、改革後は二両二朱増えて、あわせて五両となっている。「飯焚小遣」と申す者は「中間」四人のことで、「台所働幷小遣」も兼ねている。一人に付き給金は二両二分二朱で、改革後は一両一分二朱増えて、あわせて四両となっている。「看病人」と申すものは「看病中間」六人のことで、一人に付き給金は一両二分、改革後は一両増えて、あわせて二両二分となっている。

一八四三年の再改革に関する「養生所御改革取締方幷病人手当等取調候儀奉〻伺候書付」によれば、改革は三二年の改革で示された「相部屋病人及び看病中間」に対する心付けの禁止を徹底させるとともに、「看病人」のうちで風聞のよろしくない者に暇や宿下がりを申し付け、その他の者も順次、差し替えるという内容になっている。

古代の施薬院の再現をめざした小石川養生所は、幕府財政の運営にあたる勘定所勝手方の賄いの下で、幕府の寄合医師・小普請医師（一八四三年に町医と交替、一五人扶持で薬種料を支給）と専任の「看病人」らによって、貧病人に対する無料の施療が、およそ一五〇年間にわたって行なわれたところであるが、ここで施設内看護を担った「看病人」の実態を整理してみるならば、次のようなことになるであろう。すなわち、業務に関しては第一に、摂食・入浴などの生活介護、排泄や更衣などの身の回りの介助、あるいは非常時における移動の手伝いといった身体介護行為。第二に、炊事・買物・洗濯・清掃などの家事援助行為。第三に、与薬の準備（薬煎）と服薬介助などの「診療補助」行為。第四に、職員間の連絡、入退所の管理行為（与力・同心への報告）である。そのうち第一、二の生活援助・身体介護を中心とする「療養上の世話」は狭義の介護にあたるものである。このほか、「看病人」には小遣い稼ぎとして、病人から依頼された買物や雑用があり、さらに「徳分」と称する常習的な役得稼ぎがあった。

男女の「看病人」は、それぞれ男女の「逗留病人」に配されて所内に住み込んでいたが、「看病中間」「介抱人」とも呼ばれた彼らの内部では、「親方」「番子」といった階層、あるいは「膏薬番」「中親」といった仕事の内容にもとづく呼称も使われている。同じ「中間」である「台所方」には、「賄中間世話役」の下に「飯焚」「汁焚」「水汲」「小遣」、そして「門番中間」がいて、「看病方」との間には一応の線引きがみられる。また私的には、軽症の病人が「内役掛り」「役懸」と称する看病補助者に仕立てられて「療養上の世話」を任されており、「看病人」は「診療補助」に専従する傾向にあったといえる。

次に「看病人」の待遇に関しては、彼らが特別な訓練を経たものでなかったこともあり、階層的に同列とみなされている「武士方中間」よりも給金は安かった。そのうえ勤務が「不浄」な所と思われていたことから、希望する者が少なく、そのため規律を正すための改革も思うように進まなかったのである。要するに、小石川養生所の施設内看護においては、主に「診療補助」を担当する「看病人」と、「療養上の世話」を担当する「内役掛り」や一部の「台所方」との間に、おおよその住み分けができていたのである。

（1）　海老沢有道『切支丹の社会活動及南蛮医学』第三章、冨山房、一九四四年。ルイス・フロイス、柳谷武夫訳『日本史』第三巻、一五四頁、平凡社、一九六六年。「ルイス・デ・アルメイダ年譜」『キリシタン研究』第二四輯、吉川弘文館、一九八四年。拙著『ホスピスと老人介護の歴史』第一部第二章、法政大学出版局、一九九二年。

（2）いずれの英訳も病人を世話するの意味となっており、たとえば「看病」は Nursing or attending on the sick である。

（3）『近代日本学術用語集成』第七巻所収、龍溪書舎、一九八八年。

（4）拙著『出産と生殖観の歴史』第二部第七章、第三部第三章、法政大学出版局、一九九六年。

（5）『鸚鵡籠中記』岩波書店、一九九五年。

（6）注4同書、二二八—二二九頁。

（7）南和男『江戸の社会構造』第二章、塙書房、一九六九年。延智子「江戸の行倒人対策」、竹内誠編『近世都市江戸の構造』所収、三省堂、一九九七年。

（8）小石川養生所に関する史料は『東京市史稿』救済篇第一・二・三巻（東京市役所、一九二一、二二年）および「小石川養生所御薬園の記」（九州大学医学図書館蔵）、江門隠士「養生所の始末」『継興医報』八—一一（一八九四年）、荏土陳人「養生所一件」同二五、四〇、四一、四三、四四（一八九六、九七年）に収められている。また注7『江戸の社会構造』第五章に詳密な研究がある。本論はそれらに負うところが大きい。

第四章　長崎養生所の看病人

「病人を世話するナースと医師のいる病院」という観念が、蘭学者や幕末の洋学者の間にめばえていたことを第二章においてみたが、そのナースが本格的な洋式病院に登場するのは一八六一（文久元）年七月のこと、すなわち「病人を規則正しく看病」し、ポンペや医学生が「病床で研究する」ことを可能にさせるために建てられた長崎養生所においてである。同所は幕末の儒者阪谷朗廬《さかたにろうろ》によって「紺瞳紅髪の蘭学先生」がいる「伝習館」「病院」として記録されており、換気清涼にして療法新しく、連なる寝台は白布に被われていると詠まれている（「鎮西発気稿」[1]）。発案と設計はポンペによるもので、設立に至る奉行所との交渉や開所後の診療の様子などは、『ポンペ日本滞在見聞録（日本における五年間）』第二章に記されている[2]。

　看護に関する記載を中心にみていくと、まずポンペが最初に提示した病院の設計では、「看護（人）室」が考えられている。しかし、完成された養生所ではそれが削られ、また「病院」という名称も「養生所」に変えられている（「病院唱方之儀ニ付申上候書付」[3]）。病棟は二棟（一棟八室、一室八病床）で病床数は一二〇（のち一二四）、それに付属の施設をもった養生所はポンペにとって必ずしも満足のゆくものではなかったが、彼は従順な養生所役人や優秀な看病人の助けを得て精力的に診療を行ない[4]、養生所の管轄下にある医学所での講義に励んでいる。

開所一カ月後に、長崎奉行所から代官高木作右衛門宛に出された通達によれば、下々の者の間では医師や薬が日常的に不足しており、またコレラの流行によって多くの死者が出ている状況にあるので、「医薬ハ勿論、看病人相撰、養生筋不二行届一無レ之様」にと養生所を設けたのであるから、その趣意を十分に理解し、養生所においては長崎市郷の者のほか、旅人や極貧の者にまで診療の便宜を与えるように、と諭されている。この通達をうけて制定された「養生所規則」には、病人の親類や見舞客は養生所のスタッフである「看病人」の案内にて対面を致すべしとあり、また「寄宿病人」（入院患者）のうちで付添いの「看病人」を連れて来る者には、病人本人の賄料（入院料）として一日六文のほか、「看病人」の分の六文を合わせた一二文を養生所に納めなければならないとしている。一八六二年に改正された「養生所規則」では、「看病人」の賄料は一日銀三匁に変更となっている[5]。

一八六二年九月、第二次海軍伝習派遣教官ポンペは帰国している。養生所ではかわって着任したオランダのウトレヒト陸軍軍医学校教官のボードウィン（A. F. Bauduin）によって、幕府の医学伝習生に対する教育と診療が続けられているが[6]、この養生所における教育と診療のあり方は、その後に設けられた各地の病院のひな型ともなっている。ポンペに師事した佐藤尚中（蘭方医佐藤泰然の養子）が主宰する佐倉養生所もそのひとつであった[7]。養生所設立の趣意を示した一八六七（慶応三）年九月の「御養生所御取建連印帳」によれば、同所は西洋医術をもって領民の病苦を救うものであり、たとえ貧民といえども診察・調薬を願う者に対しては、「看病人迄下し置かれ、療養手当十分にいたし遣すべく、懸念なく願出づべし」となっていて、「看病人頭取」四人、「看病人」一六人、「下番・使番・飯焚中間」四人が置かれている。(8)

なお、中野村名主の石出要七が書き留めた廻状控（一八六七年八月）には、養生所は佐倉藩の「医政御改革」の一環として建てられるもので、下層武士や窮民らが「手狭之住居ニ而大気之流動も不宜所ニ臥床」いたし、「不潔なる臭気など」をかぎ、療養も行き届かない状態にあっては治る病も治らないので、病窮民のほか「身元宜敷者《よろしきもの》」にあっても、看病の行き届かない者は「病院寄宿」し、歩行ができず同所にて「診察を受、調剤をもらへ」ない者は、申し入れがあれば医師が往診するとなっている。(9)

佐倉養生所は戊辰《ぼしん》戦争の影響をうけて翌年閏四月に閉鎖されているが、佐藤尚中がその後、一八七三年二月になって東京下谷に開院した順天堂では、尚中とともに大学東校（東京医学校）を辞めた杉本かね以下四人の看護婦がスタッフとなっている。七五年、湯島に病院を移転するにあたって作られた「順天堂入院規則」によれば、一等（一日五五銭）から四等（一日三〇銭）まである病室毎に配置された「看護婦」が、「入院の上療治を受る者」の「介抱」にあたるとし、「雇切の看護婦」を要する場合には、室料のほか一日一五銭を支払わなければならないとしている。なお、この規則によれば、病院には「看護婦」のほかに「付添人」がいることになっており、七九年に改められた「入院規則」では、一等から三等までの病室「付添人」は一日一五銭、四等は一四銭五厘とある。(10)

話を元に戻して、一八六五（元治二）年四月、長崎養生所は医学所と統合して精得館となり、つづいて長崎医学校となっている。ポンペが帰国した一八六二年、ポンペの助手として活躍した松本良順

（佐藤泰然の実子）は江戸に帰り、一八六一年に種痘所から西洋医学所に、そして翌年に医学所と改称された幕府の医学教育機関の頭取となって長崎養生所に倣《なら》った改革を実施している。しかし、成果を上げる間もなく、動乱の中で幕府軍に身を投じ、医学所も一八六八年六月、新政府に接収されている。

一八七〇年、松本良順は罪を許されて、東京牛込早稲田に二階建ての病院兼医学塾である蘭疇《らんちゅう》医院を設けている。塾頭は太田雄寧で、四、五〇人収容可能な病室での「看護」は「徒弟ノ之ニ暁通スル者」をして行なわせるとし、具体的には「門人之内其筋心得候者」「代診之者」が「看病人」に指名され、「昼夜詰切にて病室に付添療治を初とし、飲食夜具其他之事惣而心を尽」すこととあり、またこれとは別に、「寄宿之病人」が自分で召し連れてきた「看病人」についても次のように規定している。すなわち、この者による夜間の看病は初夜限りとし、それ以後は医院専任の「看病人」に任せ、召し連れの「看病人」は近所に止宿させること。ただし、病室借

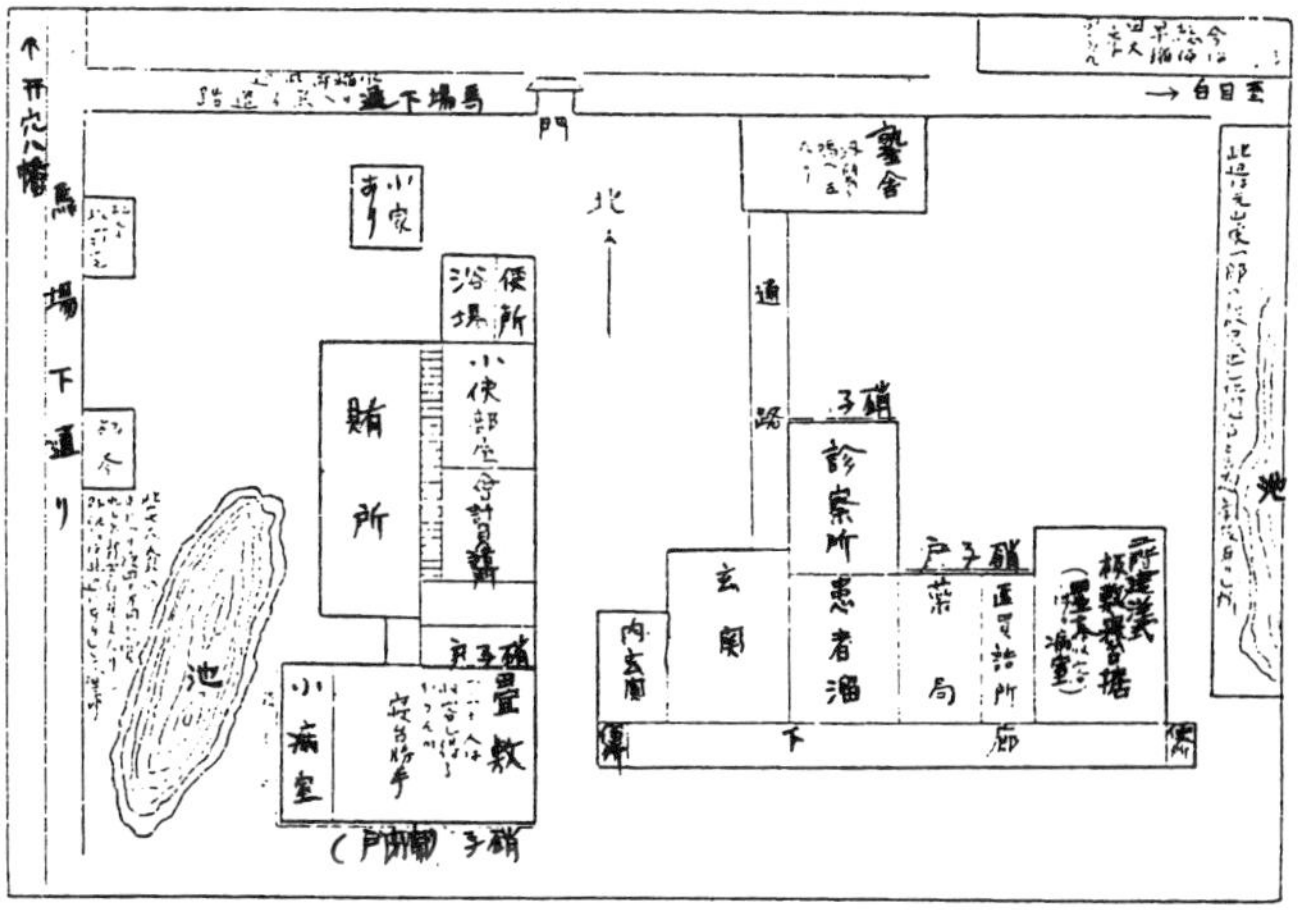

蘭疇医院・蘭疇舎の図
（『蘭学全盛時代と蘭疇の生涯』より）

り切りの病人の場合は召し連れの「看病人」を同室に止宿させてもよいとしている（「蘭疇医院定則」）[11]。これをみると、医院専任の「看病人」は医生・医師見習いであり、「療養上の世話」と「診療補助」を担当させられている。

以上、わが国における本格的な洋式病院である長崎養生所と、その影響下にあった佐倉養生所、順天堂、蘭疇医院での施設内看護のあり方についてみてきたが、いずれも専任スタッフとして「看病人」「看護婦」が配置されており、佐倉養生所では「看病人頭取・看病人・下番・使番・飯炊中間」といった小石川養生所にみるような職制も整えられていた。またこれとは別に、長崎養生所、順天堂、蘭疇医院では、入院患者が自分の身の回りの世話をさせるために連れて来る自弁の「看病人」「付添人」を認めており、これは現代の付添い婦につながるものといえる。また蘭疇医院では、「看護婦」「看病人」が「診療補助」と「療養上の世話」の双方を担当していたが、彼らは代診も可能な医師見習い・医生であり、他の施設における「看病人」とは様子を異にしていた。これについては章を改めて述べることにする。

（1）阪田丈平・阪田芳郎編・発行『朗廬全集』七八四頁、一八九三年。山田芳則『幕末、明治期の儒学思想の変遷』六三―六四頁、思文閣出版、一九九八年。
（2）沼田次郎・荒瀬進訳『ポンペ日本滞在見聞録』雄松堂出版、一九八八年。
（3）長崎大学医学部編『長崎医学百年史』六四―六七頁、同学部、一九六一年。
（4）注2同書、三一五―三五〇頁。

(5) 古賀十二郎『長崎洋学史』下巻、四八五―四八七、四九〇―四九一頁所収文書、長崎文献社、一九六七年。
(6) 森川潤「江戸のオランダ医学校構想」『広島修大論集』三四―一、一九九三年。
(7) 順天堂編『順天堂史』上巻、五六八頁、順天堂、一九八〇年。
(8) 右同書、二四六、五七〇―五七五頁。
(9) 千葉市史編纂委員会『千葉市史』史料編第七、三九六―三九七頁、千葉市、一九八九年。
(10) 注7同書、六五三―六五四、七二六―七二七頁。
(11) 鈴木要吾『蘭学全盛時代と蘭疇の生涯』一五三―一六四頁、東京医事新誌局、一九三三年。

第五章　病院の「看頭」

蘭疇医院の「看病人」は、明治初期のいくつかの病院に置かれていた「看頭」にあたるものといってよい。「看頭」の職名は佐倉養生所に置かれた「看病人頭取」の略かと思われるが、さらに、その淵源は小石川養生所にあったと思われる。すなわち「小川笙船及其児孫由緒書」に記載の五代小川又右衛門、六代小川太佐衛門の経歴には「小石川養生所肝煎看抱」という職名がみえ、そのいずれも医師見習いの期間と思われる若い時の就任となっており、これがのちの「看頭」に相当するものではないかと考えられる。

「看頭」については、加賀藩の第一四代藩主前田慶寧《よしやす》が、福沢諭吉の『西洋事情』(一八六六年)に記載されていた欧州の「施療病院・貧病院」の記事に触発されて、一八六七(慶応三)年一〇月に建てた卯辰《うたつ》山養生所に置かれたものが早く(1)、また明治初めの熊本医学校兼病院にも置かれている(2)。卯辰山養生所では、六七年四月に金沢町奉行から藩庁に提出された養生所建設計画書、すなわち「病院仕法書」によれば、病人一人について一坪の割合で百人収容の病人小屋二棟を建て、部屋は板敷として病人一人宛に一病床を渡す。病人は困窮の度合いに応じて三等に分け、衣食・薬種代を自弁あるいは免除とする。「看病人」は西洋の法に従って病人一〇人に対して二人とし、全体では二〇人の「看病人」となる。そのうち一〇人分の経費は藩が持ち、残りは病人の親族や本復した者が負担するとなっているが(3)、養生所内には「看頭部屋」が置かれ、医師である「看頭」がここに住して「看病人」の指揮と病室内の管理にあたるとなっている。診療と教育の機関であった同所は七〇年二月に一旦廃され、その機能は新築の医学館に継承されるが、そこでは「看頭」の職はみられない。七二年四月医学館は廃されて私立病院となるが、七六年八月には公立の石川県病院（金沢病院）および金沢医学校として再出発している(4)。その「病院規則」第一四―二〇章によれば、かつての「看頭」職は二分されて、「副直医」（主務医・当直医の指揮をうける）と「病室取締」となっている。ついでに「病院病人心得」第二章によると、同院には専任の「看病人」のほかに、「入院寄宿」人が個人的に付添わせる「介抱人」も認められており、それぞれについての規定がみられる(5)。

では、その「看頭」職が具体的にどういうものであったのか。京都府立医科大学の前身である療病院のそれを中心にみることにする。粟田口青蓮《しょうれん》院（天台宗門跡寺）内に設置された療病院が一八七二年の開院にあたって定めた「療病院治療條則」第一三―一二条および「療病院入学生徒條則」第一七―二

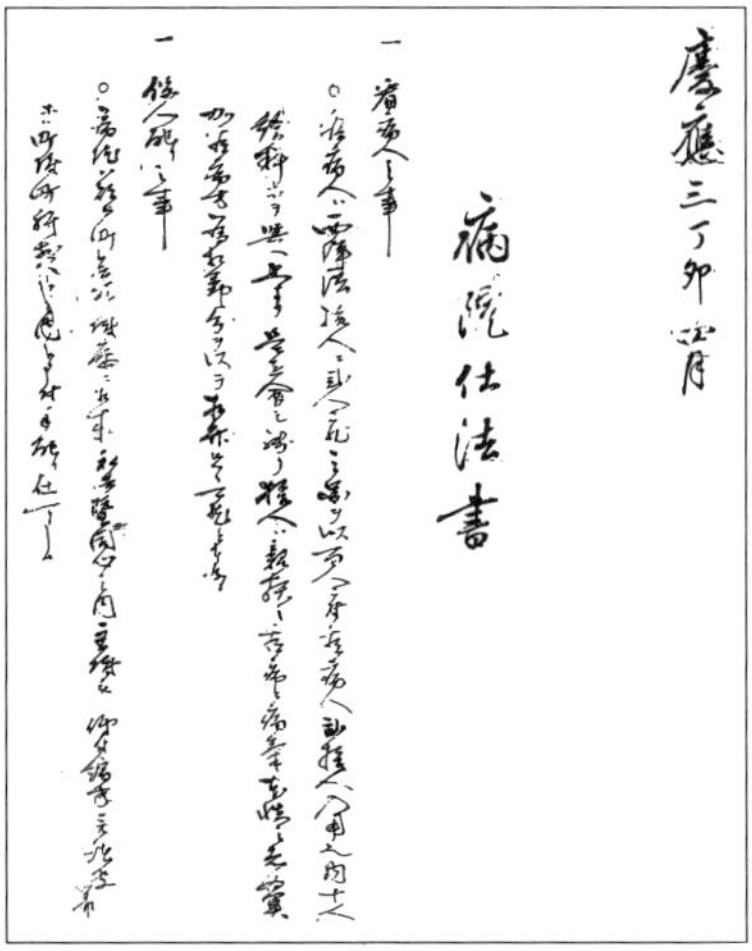

病院仕法書（1867年，金沢市立玉川図書館蔵）

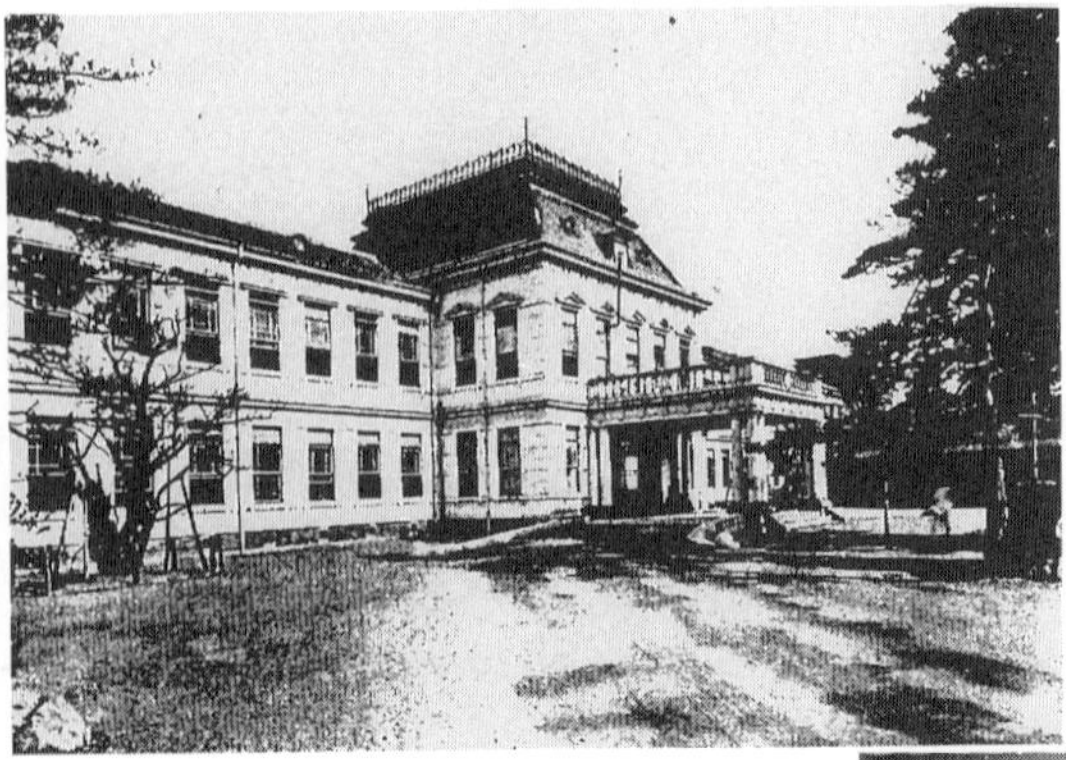

京都府立医学専門学校付属療病院
（1920年，京都府立医科大学蔵）

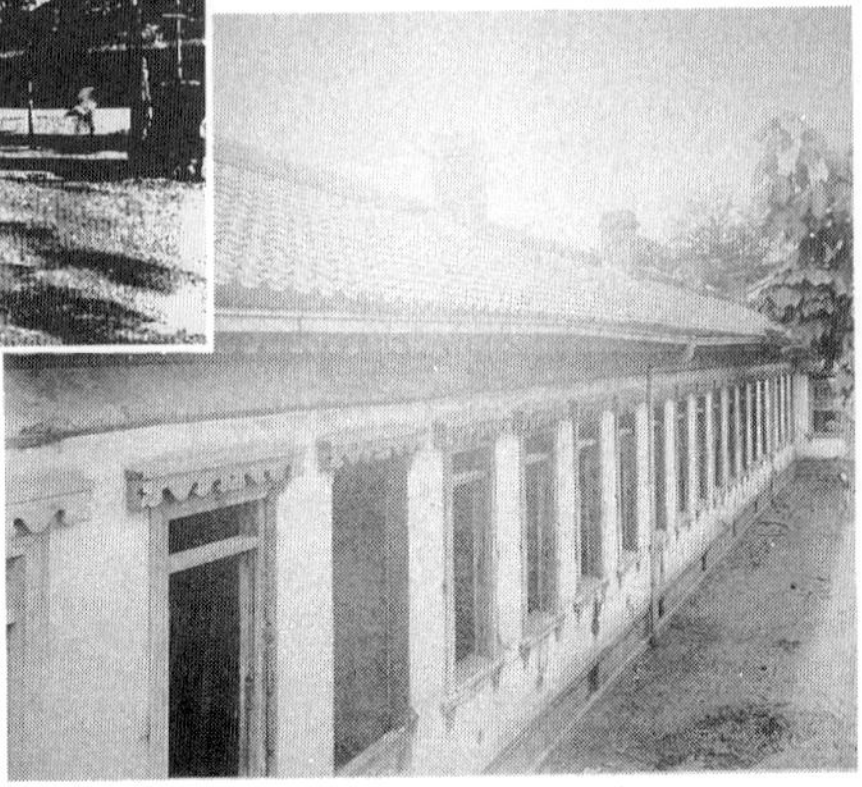

2 等病舎外景（1930年，
京都府立医科大学蔵）

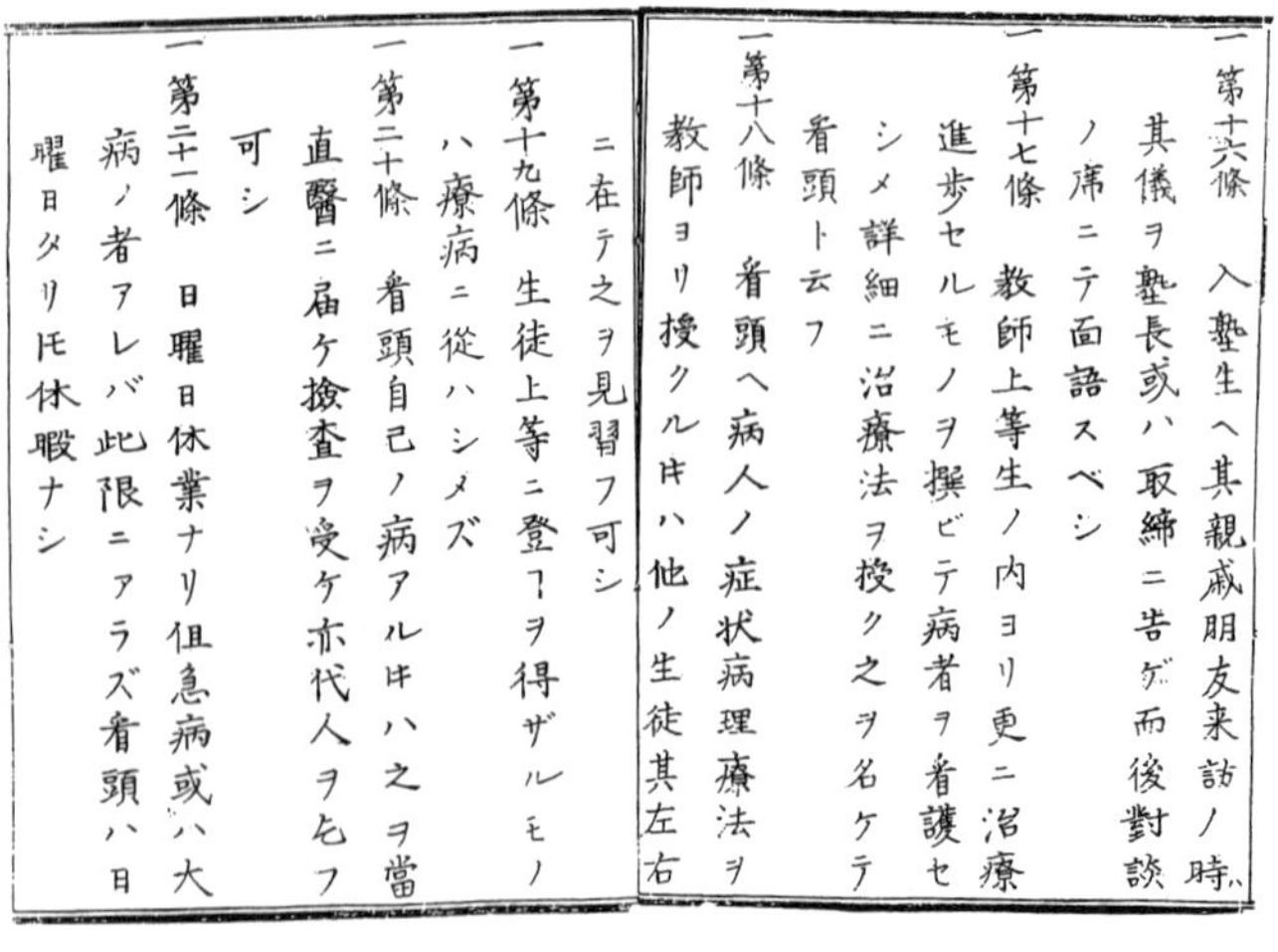

一第十六條　入塾生ヘ其親戚朋友来訪ノ時ハ其儀ヲ塾長或ハ取締ニ告ゲ而後對談ノ席ニテ面語スベシ

一第十七條　教師上等生ノ内ヨリ更ニ治療進歩セルモノヲ撰ビテ病者ヲ看護セシメ詳細ニ治療法ヲ授ク之ヲ名ケテ看頭ト云フ

一第十八條　看頭ヘ病人ノ症状病理療法ヲ教師ヨリ授クルトキハ他ノ生徒其左右ニ在テ之ヲ見習フ可シ

一第十九條　生徒上等ニ登ヿヲ得ザルモノハ療病ニ從ハシメズ

一第二十條　看頭自己ノ病アルトキハ之ヲ當直醫ニ届ケ撿査ヲ受ケ亦代人ヲ乞フ可シ

一第二十一條　日曜日休業ナリ但急病或ハ大病ノ者アレバ此限ニアラズ看頭ハ日曜日タリ𪜈休暇ナシ

「看頭」の規定
（「療病院入学生徒條則」京都府立医科大学蔵）

二条によれば、「看頭」とは上等医生の中から「治療進歩」を基準に教師が選び、「病者ヲ看護」し教師より「詳細ニ治療法ヲ授」けられる者であった。具体的な仕事としては入院患者に付添い、病室に掲げたカルテを管理し、患者についての「容体書」を作成し、患者の用薬や食事の管理、当直医・教師への報告、「介抱人」の取り締りとなっており、日曜日といえども休暇はないとされている(6)。いうならば、今日の研修医と病棟婦長を兼ねたようなものであるが、七五年の療病院職制をみると、「看頭」は月給五円、定員二名となっている。ちなみに外国人教師(一名)の月給は五〇〇円、管学事兼管医事(一名)は一〇〇円、当直医(五名)は三〇—五五円、事務員(六名)は八—四〇円である(7)。

　ところが、七四年に改正された「療病院治療條則」「療病院生徒規則」には「看頭」の記載がなく、その仕事は「当直医」と「院中ニ備エアル介抱人」に振り分けられている。すなわち、今まで「看頭」が担ってきた「診療補助」と「療養上の世話」を分離して、前者は「当直医」の、後者は「介抱人」の専従事項としたのである。しかし、條則・規則のうえでは消えたはずの「看頭」も職員表のうえでは生き残っており、七七年のそれには月給五円で二名、七八年には五円で一名、七九年には五円で一名(吉村英徴)となっている。そして、療病院が河原町広小路に移転した八〇年に定められた「医学校通則」では、医学予科校職員の中に助教についで「看頭」一名(菊地賀裕、二三歳)一〇円と記されている(8)。かつての「看頭」ではなく教育職としての位置づけである。

　一八七一年に創設された兵部省軍医寮の職制では二等軍医頭(三名)、軍医試補(四名)が「看頭」に該当しており、彼らは上官の指示で病院に宿直し、「治療ヲ助ケ看護調薬等ノコトヲ掌ル」ものと定められている(「軍医寮職員令並事務章程」第六条、一八七二年)(9)。

以上「看頭」についてみてきたが、同職は今日の研修医と病棟婦長を兼務したようなもので、男の医師見習い・医生の中から選ばれて「診療補助」と「療養上の世話」を業務としていた。しかし、石川県病院や療病院での動きにみるように、明治の早い段階で「看頭」は消失し、「診療補助」は医師に、「療養上の世話」は「介抱人」に分散させられている。それは言い換えれば、医師見習い・医生は「診療補助」にかかわっても「療養上の世話」にはかかわるべきものではなく、両業務は区別して考えるべきものであると受け取られていたことを示している。

（1）金沢大学医学部百年史編集委員会『金沢大学医学部百年史』一〇―一三、二六―二七、四四頁、金沢大学医学部創立百年記念会、一九七二年。
（2）山崎正董『肥後医育史』三五三頁、鎮西医海時報社、一九二九年。
（3）金沢市立玉川図書館近世史料館「加越能文庫」所蔵。
（4）注1同書、一三、三八、四七頁。
（5）注1同書、五二―五九頁。
（6）京都府立医科大学創立八十周年記念事業委員会編『京都府立医科大学八十年史』九〇―九五頁。同大学、一九五五年。京都府『京都府百年の資料』第四巻、二九九頁以下、一九七二年。亀山美知子『近代日本看護史』第四巻、八七―八八頁、ドメス出版、一九八五年。滝下幸栄・岩脇陽子・新村拓「京都府立医科大学における看護婦教育の始まりについて（1）」『京都府立医科大学医療短大紀要』四―一二、一九九五年。
（7）注6『京都府立医科大学八十年史』一四二―一四三頁。
（8）右同書、一七〇―一七一、一七四―一七九頁。
（9）日本科学史学会編『日本科学技術史大系』第二四巻、八一―八七頁。第一法規出版、一九六五年。

第六章　看病・看護・介抱・付添いの関係図式

幕末の洋式病院長崎養生所とその影響下にあった病院には、専任スタッフである「看病人」「看護婦」と、患者が連れて来る「看病人」「付添人」の両者がいたが、明治初期の近代病院の中で「診療補助」と「療養上の世話」という業務において、それぞれがどのようにかかわっていたのか、そのあたりをみていくことにする。

明治新政府によって再開された医学所は、一八六八年七月には横浜野毛《のげ》山から東京下谷《したや》の津藩藤堂邸に移されることになった軍陣病院を併合して大病院と称し、八月には小石川養生所をその管轄下に置くことになった。大病院は横浜から転送された患者と、奥羽戦線での新たな負傷兵を収容することから出発し、六九年三月からは一般人の通院・入院治療にまで業務を拡大しているが、その診療にあたったのは、奥羽に従軍した英国公使館付医師ウィリス（W. Willis）の後任として横浜軍陣病院に入った英国人医師シッドル（J. B. Siddall）であった[1]。

横浜軍陣病院の記録には『復古記』『復古外記』『横浜軍陣病院日記』があるが[2]、中西淳朗氏によれば、病院は一八六八年閏四月から負傷兵を収容し始め、一〇月になって患者を大病院へ移送する実際の業務が始まり、同月二一日に閉院になったものという。(3) 収容傷病兵の看病には「病人手負総人数合三十七人、其外看病人等凡九十人程」(『復古外記』第一二) とか、「備州藩手負之者弐人、医官弐人、介抱人家来四人、別ニ介抱之者上下四人……備州ハ手負両人之処、壱人右藩より介抱女差添参り候」(『横浜軍陣病院日記』閏四月二十一日条) などとみえるように、男女の「介抱人」「看病人」があたっている。彼らは薩摩・長州・土佐・肥前・備州などの諸藩からの派遣と、御使番詰所に現地採用となった者の両者から構成されており、賄方から支払われた賃金は一日銀一五匁で、収容患者が二〇七名のピークを迎えた九月には、一五〇名の老女を主体とした「介抱人」と四五名の医師、そのほか医師家来、御使番、使番家来ら七〇名の存在が推定されている。(4)

患者の転送先の大病院では、シッドルの覚書を和訳した『日本陸軍病院記録』によれば、(5) 主に「嫁したる婦人」を「看病人」に用い、「平均病人毎に看病人壱人つつ付置きたり、浅手之もの両人又は三人に看病壱人付置く事ありしなれども、深手のものには看病人両人又は三人付置きし事もあり」とあり、また「病人動ける様になりて別々の部屋に住む時は、欧羅巴《ヨーロッパ》人に而過分と思ふ看病人多人数付置く事に至るべし」ともあって、「看病人」の数は潤沢であったようである。彼女たちは特に訓練を受けたものではなく、初めは病床を病人の汚物によって穢《けが》したり、腐敗した飲物を病人に与えるなどの失敗もおかしているが、全体としてみれば、看病のあり方は良好で、「婦人共は看病能く行届く様に見へたり、万一病人死亡之節は大に愁傷落涙するを見たり」とある。なかには彼女らを「勝手にする」病人もいたようで、そのあたりの注意が喚起されている。また同院が女性の看病人を採用するに至ったのは、軍医総監石黒忠悳《ただのり》によれば「傷病者は官軍諸藩の武士ですからなかなか気が荒く、ややもすれば小使や看病人に茶碗や煙草盆を投げ付ける騒ぎが毎々のことで、当局もて余し、一層のことにこれは女の看病人を付けたらよかろう」という考えからであった。[6]

一八六九年一月、大病院は東京府の所管となり、二月には医学校兼病院と改称され、六月には昌平黌《こう》を改めた大学校の管轄下に入り、一二月には大学東校、七一年七月には東校、七二年には第一大学区医学校、七四年五月には東京医学校、七七年四月には東京大学医学部と改称されるなど目まぐるしい変遷をとげているが、[7] 六九年三月大病院は一般人の治療を引き受けるにあたって「宿院入用定」を定めている。[8] そこには入院料についての規定がみえ、上等は一日銀二二匁五分、並は銀一五分、ただし、患者五人に対して一人の割合で配置してある専任の「看病人」の賄料は、入院料とは別枠で「病者手払之事」(自弁)とされている。外国人患者については入院料上等で一日洋銀三ドル、並で一・五ドルとなっているが、それは「看病人」の賄料込みの値段とされている。

「大病院日記」(大病院当番が毎日記録したもの)にみえる「病院規則」(一八六九年一一月)には、「看病婦人」は四〇歳以上であることと規定されているが、[9] その者および「看病人」の業務については、「東京府大病院規則」に次のように記されている。[10] すなわち、「看病人」は診察後、病室の薬法書・薬袋・薬瓶を取り集めて調合掛に持参し調剤薬を病人に渡すこと、そして、病人の「起臥、衣類飲食其他、掃除等万事世話可ㇾ致事」となっているが、ただし「せんたくは女の事」とある。したがって、「看病人」には男女がいた様子である。病院にはこのほか「頭取医師、病院医師、病院医師補、器機掛、薬局掛、薬局小遣、会計掛、賄方、御門上番」がいたが、「病院規則草案」によると、今日の正副婦長にあたる「看病方取締」「看病方取締助」が置かれている。前者の業務として、まず診察に付添うこと、当直医・副当直医の指図に従い、「病者之看護専一ニ心得」えて「看病人」の監督にあたること、そして、午後には交替で外出してもよいとなっており、後者のそれは、前者の指図を受けて「受持之病者繃帯巻替」をはじめとする「病室之諸用」に勤めることとなっている。一八六九年五月の医学校職員表（病院の部）には、「看病方取締」月給一五両（矢野良橘・岡玄庵）、「看病方取締助」月給八両（池田正吉・土屋文樹・有馬元函・村上守一郎）と記されている。[11] 要するに、横浜軍陣病院および大病院においては、専任スタッフとして男女の「看病人」「介抱人」と、四〇歳以上の既婚婦人を主体とする「看病婦人」、それらの監督にあたる男の「看病方取締」「看病方取締助」が配置されており、彼らは「診療補助」と「療養上の世話」の双方を業務としていたのである。

つづいて、この時期に建てられた他の病院の看護体制についてもながめてみると、まず、一八七〇年に大学東校の所管となった官立函館病院は、市中の医師らの拠金や娼妓の積立金によって一八六一（文久元）年、開港地箱館に建てられた箱館医学所の系譜を引くもので、七三年七月の「函館市中教員一覧」によると、病院には医官五人、薬局（医師見習い）四人、事務課三人、小使三人、「看病人」男二人、女三人が配置されている。[12] 次に県立松山病院（収養館）兼医学所は一八七四年に開院し、翌年には太田雄寧を病院長として東京より迎えているが、それに先立つ七二年一一月の「病院設置並諸規則」によれば、「寄宿患者ハ看病人ヲ召連、食料夜具等持参可ㇾ致、炭薪油ハ売渡し、沐浴ハ施行可ㇾ致事」となっている。[13] すなわち、入院患者は自弁の「看病人」を用意しなければならず、当初は病院専任のスタッフを考えていなかったようである。しかし、七六年八月の「駆梅院《くばい》仮規則」をみると、診察は県立松山病院の医師が交替出張してあたり、駆梅院（主に娼妓の梅毒の検査・治療を担当）

には当直医と看護長を置くとある。その看護長は「看護一切ノ事ヲ担理」するとともに薬局を兼務し、その事務に当たるものとあり、また第八条には患者の入浴に際して「看護人」の引率が規定されている。この「看護人」が駆梅院の職員であったかどうかはわからないが、「看護」の名のついた管理職を同院の創設とともに置いていたことが知られる(14)。

和歌山県では一八七四年に和歌山医学校兼小病院を創設し、七六年には規模を拡充して和歌山県病院となっているが、七五年一二月に作られた「病人心得方」によれば、入院病者は薬価と食料、その他雑費を合わせて一日につき二五銭を退院時に支払うべしとあり、ただし、「看病人ハ本院ヨリ之レヲ付ケ置ク可シト雖トモ、病者ノ望ニ寄リ、自分連レ来ルモ勝手タル可シ」とあって、自弁の「看病人」のほかに病院専任のそれが置かれている。なお、翌年三月の「和歌山県病院条例」第一章第一条には、病院とは「内外人民ノ疾病ヲ診療シ、健康ヲ保護シ、兼テ生徒ヲ教授スル所タリ」とある(15)。

山形公立病院（のちの山形県済生館）が一八七四年四月に制定した「病院仮規則」一二九―一三八条では、「看病人」の業務として病院内の環境整備、食事や行動の介助といった「療養上の世話」と、「教師医員診察之節、必ス其側ニ侍シ、其示諭ヲ承ケ、手当ニ及フヘキ事」や薬の請求・管理といった「診療補助」が定められているが、同年の「病院職員及俸給表」には「看病人」の名はない。病院職員としては月給一五〇円の教師一人、二〇円の医務掛二人、二〇円の介手掛二人、一五円の副介手二人、一〇円の副介手一人、七円の製薬掛二人のほか製薬試補、会計掛あわせて一五人（男）である(16)。

次に、一八七三年七月開設の私立新潟病院が同年一〇月に定めた「新潟病院規則」の「副直局ノ則」では、「看病人取扱厳重ニ可レ致、毎月勤惰ヲ正シ、院監ヘ可二申出一事」とあり、看病人が配置されていたようである。[17] 八三年八月の「県立甲種新潟医学校規則」の「付属病院規則」第二三、二四条には「看病人ヲ置キ患者ノ薬餌及ヒ食物其他一切ノ看護ヲ負担セシム」とあり、患者の入院費一日分を上等四八銭、中等四一銭、下等二九銭と定めている。[18]

一八七四年に宮内省からの下賜金を基に開設し、八一年には財政難から閉鎖されてしまった東京府病院の「入院規則」では、一等の病室（一人部屋で一日一円）に専任の「看護人或ハ小使」が一人付き、二等（一、二人で一日三七銭五厘）には患者四人に対して「看病人」が一人付き、「付添人」のいる患者はその賄料を別に納め、また患者において自分用の「看病人」を雇う者は賄料のほかに一カ月一円の給料を支払い、三等（三、四人で一日三一銭二厘五毛）には二室毎に「看病人」一人を付け、四等（十余人で一日二五銭）には「看病人」一人を付けるとなっている。[19] 次に一八七六年五月制定の「山梨県病院規則」五、六条では、入院病者の食料・薬料・夜具・湯浴・炭油・その他「看護人」などの費用は入院料の内にて取り賄うべきものとされており、その入院料は上等で一日三〇銭、中等で二三銭となっている。また雇切の「看護人」を必要とする場合は別に雇料を支払い、親族その他が付添い入院を希望する場合は、「付添人」費用は自弁とし、その人数は病者一名に対して二名以下とする。また一二条では「看護長」について規定し、「看護人」を指揮して「療養上の世話」と「診療補助」の全般を総括するように定めている。[20]

一八八五年七月制定の「福島県病院規則」の第四章事務局第二五条、第五章病室規則第二、三条では、上等の病室（入院料一日五五銭）の定員を二名、下等（同三五銭）を三名とし、患者一二名毎に看護婦一名を付けるとあり、第八章看護婦心得では「療養上の世話」と「診療補助」の全般について規定しているが、「患者付添人アルトキハ、薬餌ノ用法、摂生ノ規則等ヲ具《つぶさ》ニ指示シテ、共ニ看護スヘシ」とし、「付添人」は特別な事情がないかぎり一人以内としている。(21) 次に一八七八年一〇月に制定された神奈川県「十全医院規則」第五章入院規則では、入院室を四等級に分け、一等室（一室一人、一日七〇銭の入院料）は患者四人に付き一人の「看護人」を置き、二等室（一室二人、一日四五銭）は患者八人に付き一人を、三等室（一室二人または三人、一日三〇銭）は患者一二人に付き一人を、四等室（一室数人、一日二〇銭）は患者一六人に付き一人をそれぞれ置き、二等室以下は男女を別室にする。「患者自己ノ看護人ヲ召連ル者」は賄料を三等級に分け、上等は一日二〇銭、中等は一六銭、下等は一二銭とする。そのほか大病などで「本院看護人ノ付切ヲ要スル」ときは、一人に付き一日一五銭の賄料を徴収するとなっている。また病室規則・看護人規則では、事務局員はもちろんのこと、医師であっても女病室に入るときは必ず「看護人ノ立会ヲ要ス」とある。事務局の指揮下に置かれていた看護人の業務を大別すれば、「診療補助」と「療養上の世話」を内容としている。(22)

一八六八年横浜吉原町に建てられた吉原町病院の「吉原町病院仮定」では、病人一二人に付き「介抱人」一人を置く定めとなっていたが、七二年一一月に改定となった「遊女病院規則」では、病人一五人から二〇人に付き「介抱女」を一人置くとあり、その費用は町会所が賄う。遊女の「身寄又ハ懇意ノモノ」を「介抱女」とする場合、あるいは個人で召し連れる場合には自費とし、「介抱人」は女性に限るとなっている。七五年一二月改定の「梅毒病院規則」では「介抱女」が「看護女」に、さらに八〇年一月改定の「梅毒病院規則」では「看護婦」に呼称が変わっている。(23) 七二年二月横浜野毛坂上に設けられた邏卒《らそつ》病院の規則では、「重病ノ者ハ親族来テ看護スルヲ許ス。婦人ヲ禁ス。老婦ハ不」

苦」となっており、人の助けを必要としない患者の場合には、六人を一人で看護し、重症者の場合には一人で一人、あるいは二人を看護せよと定めている[24]。

前にみた「軍医寮職員令並事務章程」の第五条付録「病院規則」には病者の「付添人」について、また「病者心得」「病院当直医心得」には病者が病院雇用の「看病人」を勝手に役使してはならないこと、当直医は「看護者」を監督すべきことなどについて記されており[25]、七五年一〇月制定の「看病人看病卒概略」では、おもに管理的な業務にあたる一等から三等までの看病人（のちに看護長と改める）と、「診療補助」「療養上の世話」を直接担当する看病卒（のちに看護卒と改める）についての規定がみられる[26]。なお、九七年に軍医総監・陸軍医務局長を勇退した石黒忠悳によれば、陸軍病院に女性の看護人、すなわち赤十字社の看護婦を派遣したのは日清戦争のときからであり、それは石黒の提議によるという。それまでは「戦地において立派な戦功を立てた名誉の傷病者が、女の看護を受けるため万一何か風紀上の悪評でも立ったら、せっかくの戦功を傷けるに至る虞《おそ》れがある」として、男性が看護にあたっていたのである[27]。

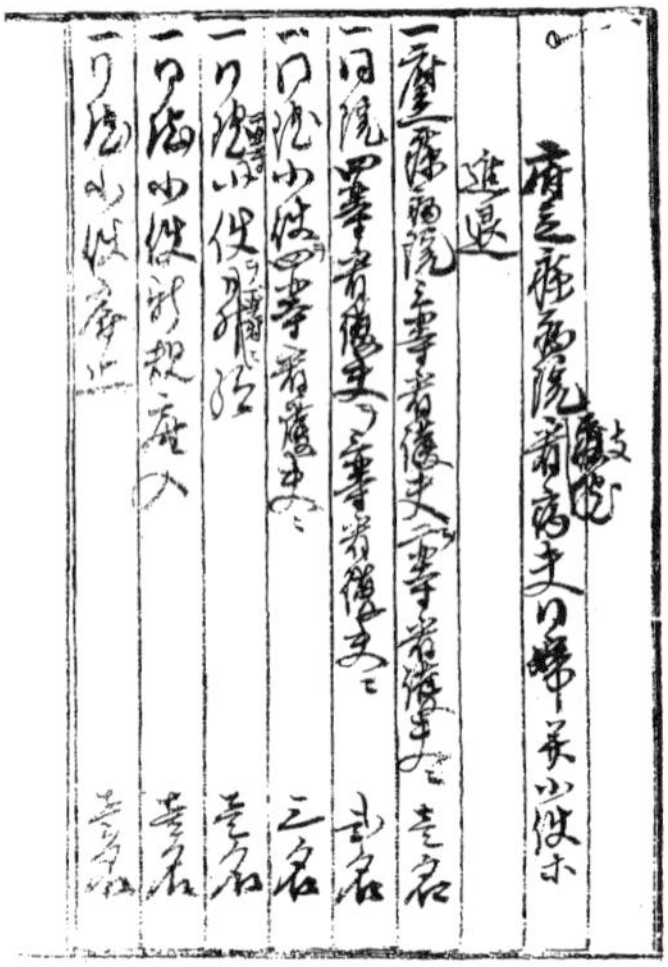
療病院看病夫・看病婦・小使等進退
（1882年，京都府立医科大学蔵）

最後に京都の療病院が一八七二、七四年に制定した「療病院治療條則」「療病院入学生徒條則」にみられる「介抱人」であるが、これは七三年に文部省へ提出した病院取調の職員表に、「男看病人三人、女看病人二人」と記載されたものにあたる。これとは別に、病者召し連れの「介抱人」「付添人」に関する規定もみられる。(28) 七五年七月療病院の管轄下に開院した癲狂《てんきょう》院の「癲狂院規則」第一―六条には、医員の指揮をうけて患者の介助や病室の環境整備にあたる「看護人」についての規定が、また「癲狂院治療條則」第四条では、専任の「看病人」と病者が自費で付添わせる「介抱人」についての規定がそれぞれみられる。(29)「入院患者ノ依頼ニ応シ報酬ヲ受ケ使役セラルル者」である「付添婦」に関しては、一九二四（大正一三）年施行の全一五条からなる「付添婦取締規程」に詳細なとりきめがあり、「病室係ノ承認ヲ経スシテ二人以上ノ患者ニ付添フコトヲ得ス」とか、「常ニ患者ノ容態ニ注意シ、異状アリト認メタルトキハ、看護婦詰所ニ申出テタル上ニアラサレハ、直接患家ニ通知スヘカラス」などとなっている。

以上みてきたところによれば、明治初期の病院には、①専任の「看病人・看護人・看護者・介抱人」、②雇切の「看病人・看護人」、③患者自弁の「看病人・介抱人・付添人」、という三者による看護体制が敷かれており、そのいずれにも男女がいて（一九一五年六月制定の「看護婦規則」付則にも看護婦・准看護婦のほか「男子タル看護人」の記載がみられる）、①は「診療補助」と「療養上の世話」を、②③は「療養上の世

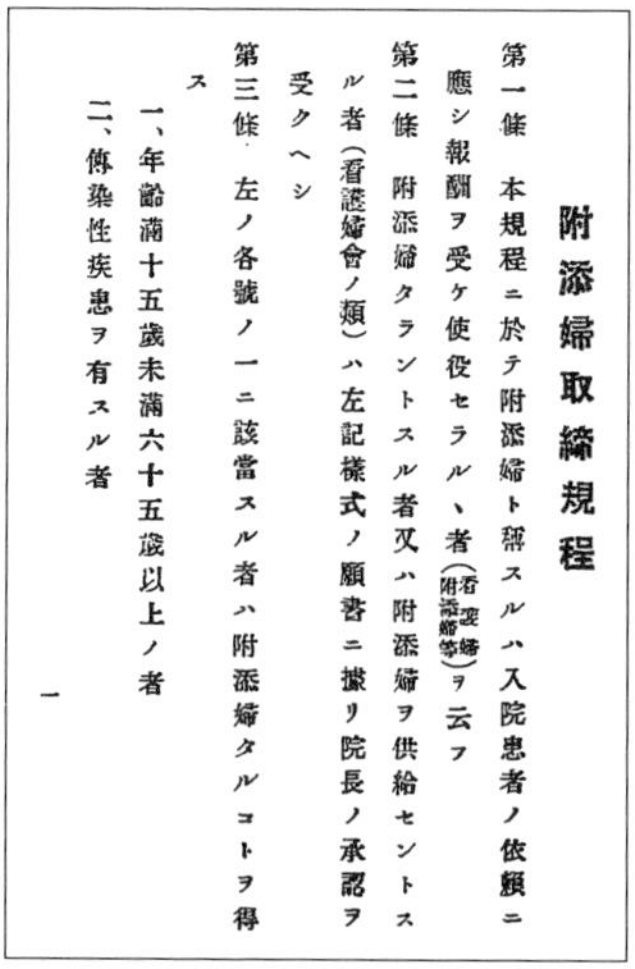

附添婦取締規程

第一條　本規程ニ於テ附添婦ト稱スルハ入院患者ノ依頼ニ應シ報酬ヲ受ケ使役セラルヽ者（看護婦附添婦等）ヲ云フ

第二條　附添婦タラントスル者又ハ附添婦ヲ供給セントスル者（看護婦會ノ類）ハ左記様式ノ願書ニ據リ院長ノ承認ヲ受クヘシ

第三條　左ノ各號ノ一ニ該當スル者ハ附添婦タルコトヲ得ス

一、年齢満十五歳未滿六十五歳以上ノ者

二、傳染性疾患ヲ有スル者

一

1924年の付添婦取締規程
（京都府立医科大学蔵）

話」を担当することになっていたのである。さまざまな呼称の間に、「付添人」を除いて意味の違いはみられないが、この段階においては前の「看頭」での動きにみるように、①でも「療養上の世話」に専従させる傾向にあった。ところが、西南戦争以後、「看護」という用語が世上において用いられ、①が明治末にかけて「看護婦」という用語に収斂されてゆく過程において、看護は「療養上の世話」から「診療補助」のほうへ比重を大きく移し替えるようになる。京都帝大医院の「看護員服務心得」(一九〇一年)や療病院の「看病人規定」(一九〇四年)では、医員を上官としてその指示に従うことが強調されており、医師の手足となって働く「診療補助」を中心とした従順な看護婦像が求められている。[30]

泉鏡花の小説『外科室』(一八九五年)にも、看護婦というものは「服従を以て責任とす。単に、医師の命《めい》をだに奉ずれば可《よ》し、敢《あえ》て他の感情を顧みることを要せざるなり。」とあり、[31]また正岡子規の『病牀六尺《びょうしょうしゃく》』(一九〇二年)でも、「看護婦として病院で修業する事は医師の助手の如きもの」と書かれている。[32]看護婦を医師の僕《しもべ》とみる見方が、一般にも広がっていた様子が知られる。

このような見方に対して、欧米における看護を紹介した書などでは、「診療補助」を強調するような看護のあり方には批判的であった。たとえば、一八七七年に太田雄寧が訳纂出版した『看護心得』では次のように述べられている。すなわち、疾病を駆除するには「医家の方術」と「看護人の処置」の双方がうまくかみ合うことが大事である。「看護人」の心がけることは病室の空気の流通、温度、清潔、清閑であり、排泄物の処理、薬物および飲食物の適切な用法、病室で使用する器具類の準備と整理であるとし、また「医士の羽翼《うよく》」と位置づけられる「看護人」は、「医士を信用して毫《すこし》も其命する所に違《たが》はず、其禁ずる所を犯すことなき」ように忠実に履行すべきであるが、「或は服薬を止め、或は医士に差失《あやまち》ある如きは看護者必らず弁識す可き所なり」と述べ、医師の指示があるといっても、患者の様子次第ではそれに固守すべきではないとして、「看護人」の独立した判断を尊重する姿勢が示されている。(33)

ここでは「療養上の世話」と「診療補助」の双方を担う「看護人」の存在が高く評価されているが、これは疾病因を汚染された水や空気に求める瘴気《しょうき》・生気論に立脚しているためである。それはまた、病人をとりまく環境を整備することによって病人の生命力の消耗を最小限に抑え、自然治癒力を高めるというナイチンゲールの主張でもあった。しかし、この生気論も一九世紀後末期に始まる「細菌の狩人」の時代、消毒薬と麻酔薬の開発を背景に発達した外科学の時代を迎えるようになると精彩をなくしてゆく。(34)疾病は薬と手術によって抑え込まれるものといった医学万能の思考が現われたためであるが、その動きに合わせて病院の組織のうえでも、医師と並置されていた看護婦(士)が次第に医師に従属するものとなってゆく。技術を駆使する医師にとって必要なものは自分の指示通りに動き、患者の状態を観察し報告してくれる補助者である。その結果、看護婦(士)は「診療補助」を担う者と位置づけられ、「療

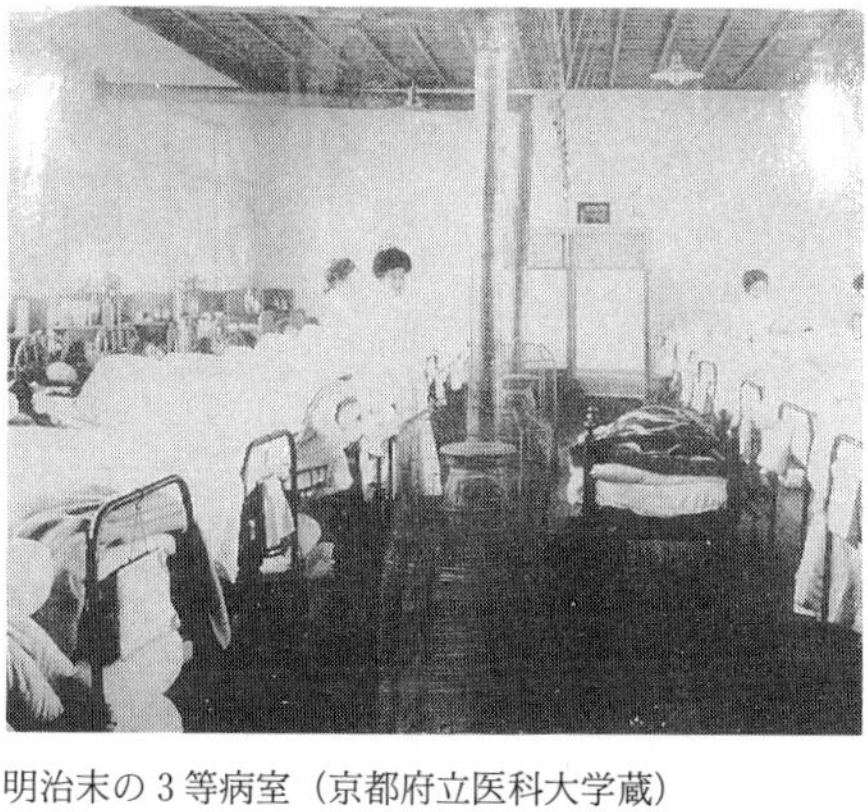

明治末の3等病室（京都府立医科大学蔵）

養上の世話」はもっぱら「介抱人・付添人」の仕事とされるようになったのである。

「療養上の世話」がなおざりにされてゆくとき、それは看護婦（士）にとっても病人にとってもよいことではない。大学病院の看護婦である岱川《たいかわ》つゆ子は『婦女新聞』（二四九号、一九〇五年二月）に「ああ吾等看護婦」を寄稿して、「（吾等は）只《ただ》医師の命《めい》のまま、器械を掃除し、繃帯をまき、脈搏を数へ、病状を報告するのみが私共任務の全部ではない」と言う。医師の手伝いが看護のすべてではなく、「私共は病人と云ふ、肉は腐り心は朽ち苦悶、憂鬱、精神的に死した、神の試練に煩《もだ》えて居る所の人をみとりする」こと、「腐敗しつつある精神に慰藉《いしゃ》安心を与へ」ることができなければならない。病人の精神面に配慮した療養上の世話が看護の核心であり、それがなければ看護婦としての満足も世間の評価も得られないと主張している。長尾折三も『当世医者気質』（一九〇九年）第一八において、「今の病院看護婦は能く此（看護）任務を尽す資格と修養と忍耐力を備えて居るのであろうか。熱を測り呼吸を数え脈搏を算することは出来もしようが、病床の病人に精神的看護の実を挙げ得る者は千百人中一人ありやなしや。」と述べて、ルーティン化した技術的看護に終始しがちな看護のあり方に批判の矢を向けているが(35)、在宅療養中の正岡子規も、前掲の『病牀六尺』において同様な思いを記している。

すなわち、「病気の介抱に精神的と形式的との二様」がある。前者は「看護人が同情を以て病人を介抱する事」であり、後者は「薬を飲ませるとか、繃帯を取替へるとか、背をさするとか、足を按摩するとか、着物や布団の工合を善く直してやるとか、其外浣腸沐浴は言う迄もなく、始終病人の身体の心持よきやうに傍から注意してやる事」である。この二つが同時に得られるならば申し分ないが、いずれか一つを、と言われれば前者であると答えている。当時の子規はまったく身動きがとれず、全面介助に近い状態の中で「毎日気違のやうな苦しみ」に襲われていたが、『仰臥漫録』（一九〇二年）によれば、「看護婦ヲ長ク雇フガ如キハ我能ク為ス所ニ非ズ」。そのため「家人ハ暫時《しばらく》モ家ヲ離レルコトガ出来ヌ」ので実に気の毒であると記す一方で、妹の律を「義務的ニ病人ヲ介抱スルコトハスレドモ、同情的ニ病人ヲ慰ムルコトナシ」と批判している。要するに、形式的看護にしても精神的看護にしても、「教へることも出来ないやうな極めて些末《さまつ》なる事に気が利《き》く」ようでなければならないということである(36)。

長尾折三は前掲の書において、精神的看護が疎《おろそ》かになったのは、そもそもは看護婦の質と教育に大きな問題があるからであると論じている。私立病院がよく看護婦生徒の募集広告を出しているが、あれは「人をロハで使う」ための手段であるという。「看護婦生徒が無論無給の下に昼間の内はサンザンにコキ使われ、午後若しくは夜間に儀式ばかりの講義を受けて、体温表の記入法や呼吸の計りよう、灌腸《（浣）》の仕方位を覚えると、もう一人前として付添看護婦」となし、一部はきわめて薄給の「院内居付の看護婦」にし、そのほかは「無給で入院患者の祝儀や心付を当込」む「入院患者付」きの看護婦にしている。そこでは患者が心付けを怠ると、たちまち「患者待遇上の冷熱」が起きている。そればかりでなく看護婦が病院内の風紀紊乱《びんらん》の導火線となっており、「生々しき綺麗首《きれいくび》の看護婦養成は実際患者誘致の有力なる一策」ともなっていると述べている(37)。

看護・看病・介抱の用語の使い方はむずかしいが、看護婦（士）を「公衆ノ需ニ応シ傷病者又ハ褥《じょく》婦《ふ》看護ノ業務ヲ為ス女子」と規定した「看護婦規則」（内務省令第九号）の発令をみた一九一五年の翌々年、東京看護婦学校の奥田鶴代子が著した『いろは索引看護婦用語辞林』には[38]、介抱とは「主に患者の世話をするを謂ふ」とあり、また看護とは「看病するを謂ふ、一に看病、二に薬とは看護の大切なことの格言である。従つて看護者の責任は重大である。茲《ここ》に一言して置くは、看護者の職務は看護即ち看病であつて、患者の介抱と医師の治療介輔などをなすものである」と説明されている。すなわち、看護と看病は同義であって、「療養上の世話」と「診療補助」の双方を担い、介抱はその前者のみを担うものと使い分けられている。

かつては「療養上の世話」に比重が置かれていた「看護人・看病人・介抱人」が、「看護婦」という用語に統一収斂されてゆく中で「診療補助」に比重を移し換えられたのであり、またそれらと並行して、「付添人・看病人・介抱人」が「付添人」の用語に収斂されてゆく中で、「療養上の世話」を担うものとして病院内での地歩を固めていったのである。そして現在、無資格のままであった「付添人・家政婦」を有資格化して看護婦との両輪をはかるために、また将来的には准看護婦を廃止させるために介護福祉士を登場させることとなったのである。

(1) 東京大学医学部百年史編集委員会『東京大学医学部百年史』第二部、東京大学出版会、一九六七年。神谷昭典『日本近代医学のあけぼの』四一―四五頁、医療図書出版、一九七九年。
(2) 大久保利謙「横浜軍陣病院の日記」『中外医時新報』一二五七、一九三八年。日本科学史学会編『日本科学技術史大系』第二四巻、七四―七七頁、第一法規出版、一九六五年。
(3) 中西淳朗「『横浜軍陣病院』の歴史地理学的再検討」『神奈川医学会雑誌』二二―一、一九九五年。

(4) 中西淳朗「太田陣屋の研究」『保険医の臨床』三四一、一九九四年。同「横浜軍陣病院の介抱女」『日本医史学雑誌』四二―四、一九九六年。注1『日本近代医学のあけぼの』七一―七四頁。
(5) 大久保利謙「明治初年医史料」『中外医時新報』一二二六、一九三五年。
(6) 石黒忠悳『懐旧九十年』二七九頁、岩波書店、一九八三年(底本の初版は一九三六年)。酒井シヅ『日本の医療史』四一〇―四一一頁、東京書籍、一九八二年。
(7) 注1『東京大学医学部百年史』第二部。
(8) 注5同所収「大病院関係文書」。
(9) 大久保利謙『中外医時新報』一二三八、一九三六年。注1『日本近代医学のあけぼの』八九―九一頁。
(10) 注8同。
(11) 右同。亀山美知子『近代日本看護史』第四巻、二八―三一頁、ドメス出版、一九八五年。
(12) 阿部龍夫『市立函館病院百年史』四九頁、無風帯社、一九六四年。『函館市史』第二巻、一三六八―一三七三頁、函館市、一九九〇年。
(13) 『愛媛県史』資料編近代一、一一七頁、愛媛県、一九八四年。『松山市史』第三巻、二一四―二一六頁、松山市役所、一九九五年。
(14) 注13『愛媛県史』三七四―三七五頁。
(15) 和歌山赤十字病院八十年史編さん委員会『和歌山赤十字病院八十年史』二三―二四頁、和歌山赤十字病院、一九八六年。『和歌山県史』近現代史料第八、八〇六―八〇七頁、和歌山県、一九八四年。
(16) 『山形県史』資料編第一・明治初期上、一〇七―一一一頁、山形県、一九六〇年。小形利吉『まぼろしの医学校』四九―六二頁、高陽堂書店、一九八一年。
(17) 『新潟県史』資料編第一四、二九一―二九三頁、新潟県、一九八三年。
(18) 『新潟大学医学部五十年史』一九五―一九七頁、新潟大学医学部五十周年記念会、一九六二年。

(19) 注6『日本の医療史』四九七―四九九頁。
(20) 山梨県医師会編『山梨県医師会誌』六四頁以下、山梨県医師会、一九六九年。
(21) 京都府立医科大学蔵。
(22)『神奈川県史料』第五巻、四四七―四五五頁、神奈川県立図書館編・発行、一九六九年。
(23) 右同書、三八一―三八九、四一七―四二一、四五五―四六五頁。
(24) 右同書、三九八―三九九頁。
(25) 注2『日本科学技術史大系』八二―八三頁。
(26) 内閣記録局『法規分類大全』第四八巻、九一―九六頁、原書房、一九七七年。北島規矩朗『陸軍軍医学校五十年史』、陸軍軍医学校、一九三六年(不二出版復刻、一九八八年)。黒沢嘉幸「明治期の陸軍看護システム」『日本医史学雑誌』三九―四、一九九三年。
(27) 注6『懐旧九十年』二九四―二九七頁。
(28) 京都府立医科大学創立八十周年記念事業委員会編『京都府立医科大学八十年史』九〇―一〇九頁、同大学、一九五五年。
(29) 右同書、一四七―一四八頁。
(30) 南出成子・岸根滋子・佐藤幸子「京都帝国大学医科大学付属医院における開院前後の看護事情について」『日本看護歴史学会誌』七、一九九四年。滝下幸栄・岩脇陽子・新村拓「京都療病院の看護婦について」『Studia Humana et Naturalia』三〇、一九九六年。
(31)『日本近代文学大系』第七巻「泉鏡花集」一三四頁、角川書店、一九七〇年。
(32)『現代日本文学大系』第一〇巻「正岡子規・伊東左千夫・長塚節集」一三八頁、筑摩書房、一九七一年。
(33)『近代日本看護名著集成』第一巻所収、大空社、一九八八年。
(34) 日野秀逸『フローレンス・ナイチンゲール』上巻、一四二頁、労働旬報社、一九九〇年。

(35)『長尾折三集』第二巻「当世医者気質」一八二頁、春秋社（復刻版）、一九八二年。
(36) 注32同書、六九、七〇、一二三、一三八頁。
(37) 注35同書、一五八、一八二頁。
(38)『近代日本看護名著集成』第一二巻所収、大空社、一九八九年。

付論　死を前にした尾崎紅葉の心の揺れ

一八九七（明治三〇）年一月より読売新聞に連載小説として書き始めた大作『金色夜叉』によって、尾崎紅葉の名はあまねく知れわたるようになるが、この執筆は同時に彼から健康を奪い命を縮めさせるものとなった。作品は完成をみることなく、彼は一九〇三年一〇月に三七歳の若さをもって東京市牛込の自宅にて没している。胃癌である。死因別死亡統計によれば、同年の死亡者は結核が八・五万人、脳血管疾患七・四万人、肺炎四・九万人、悪性新生物（癌）二・六万人、心疾患二・四万人などとなっており、癌も珍しいものではなくなっている。[1] 彼の闘病の様子は『病骨録』[2]となって翌年三月に刊行されたが、自記した前半は一九〇三年三月三日から一四日まで東京帝国大学医科大学付属医院に入院していたときのもので、門生が筆記した後半は死ぬ一カ月前の自宅療養の記録となっている。

彼の日記『十千萬堂日録』[3]や書簡によれば、入院の数年前より彼は胃の不調を訴えている。[4] 入院は精密検査を受け療養法を探るためという。見舞客の跡は絶えず、バナナ・ミカン・せんべい・味付海苔・鶏卵・花などが病室に持ち込まれている。三月一〇日の午後四時、入沢達吉内科学教室教授の回診のあと、彼は夕食の準備に取りかかっている。砂糖を入れた温かいミルク、半熟卵三個、バターを塗ったトーストパンである。ミルクが温まったころに今度は長沢学士による回診があった。看護婦が急いでベッドの周辺をとり片づける。長沢は打診聴診を終え少しの閑話を交《まじ》えたあとで、「氏は此病に就いて如何に自身に考へて居るや」と問うてきた。紅葉は「何の要有つて今此事を問はるるのであろう。止《ただ》例の閑話に過ぎぬのである乎《か》。」と、長沢の質問に疑念を抱く。そこで入院までの経過について思いめぐらす。すなわち、「去年の四月末に、此の幽門部の硬結を発見して、長与ドクトルの診を請ひて、首を傾《かし》げられし後、予は幾度も此病に就いて懼《おそ》れも戚《うれ》ひもして、寝ぬ夜の思を累《かさ》ねた事も有つた。其後病の少く怠つた為に、高《たか》の知れたる胃壁の痙攣《けいれん》なんどに過ぎざるべきをと独合点《ひとりがてん》して、摂生も弛《ゆる》み、所に寒気が来て、病勢の頓《にわか》に増した為に、入沢博士の再診を経て、病症を判定するの目的を以て、入院の勧告を受けて今日あるを致したのである。」と。

　入院までの一年間、不得意の養生に努めながらも、命のひとつぐらいのために「服薬、養生、節食、静養、運動、曰く何、曰く何」というような「意思を拘束さ」れる生活よりは、悪魔の望みに任せて「この一命の如きは抛《なげう》ち去らんと思ふ」までに苦しめられてきたという。その結果、「予は自ら病苦に慣れ、病感に慣れ、病愁に慣」らされ、そのため入院後も「一たびも此事を念頭に懸けもせねば、夜は十時か十一時に寝て、一睡直ちに天明に到るの

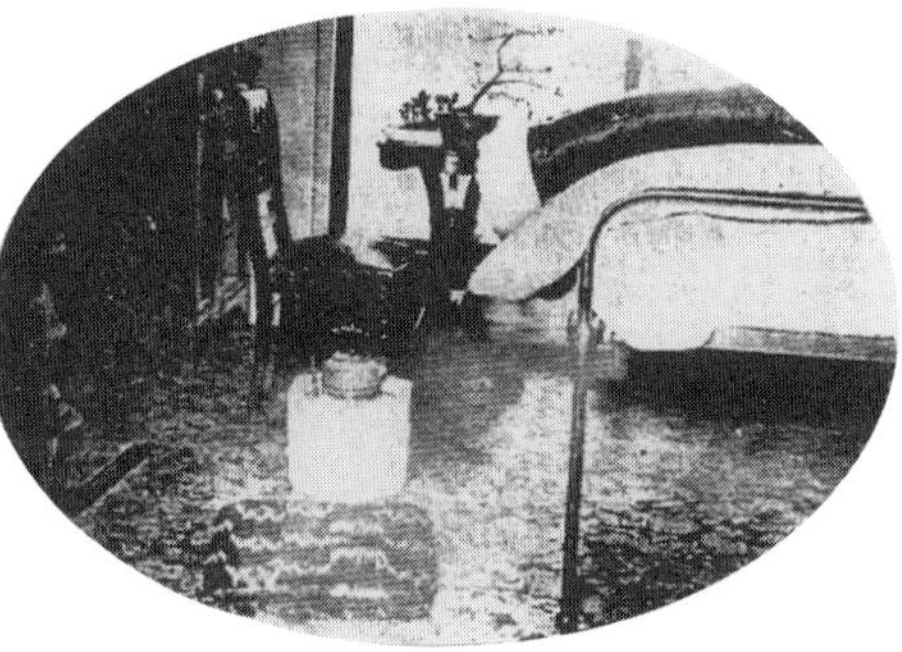

特等病室（1911年，京都府立医科大学蔵）

である。予は固《もと》より此病の軽症ならざるは自覚して居たものの、又決して之が為に斃《たお》るる事は無いと自信して居た。が、万々一にも斃れるやうな事が有つたら奈何《いかん》か、それまで也、と単純に考へたばかりで、其以上には思及さぬのであつた。」と、楽観していた矢先のことであった。

長沢は態度を改めて、「此の病症の宣告が如何に与へらるる乎は、未だ試験中の事ゆえ知り難いが、若《も》し其が悲むべき者であると為るならば、足下《そっか》の予期せらるる処置は如何に」と問う。それに対して紅葉は、「万一手術を要するとならば（要せざれば論無し）一先《ひとまず》退院して、空気の清く、境の幽静なる辺に転地して、為し得る限り保摂療養して、とにもかくにも暫《しばら》く病と闘つて、愈《いよい》よ破るると見て後、更に痛処に一刀を請はんの覚悟」であると答える。彼は数年前から胃病を癒すために新潟・佐渡・塩原・伊豆修善寺・上総成東などに赴き、当時その効果が認識されはじめていた転地療養に努めている（年譜）。「人は女々《めめ》しくも、姑息《こそく》にも思ふであろうが、予は一家六口の主宰者であつて、予が命は予が命にして而《しか》も予が命にあらず」。もし手術に失敗すれば、一家が路頭に迷うことになる。それは情と

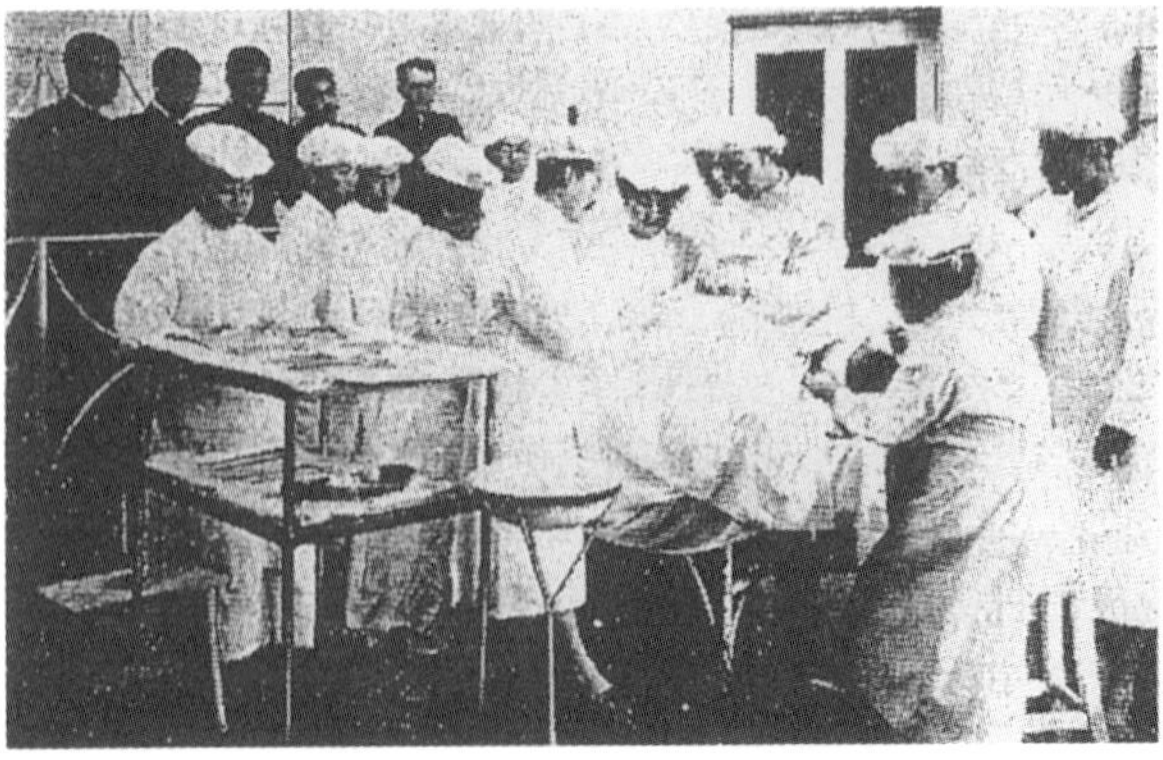
手術（一九一二年、京都府立医科大学蔵）

して忍びないと考える。手術を回避しようとする彼に対して、それは「児女の情」であると長沢は言う。「捨置けば病勢は募るばかり」であり、「七八分の活路ある手術を試みられぬと云ふ法は無い……死を賭《と》して手術台に上る覚悟は持たれたい。」と迫る。手術をするにしても、止めるにしても体力をつけておかねばならぬと言って、八時半過ぎに長沢は立ち去る。

一人残された紅葉は病室の火鉢で半熟卵を作ろうとするが、頭の中は長沢の話のことで一杯である。「予は死の宣告を受けたのではあるまい乎」と。「切開を避ければ、病の為に早晩斃れねばならぬ。進んで手術台上に身を置けば、命を賭さねばならぬのである。氏は病名を告げず、猶試験中であると言はれたが、予の胃部の隆起は、切開乃至切除を要すべき一種の腫物たるや疑無い。」とは思うものの、現状では身体に何の痛みも感じていない。それゆえ、医師が言うように重いという実感が紅葉にはなかった。

夕食のミルクは冷め、半熟卵は固ゆでとなり、パンは焦げてしまう。九時少し前に来た看護婦は、彼を慰めながら膳を下げて病室を出て行く。その間、煩悶が続く。やがて彼は退院の決意を固める。そうと決まれば心は落ち着いたが、「死の宣告」を受けた今夜をどう過ごしたらよいか、と新たな悩みに直面する。彼は葡萄酒を買い求めるために病院を抜け出す。病院をながめれば、その玄関は暗く「死の門」のように感じられる。

一直線の長い廊下を照らすランプは暗く、その中を雑使婦と看護婦が疲れた様子で行き交《か》っている。病室を明るくして一一時過ぎまで今夜の顚末《てんまつ》を記す。書いていると愁いを忘れるとある。酔いが回ってくると愉快な気分となり、一一時半過ぎ、ベッドに入る。しかし、眠れない。巡回の看護婦に頭を冷やす水を求める。興奮して「如何にして予の死を最も快く迎へん乎と計」るための空想に耽《ふけ》る。看護婦は水の代わりに氷嚢《ひょうのう》を持ってきた。看護婦はそれを白布で包み鉢巻きにしようとしている。その間も彼は空想に耽っている。「自分は心痛の余に発狂したのではあるまいか。」と思われるほどである。時には独笑さえする。「人として決して如此《かくのごと》く暢気《のんき》に在り得べき」状況でないにもかかわらず、「泣くべきに予は今笑ひ、愁ふべきに予は今勇む」と記す。午前二時に目が覚める。煙草を吸う。眠りと覚醒《かくせい》を繰り返し、朝六時、検温に来た看護婦に起こされる。

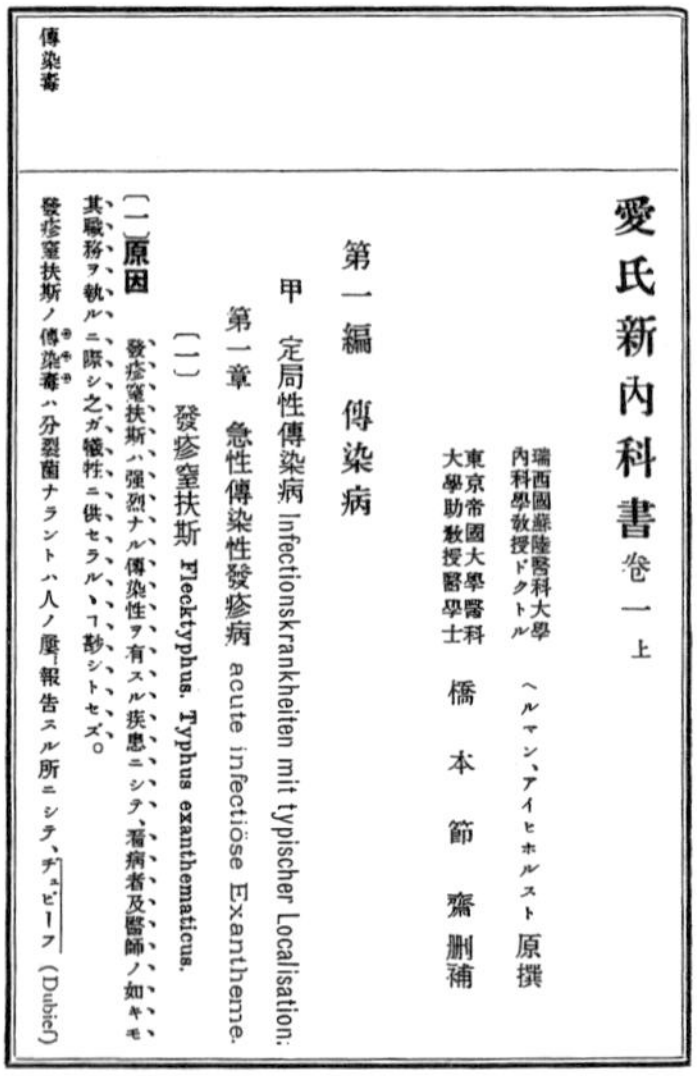
愛氏新內科書 卷一上

瑞西國蘇陸醫科大學內科學敎授ドクトル ヘルマン、アイヒホルスト 原撰
東京帝國大學醫科大學助敎授醫學士 橋本節齋 删補

第一編 傳染病

甲 定局性傳染病 Infectionskrankheiten mit typischer Localisation.

第一章 急性傳染性發疹病 acute infectiöse Exantheme.

〔一〕發疹窒扶斯 Flecktyphus. Typhus exanthematicus.

發疹窒扶斯ハ强烈ナル傳染性ヲ有スル疾患ニシテ、看病者及醫師ノ如キモ其職務ヲ執ルニ際シ之ガ犧牲ニ供セラルヽコト尠シトセズ。

〔一〕原因

發疹窒扶斯ノ傳染毒ハ分裂菌ナラントハ人ノ屢報告スル所ニシテ、チュビーフ (Dubief)

傳染毒

『愛氏新内科書』
（京都府立医科大学図書館蔵）

三月一四日午前九時半、「断症試験の結果」を告げに来た入沢博士の「私の誤診であることを希望する」の言葉を受けて、紅葉は退院する。日記には同日午前一〇時五〇分に帰宅。加藤氏より『愛氏内科全書』（ヘルマン・アイヒホルスト著、広瀬桂次郎訳）を借りたとある。家では往診医（古屋・辻・樺嶋）と按摩師を迎え、注射と揉《もみ》療治・針療治、コンニャク罨法《あんぽう》、氷冷罨法、芥子座浴を試み、順気和中湯も服している。伝統医療に浸かっているのは彼にかぎらない。胃潰瘍に苦しんでいた夏目漱石も、胃病には按腹・揉療治がよいとする説を『吾輩は猫である』（一九〇五―〇六年）の中で紹介している。[5] 紅葉は四月一三日の日記で「たのしくもある哉日永あんま針」の句を詠んでいる。特に死を意識している様子はない。自宅療養を続けている紅葉に余命六カ月のうわさが立っている。だれが流したものかわからないとある。ときどき体のだるさと胃・横行結腸に痛みが襲う。七月に入って「床は敷詰になる、床擦《とこずれ》は出来る、藁布団《わらぶとん》を敷く、羽布団が無ければならぬ。其から枕が奈何《いかん》の、毛布が奈何のと言草を言はなければならぬやうな身の上」となり、病苦をなめ尽くすことになる。

大関和《ちか》の『実地看護法』（一九〇八年、吐鳳堂書店）第一編一四によれば、「生力の衰へし処へ臥褥の圧迫等が誘引とな」って生じた褥瘡《じょくそう》の治療には、「仰臥又は側臥と時々転換する」こと、臥床のシーツのしわを伸ばし、ゴム製の空気枕を使って圧迫を防ぎ、「臀《でん》部を清洗しアルコールを塗布し、又は樟脳《しょうのう》水罨法をする」こと、サリチル酸軟膏・ほう酸軟膏などを貼付《ちょうふ》して防腐に努め、ほう酸・石炭酸水などの湿布ガーゼを当てて疼痛を防ぐ、となっている。

一〇月までの三カ月は、「一点の生きたる念のあるでなく、幾ど半死半生の裡《うち》に日夜を送」り、「常に死と闘つて、其も一歩一歩に斬込まれるやうな有様」で、「寧《むし》ろ死の遙《はるか》に優《まさ》れるを覚えて、何故に予は自殺せざる乎」と思うような日となった。「決して生存して居るのではなくて、死損《しにぞこな》つて居ると謂《い》ふのが至当」であったとも言う。八月末以降、彼は疼痛のためにモルヒネの虜《とりこ》となる。「子規随筆でも仰臥三年でも、皆モルヒネの効能を説いて居る事であるが、実に天下に於てモルヒネの如き結構なものは無いと謂ふ事」を、今回の病気において実験したと記す。結核カリエスを病んだ正岡子規の『病牀六尺』（一九〇二年）には、「苦痛、煩悶、号泣、麻痺剤、僅《わず》かに一条の活路を死路の内に求めて少しの安楽を貪《むさぼ》る果敢《はか》なさ」とか、「終には余りの苦しさに泣き叫ぶ程になつて来た。そこで服薬の時間は少くとも八時間を隔てるといふ規定によると、まだ薬を飲む時刻には少し早いのであるが、余り

苦しいからとうとう二度目のモルヒネを飲んだ」といった記述がみられる。(6)

前掲の『実地看護法』第三編七六では、「胃病の中で最も難症である胃癌」について次のように解説している。すなわち「重症に至りては、水も薬も、更らに収まらざるのみか、食物を食せざるも嘔吐し、又胃部の痛みに堪へません。医師の命に依りて皮下注射を施す事もありますが、唯痛みを押へるのみにて、時過ぐれば又痛み、身体益々衰弱し、後には吐糞とも申すべきか、一種異様の物を排泄いたします」と。紅葉もモルヒネを使い初めたころは、「十分と経たぬ中に効験は忽《たちま》ち現れて、今迄激しかつた疼痛は忽ち除き去つて洗ふが如く、加ふるに鈍つて居た頭脳は、忽ち冷水を以て注がれたる如く、病気は爽快に、平生と雖《いえど》も例無き愉快を感じて、四肢は何となく、甘き懶《ものう》さとも謂ふべき一種の酔へるが如き麻痺を覚えて、其の精神的に、且肉体的に、美妙なる酔心地を覚える愉快は、実に言語の盡《つく》すべきでない。」と述べている。ところが、次第に増量しなければ効かぬ状態となり、「此の当座の苦痛を忘るる事が出来るならば、中毒何かあらん。死も亦《また》何かあらん。と謂ふほど此に焦《こが》れて遂に服用」する。医師は中毒を恐れて代用薬のヘロイン・ヂオニンを薦めるが、それらは「薬中の薬」であるモルヒネの効力に比べれば、「月前の灯とも云ふべきもの」とある。日記にもその旨が記されている。藤沢の医師であり民権家でもあった平野友輔の妻平野鐙が著した『看病の心得』（一八九六年、博文館）第六章一六によれば、モルヒネの中毒は「昏睡して瞳孔小くなるもの」とある。

彼が日ごろ考えていたことは、「長病でなくて、彼の手取早い頓死、或は湯の裡でも、或は膳の前でも死を期せずして死する事」であった。だが、その願いも空しく、彼は最も恐れていた胃癌に斃れることになったが、病気になるまでは胃癌というものは四〇代以上の人がかかる病と思っていたという。無念な気持ちを抑えきれない様子である。それは「凡《およ》そ人間の事業は、四十以上にして始めて成るので、其以前の物は先《ま》づ皮毛に属する」と思い、これから精励して「広く世間の活書を読み、思想を蘊蓄《うんちく》して、五十六十の此の二十年間に、少くとも二三の得意の書を著し」、その中の一冊は後世に遺るようなものにしたいという望みがあったからである。死を目前にして燃え上がる創作意欲と、家族を路頭に迷わせまいとする気持ちが相乗して、生への執着を垣間見せた紅葉であったが、「唯予は臨終の際に於て、七度人間に生れて、予が思ふ程の文章を書かうと為る」つもりであると述べて、死を受容するに至っている。

病床を訪れる見舞客は相変わらず多く、「其等の人は皆、予が病の不治たるを知らぬは無い」のだが、さすがに遠慮して死を口にするものはいない。ただ一人だけ無神経な者がいて、「自ら死なぬと言ふ病人は助からぬ」といった嫌《いや》がらせを言う。それに対して紅葉は、「元より覚悟の上ではあるものの、然うむくつけに今にも死ぬやうな事を言はれるのは、病人に取つては甚だ快くない話」であると、不快な気持ちを露《あらわ》にしている。

死の三カ月前に書かれた「生死論」(7)では、人は慫慂《しょうよう》として死ぬのがよいと論じている。「生と死は天地の同胞」であり、死は生の尽きるところに来る。しかし、それは生の楽しみを奪うためにではなく、ただ生の終わりを告げるために来るのである。私は死後、天国や極楽に行こうとは思わない。「寂然として眠れば足《た》れりと為す」ものである。また天地の濁った気が凝集して人が生ずるのであれば、生に目的があるわけでなく、長く生きようと願う必要もない。生きているのが楽しいと思えば生きていればよく、苦を受けながら、なお生を楽しもうとするのは「愚の極」であると言う。

死を恐れず、生に対してもこだわりをみせなかった紅葉も、死を目前にしたとき、その心はかすかに揺らいだかのようにみえたが、最期は堂々と死神に身を任せている。その前年の同月、自殺の手段をいろいろと思い描きながら「死ハ恐ロシクハナイノデアルガ、苦《くるしみ》ガ恐ロシイノダ」(『仰臥漫録』、一九〇一年)(8)と述べていた正岡子規が、短い三五年の生涯を閉じている。紅葉はその訃報をどのような思いで聞いたのであろうか。

(1) 厚生省大臣官房統計情報部『人口動態統計』上巻、一四八―一四九頁、厚生統計協会、一九九九年。
(2) 『明治文学全集』第一八巻「尾崎紅葉集」、筑摩書房、一九七一年。
(3) 柳田泉編『尾崎紅葉全集』第九巻、中央公論社、一九四二年。
(4) 注2同書、解題(福田清人)。岡保生『尾崎紅葉の生涯と文学』「尾崎紅葉年譜」、明治書院、一九六八年。
(5) 『日本近代文学大系』第二四巻「夏目漱石集」六九―七〇頁、角川書店、一九七一年。
(6) 『現代日本文学大系』第一〇巻「正岡子規・伊藤左千夫・長塚節集」一〇三、一四七頁、筑摩書房、一九七一年。
(7) 注3同書所収。
(8) 注6同書、八二―八三頁。

あとがき

若いころは年に二〇〇冊程度は読んでいた小説も、年齢を重ねるにつれて次第に遠ざかり、今ではほとんど目にすることがない。それは忙しさのせいでもあるが、虚構の世界に飽き足りなくなったというのが本音に近い。それでも話題に上った小説があれば、世間のほとぼりがさめたころに図書館から借り出し、寝転がって読むこともある。最近では佐江衆一氏の『黄落《こうらく》』（一九九五年）がそんな小説の中の一冊となっている。

同書は還暦を間近にした息子夫婦（佐江氏夫婦）が、「スープのさめない距離」に住む痴呆化した両親を看取ったときの記録である。老親介護の場面でよく耳にするさまざまな障害や心の葛藤が浮き彫りにされており、読む者に人の老い方、死に方、看取りのあり方を問いかけるものとなっている。とくに印象的であったのは、痴呆の進んだ九〇余歳の老父よりも先立つことになった「まだらボケ」の老母が、最期を自らの意思で絶食し、「ごく自然にゆるやかに死を迎える自死の方法」をとったとされている場面である。夜間、老父の首をしめようとする老母の「狂気」を抑えるために、息子によって手を縛られ拘束されたことが、老母から生きる力を奪いとったのかもしれないとした著者の回想がみられる。

『黄落』の老親もそうであったが、高齢者の多くは家での看取りを望んでいる。最近では施設も視野に入れた回答が看取りに関する調査において増えているが、やはり住み慣れた所で最期を迎えたいとするものが多数を占める。かわいがっているペットがいたり、長年親しんできた庭や花壇があって家具なども多ければ、そうした気持ちになるであろう。家に固執する気持ちは尊重されなければならないが、介護にあたる家族の負担は重くなる。高齢者の中にはそのことをもっとも心配し、不本意ながら施設に入ることを決断した人もいる。

私の周辺には数年前のことになるが、あくまでも家での死を望み、一切の治療を拒否して在宅死を遂げた九〇歳の元町議がおられる。その方は歩行もかなわず、食事も喉を通らなくなった最期の二〇日間を、わずかに水を飲むだけで過ごされた。心配してときどき訪問してくれた開業医は、元町議の妻に「これは尊厳死ですね」と言って、死亡後、看護婦とともに実に丁寧な死後処置をして帰られたという。

家族員の少なくなった今日では、家での看取りはむつかしいものとなっている。問題は介護力の不足だけにあるのではない。看取るための技術や知識が家や地域から失われてしまったことの痛手も大きい。死体を見たことも触れたこともなく、また死というものを考えたこともない人にとって、死は恐ろしくもある。家での看取りを覚悟していても、だんだんと募ってくる不安や恐れに圧倒されてしまい、最期に救急車を呼んで病院死させているケースが多い。

人口動態統計を一覧すればわかるように、病院で亡くなる方が、在宅でのそれを上回ったのが一九七七年のことである。それほどむかしのことではない。高度経済成長が終わりを迎えるころまでは往診医や親族に支えられながら、家族は家においてそれなりに死を看取っていたのである。ところが、病院死が増えるにともない、死亡後の処置も含めた看取りの技術や知識は急速に忘れ去られ、今日では医療者任せ、葬儀社任せの状態となっている。病院や葬儀社の対応に不満を抱いても、無知であれば任せるより他に手はない。

ところで、二〇〇〇年四月に施行された介護保険法は、「被保険者が要介護状態となった場合においても、可能な限り、その居宅において、その有する能力に応じ自立した日常生活を営むことができるように配慮されなければならない」とあって、在宅介護が基本とされている。また医療法・健康保険法でも、国民医療費の抑制という観点から患者の早期退院や病院・病床の削減が講じられており、在宅医療、在宅介護、そして在宅死に向けた政策誘導がなされている。しかし、介護者や病人が抱えている不安や恐れが解消されなければ、それらの実現はむつかしい。

今後、考えていかなければならないことは、医療的な対応が十分に期待できない福祉施設や家において、看取りにあたる職員や家族が持っていなければならない技術や知識とは何であるかを検討し、その大枠を集約すること。そして、それらの技術や知識を現在、公民館や福祉センターなどで行なわれている介護教室の場で学べるようにすることである。それらが実行されれば、介護者の不安のいくつかは薄らぐはずである。また、そうした場で看取りや葬儀を疑似体験することは、その者にとっての「死の準備教育」になり、さらには学習者の間に看取りのネットワークができれば、安心して暮らせる町が生まれることにもなる。

本書は近代の日本社会における看取りの文化と地域医療の実態を、地主・開業医・巡査の日記や小説、病院資料を通して明らかにしようと試みたものであり、今日では見失われてしまった看取りの技術や知識の一端を紹介するものである。病院医療については看護と介護の住み分けに関係したところを述べるにとどめたが、いずれ学用患者や隔離をテーマにして病院医療をまとめてみたいと考えている。本書の第一部の構想は「死を看取る」（新谷尚紀編『死後の環境』所収、昭和堂、一九九九年一月）を論文化したときに立てたものであり、第二部は「看護人の系譜」（山田慶兒・栗山茂久編『歴史の中の病と医学』所収、思文閣出版、一九九七年三月）に加筆したものである。資料の閲覧には藤沢市立中央図書館、同古文書館、金沢市立玉川図書館、早稲田大学図書館、京都府立医科大学付属図書館の便宜を得た。また私が研究代表を務めた「高齢者のターミナルケアをめぐる学際的研究」の共同研究者各位、なかでも京都府立医科大学医療技術短期大学部の福本恵、滝下幸栄の両先生からは多大な教えと研究協力を得た。さらに訪問看護婦である妻からは家での看取りの実際を聞くことができた。最後になったが、出版に際しては法政大学出版局の平川俊彦、秋田公士の両氏にお世話になった。感謝申し上げる。

二〇〇一年二月

新村　拓

な　行

は　行

た　行

さ　行

索　引

新《しん》　村《むら》　拓《たく》

1946年静岡県生．早稲田大学大学院文学研究科博士課程修了．文学博士（早大）．専攻は日本医療社会史．公立高校教諭，京都府立医科大学医学部教授を経て，現在は北里大学教授，副学長．著書に『古代医療官人制の研究』(1983年)，『日本医療社会史の研究』(85年)，『死と病と看護の社会史』(89年)，『老いと看取りの社会史』(91年) —以上の4書にてサントリー学芸賞を受賞 (92年)．『ホスピスと老人介護の歴史』(92年)，『出産と生殖観の歴史』(96年)，『医療化社会の文化誌』(98年)，『在宅死の時代』(2001年)，『痴呆老人の歴史』(02年)，『健康の社会史』(06年)，『国民皆保険の時代』(11年)—いずれも法政大学出版局刊．編著に『日本医療史』(06年) —吉川弘文館刊．

在宅死の時代
近代日本のターミナルケア

2001年4月25日　初版第1刷発行
2012年5月15日　　　　第5刷発行

著者　新　村　拓©

発行所　財団法人 法政大学出版局

〒102-0073 東京都千代田区九段北 3-2-7
TEL. 03 (5214) 5540
振替・00160-6-95814
組版・印刷／平文社　製本／誠製本
Printed in Japan

ISBN 978-4-588-31208-3